●生命倫理の展望●

バイオエシックスの展望
New Perspectives on Biomedical Ethics

坂井 昭宏　松岡 悦子　編著

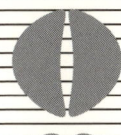

東信堂

バイオエシックス懇話会について

岡田　雅勝

　私たちは1990年5月11日に第1回のバイオエシッス懇話会を開いた。それがもうすでに60数回になり、その間バイオエシックスの問題を論じ続けてきたことになる。私たちは形式にほとんどこだわらず懇話会を続けてきた。この会には希望すれば誰でも参加できるようなっていた。10年以上にもなるが、懇話会の名称も、そのままだし、主要なメンバーはあまり変わらない。ただ会への出入りした人たちは通常15、6名から20名ばかりだが、多いときになると50名をこすときがあった。私たちの集まりは、北海道大学、札幌医科大学、旭川医科大学、その他の大学や病院人たちなど集まって出来た。最初はロバート・ヴィーチの論文を読むことから始めたが、つぎからつぎへとバイオエシストたちの論文を読んでいった。そしてこの間現在論じられているバイオエシックスのほぼ全容を辿った。
　私たちは北国で、ひっそりと論じ合ったことがいつのまにバイオエシックスの問題のほぼすべての内容を取り扱ってきたことに気づいた。私

たちは自分たちがこの談話会で、小さい集まりを通して、各自が思い思いに選んで、発表してきたことが、実は自分たちが考えていることよりずっと大きな成果があったことを知った。

いつの間にか、日本で行われている学会（日本医学哲学・倫理学会、日本生命倫理学会）で活躍する人々も現れ、北海道で日本医学哲学・倫理学会(2回)、日本生命倫理学会をも開いた。この懇話会では、何よりも発表者が自分の考えていることを出来るだけ思うように話をするように努めることが第一であった。このことが出来ばいいと私は思っている。事柄はどうであるかは、その発表を聞いた人それぞれが判断することである。ともあれ、ここでの発表がよく続いてきた。

この本は一つの区切りを表す。この会の世話をしていた旭川医科大学の岡田雅勝が停年退職になり、それに事務をしていた旭川医科大学の松岡悦子が北海道大学の中沢務に代わったからである。そこでいままでに特に本に出すこともなく会をやってきたが、本を出そうということになった。いままでの発表は自由であったが、この本の執筆も全く自由である。バイオエシックス、将来に問題となる医の倫理の展望を各自が目指して書いた本である。ぜひこの本を読んで頂きたい。この本を読まれると、この本に確かな将来に問題となる医の倫理を予感し、そして生命倫理について私たちの情熱、力強い息吹をきっと感じるに違いない。

バイオエシックスの展望　目次

はじめに――バイオエシックス懇話会　　岡田　雅勝　iii

I　先端医療とバイオエシックス　3

1　実験医学からみた生命倫理の展望　　竹田　扇　5
　　――遺伝子技術のもたらした問題

　1　緒言　　5
　2　実験医学の諸相とその倫理的問題点　　10
　3　生命倫理と医の倫理の間　　32
　4　結語　　34

2　幹細胞を用いた臨床研究の倫理的問題点と
　　その公的規制論議への提言　　旗手　俊彦　36

　1　幹細胞研究の意義と現状　　36
　2　幹細胞研究の倫理的・法的問題点　　39
　3　幹細胞を用いた臨床研究に関する公的規制の動向　　44
　4　幹細胞を用いた臨床研究の公的規制の在り方　　49

3　ヒト胚研究の倫理的妥当性をめぐる哲学的一考察　　中澤　務　59

　1　ヒト胚研究をめぐる現状　　59
　2　胚の「道徳的地位」を根拠にした反対論　　60
　3　結果の相違を根拠にした反対論　　61
　4　目的の相違を根拠にした反対論　　63
　5　余剰胚利用の論理と倫理　　65
　6　結論　　69
　あとがき　　70

4 医療を監査するということ　　　　　　　　　西川 祐司　73
　　──病理学からの考察

 1 はじめに 73
 2 医療過誤とは 75
 3 診断上の過誤について 76
 4 病理学と病理解剖 77
 5 病理解剖と医療監査 79
 6 病理診断を基準にして臨床診断を評価することの妥当性 80
 7 基礎医学と臨床医学 82
 8 医学における不確実性 83
 9 試行錯誤としての医学史 85
 10 医学の科学的側面と実践的側面 87
 11 医学における可謬性と倫理的課題 89
 12 おわりに──医療を監査するということ 92

II　医療制度と患者の権利 …………………97

5 女性の身体をめぐるポリティクス　　　　　松岡 悦子　99
　　──ジャワのモラルと普遍的な原理をめぐって

 1 はじめに 99
 2 調査倫理と倫理帝国主義 102
 3 女性の身体をめぐるポリティクス 109
 4 アジア的価値と普遍的原理 116

6 癌告知患者の医療上の問題──主として外科の立場から　124
　　　　　　　熱田友義、川村健、直江和彦、奥芝知郎

 1 はじめに 124
 2 背景因子 125
 3 研究対象 126
 4 研究方法 126

5	結果	127
6	考察	130
7	結語	133

7　脳死臓器移植と自己決定　　　　　宮内　陽子　135

1	はじめに	135
2	臓器の移植に関する法律	136
3	自己決定権	138
4	自己破壊の権利	141
5	二つの死	145
6	むすび	148

8　人工呼吸器を装着した子どもの母親の語り　　三条　裕子　152
　　　──意思決定のプロセスとわが子への思い

1	序	152
2	生前の語り	155
3	死後の思い	169
4	結び	177

9　自然の流れと生命の終止　　　　　坂井　昭宏　185
　　　──自発的安楽死擁護の試み

1	安楽死是認論の台頭	185
2	J. レイチェルズの等価テーゼ	187
3	T. ビーチャムの批判	190
4	T. ビーチャムの反省	193
5	坂は滑りやすいのか──道徳的是認と法制化の狭間	197
6	むすび	200

III 原則の反省 ……………………………………… 207

10 健康をめぐる反哲学的考察　　　　服部　健司　209

1. 健康ということば　　　　　　　　　　　　209
2. 専門家による諸定義の隠蔽性　　　　　　　210
3. 発見的な医科学的知と健康　　　　　　　　213
4. 健康の概念と構想と使用の場への問い　　　215
5. 医療化の網状権力と健康　　　　　　　　　217
6. 過剰な医療化のなかでの健康観の多様　　　220
7. 健康概念をめぐる哲学上の議論の機軸　　　223
8. 一なる健康概念　　　　　　　　　　　　　225
9. 健康の実感と日常語としての健康　　　　　227

11 関わりへの視座　　　　　　　　　堀井　泰明　236
　　――生命倫理をめぐる人間観の再検討に向けて

1. はじめに　　　　　　　　　　　　　　　　236
2. 生命倫理の隠れた問題　　　　　　　　　　237
3. 出発点としての人格論　　　　　　　　　　239
4. 近代的人間観の特徴　　　　　　　　　　　241
5. 他者へと開かれた存在　　　　　　　　　　242
6. 結び――関わりへの視座　　　　　　　　　245

12 看護倫理の新しい波　　　　　　　小野　滋男　253
　　――チャンブリスによる倫理の社会学的探究

1. はじめに　　　　　　　　　　　　　　　　253
2. 組織化の時代とナースの日常　　　　　　　255
3. 科学的倫理理論への経験主義的アプローチ　257
4. 看護の役割と倫理学の関係　　　　　　　　260
5. 看護倫理(理論)構築の課題と展望　　　　　264
6. 結び――看護から政治へ　　　　　　　　　267

13　パターナリズムの問題と医療の将来　　　岡田　雅勝　273

　1　権利の問題　　　273
　2　基本的人権の擁護の叫び　　　276
　3　患者の権利とパターナリズム　　　279
　4　パターナリズムの原理と患者の自律性の尊重　　　281
　　　——恩恵の原理と自律性の原理
　5　パターナリズムの制約——自己決定権の主張　　　283
　6　医師のこれからの任務　　　286

あとがき　　　289

岡田雅勝先生略歴及び主要著訳書一覧　　　293

編者紹介　　　294

執筆者一覧　　　295

索　引　　　297

　人名索引　　　298
　事項索引　　　299

バイオエシックスの展望

I　先端医療とバイオエシックス

1 実験医学からみた生命倫理の展望
――遺伝子技術のもたらした課題

竹田　扇

1　緒言

　21世紀は生物学の時代と言われている。その萌芽期からわずか数十年前までは主に記載形態学・博物学にしか過ぎなかった生物学は、1955年のワトソン＆クリック(Watson & Click)によるDNA＝二重らせんモデル(DNA double helix model)に始まる分子生物学の導入を経て、一つの共通言語を用いて記載する事ができるようになった。実験再現性と情報互換性を獲得し、自然科学として認知される要件を満たしたのである。換言するならば、DNA→RNA→蛋白質といういわゆるセントラル・ドグマ(central dogma)が成立することとなり、遺伝子から蛋白質へ、あるいはその逆の情報変換が可能となったわけである。このことは、生命の研究が高等哺乳動物で行われるべき必然性を排除し、研究対象としてより扱

い易い単純な生物の導入を急速に促すことになった。

　たとえば、遺伝子の基礎的な解析には大腸菌(*E. coli*)や酵母(*S. cerevisiae*)を用いたクローニング法が標準となり、そこで得られた結果を高等生物に応用し、遺伝子の機能を個体レベルで解析するに当たっては、マウス、ラット、イヌ、サル等を用いてその結果をヒトに外挿するという方法論が一般的となっている。また、高次機能の源であるとされる神経系の解析でさえ、線虫(*C. elegans*)やショウジョウバエ(*D. melanogaster*)の突然変異体で見い出された遺伝子から変異の起こった蛋白質を解析し、ホモロジー検索でその遺伝子の哺乳類での機能を解析するという手法が用いられている。

　このことは複雑な生命現象を、物理学的及び化学的方法並びに単純な構造を有する生物で解析するという還元主義を生物学に導入し、各部位で起こっている生命現象を切り出して理解するにあたっては大きな貢献をした。その半面生命の全体像を有機的に捉えにくくなり、近視眼的把握しかできなくなるという弊害をも生み出した。また、これらの研究から得られた結果を、さらにヒトに応用する段階で様々な倫理的軋轢を生み出すようになった。

　一方、ヒトを扱う医学の世界では、上述のような生命科学における進歩を受けて、同様に驚くべき展開が見られた。例示するなら、ラントシュタイナー(Landsteiner, K. 1901)によるABO式血液型の時代には4種類しか認知されていなかった免疫学的個体識別の情報は、現在ではヒト白血球抗原(human leucocyte antigen, HLA)に依る白血球の型が組み合わさり、数千万のオーダーに膨れ上がっている。臓器移植の領域でも、前述のような遺伝子型による臓器適合率の術前予測が可能となったのに加え、基礎生物学的知見に基いた免疫抑制剤が登場し、術後の拒絶反応を抑え、生命予後も格段に改善されるに至った。生殖医学でも出生前診断の発達により、性別は勿論のこと、遺伝病・先天奇形の有無までをも予見できるようになった。

さらに、これらの遺伝病患者の一部は治療により、社会的生活を送ることさえ可能となったのである。また、男女の産み分けも理論的には可能となり、性比を操り、人口ピラミッドの操作に発展する潜在的可能性をも生ぜしめた。また、ヒトの全遺伝子を解読するヒトゲノム・プロジェクト(human genome project, HGP)も終了し、ヒトの遺伝的設計図の全貌が明らかとなった。古来から、宗教的には神がかり的事象として認識されてきた人間の生命誕生の初期条件や、死の時期などを人間自身の手で決定できるようになりつつある訳である。

では、このような状況の変化に対応して、人間自体の認識態度・思考体系は変ったのであろうか。現実には、このような急激な生命医学の進歩に対し、古来から普遍的とみなされてきた倫理観・価値判断だけでは十分な対応が不可能な局面が数多く登場し、これを解決するために様々な議論がなされてきた。また、法体系の整備・行政の対応も医学的進歩に遅れて事後的な処理に留まっており、国民全体のレヴェルでのコンセンサスとなると一層議論が分かれるところである。また、死を含めた人間の生命に関する一般認識並びに思想は、深く地域文化・宗教に根差したものであるために、すべての面で共有できる国際的な統一基準の制定にはなお一層困難なものがある。

さて、上述のような生命科学の急速な発展に対応して「生命倫理」の歩みはどうなっているのであろうか。また、「生命倫理」には「医の倫理」も含まれるのであるが、その議論に入る前に両者の思想的相違を整理しておきたい。歴史的に見ると、医の倫理はすでに古代ギリシャの時代から存在していたと言うことができる。これは「ヒポクラテスの誓い」として現代にも受け継がれ通用する部分を有し、主に医師が患者に治療行為を行う際の道徳的指針・自己規制としてまとめられたものである。これはあくまでも、医師の患者に対する行動の倫理規範であるところにその本質があった。

しかしながら、現代社会における人権意識の高まりと浸透並びにリベ

ラリズム的風潮は、医師→患者という一方向の関係だけではなく、患者→医師という逆方向の関係も積極的に認めることとなった。医師自身のなし得る最善の判断により患者の最大限の利益が保証されると考えられる場合でも、患者の意志によってはこれをパターナリスィックに強制することができないという状況が生じている訳である。これは受療者の自律的な意志決定が治療法の選択に反映されることを意味する。またインフォームド・コンセントに代表されるように、これまで医師だけが握っていた情報を患者も共有することにより、患者の自己決定権が補強されたともいえる。このように、医の倫理は時代の変化に追随して変わってきてはいるが、基本的には医の誕生と共に歩んできた古い概念である。また、その守備領域はせいぜい医学と倫理学・哲学の周辺に限られていたと言えよう。

　これに対して、生命倫理の方は1970年代に新しく提唱された概念で、その適用範囲は医学・医療の領域に留まらず、字義通り生命を扱う学問・産業領域全体に広く及ぶものであるということができる。具体的には、人間の手が遺伝子領域に及び、人為的操作により遺伝情報の改変を行うことが可能になった現在、どの部分まで人間が遺伝子を操作して自分自身あるいは地球上の生物種を変えることが許されるか、動物の尊厳を考えた場合、動物実験はどの程度まで許されるか、実験医学研究で得られたデータのどの範囲までに、知的所有権としての特許を付与することができるか、最も守秘されるべき各個人の遺伝情報の取扱はどのようにされるべきか、といった問いで置換されるものである。

　また、医の倫理との境界領域の問題の一つとして、純生物学的・生態学的視点から見た場合には、自然淘汰されるのが普通であると考えられる先天異常の児を、どこまで治療するかという難問がある。この場合、罹患当事者は意志表示できない場合が多く、周囲を取り巻く人的環境がこれを決定せざるを得ない場合が多い。人道的観点からできるだけのことをして、すべて助けるべきだという意見が一般的であろう。とりわけ、

その児の家族は最高の医療を受けさせて助けたいと願うはずである。しかしながら、誤解を恐れずに敢て言うならば、これは古典的生物学の法則(自然淘汰の法則)とは反した願望である。すなわち、種の保存という純粋に生物学的観点からヒトを見るならば、これは負の遺伝子の保存を意味するからである。ところが、人間の場合、他の動物とは異なる侵し難い尊厳(特殊性)があるという一般認識の下で、かかる生物学的法則の単純な適用と運用は不可能であろうし、遺伝素因の多様性としてこれを捉えていくべきであるという立場も存在する。これらの状況を理解し、少数者の権利・主張を尊重した上で議論を進めなくてはならず、このあたりに生命倫理と医の倫理の境界領域の難しさが秘められていると言うことができよう。また、生物学法則の単純な適用や拡大解釈・誤用が先の世界大戦でのジェノサイドの理論的根拠として使われた事実を考え合わせると、その適用には十分な議論と考慮が必要であり、人間特有の倫理的側面(ヒトの尊厳)を併せて考察していくのが不可欠となる。

　本章では、上述の問題提起を踏まえて、第2節において今日の実験医学の進歩がもたらした倫理的問題のうち次の二つの側面、すなわち、(a)ヒトゲノム・プロジェクト(HGP)、(b)ES細胞とクローン動物の作成、という極めて今日的な話題に的を絞って考察していくことにしたい。何れの項目もほとんど毎日マスメディアにおいて何らかの形で取り上げられている問題で、現在大きな変化の最中にあるため、未だ議論が出尽くしていない領域でもある。また、これらは単にヒトの世界のみならず生態系への介入という形をとって、生物界全体に長期的に大きな影響を及ぼすおそれのある技術でもある。現状では、本邦のこれらの問題への対応は米国に大きく遅れを取っている部分でもあるので、我が国と米国の現状を中心に各国の現状との比較も試みたいと考える。第3節では、第2節での議論を受けて、(1)遺伝子操作技術の生態系への影響、(2)生命倫理から考えた医の倫理の再構築、という二点から総括を行う。

2 実験医学の諸相とその倫理的問題点

(1) 遺伝子改変技術に伴う倫理的課題の歴史的側面

1973年に遺伝子クローニング法が開発されてから、遺伝子に関する情報が急速に蓄積された。また、同時にすでにこの時変異遺伝子を有した大腸菌が実験室の外に漏れ、いわゆるバイオハザードの起こる危険性に関し、初めて世論が喚起された。これは生命倫理が直面した最初の難問であった、と言うことができよう。これを受けて、1975年に英国政府が組み換え遺伝子研究に関するガイドラインの必要性を提起し、同年米国で開催されたアシロマ国際会議において、組み換え遺伝子に関する実験を行う際に従うべき指針の勧告がなされた訳である。この声明の骨子は「遺伝子組み換え実験は厳しい自主規制の下で行う」というもので、具体的には遺伝子のクローニングを行う際に、実験室の試験管以外の環境では増えることのできないベクターを使うという点である。これをもとに成文化された規制が、翌年米国政府により発布される運びとなった。

この規制が敷かれるに至った背景には、ある腫瘍ウイルス遺伝子のクローニングに関して抱かれたバイオハザードの懸念があった訳であるが、当時の情勢から見て先見的かつ倫理的であったと考えられる点は、未知の変異遺伝子を扱う際、予見しうる危険可能性をできうる限り排除し、安全性の確保を最重点としたことであろう。その後の分子生物学の発展を受けて、現在ではこの規約は改正され、腫瘍ウイルスの研究は飛躍的に進み、その結果は細胞増殖機構の解明に大きく貢献している。また、幸いなことに、大きなバイオハザードをもたらすには至っていない。では、今日最も注目されている遺伝子工学領域として何が挙げられるかとなると、ヒトゲノム計画とES細胞を用いたクローン動物の作製であろう。したがって、次にこれら二つの技術革新に関する問題点を、数項目に整理して詳しく検討して行きたい。

(2) ヒトゲノム計画と生命倫理

　ヒトゲノム計画は1980年代終りから欧米で、本邦でも1993年には開始した国家レベルの計画で、ヒトの染色体上に載っているすべての遺伝子の遺伝情報を塩基配列のレベルで解読しようという取り組みである。ヒト以外の生物では大腸菌(*E. coli*)、結核菌(*Mycobacterium tuberculosis*)など10数種類の細菌で、また動物としては線虫(*Caernorhabditis elegans*)やショウジョウバエ(*Drosophila melanogaster*)など分子生物学上重要なものではすでに解析は終了したが、ヒトではようやく2000年6月にそのおおまかな配列(ドラフト)が発表された。現在では完全な解読が終了している。

　このプロジェクトがすべて終了したことにより、ヒトを構成する蛋白質のすべての遺伝情報が明らかとなり、種々の遺伝病の原因の解明、多因子疾患への感受性ならびに特定疾患発病可能性の予測などが可能となるであろう。さらに、遺伝子相互の働きが解明され、遺伝子群としての個体維持への役割・機能が明らかになると考えられる。また、ヒトの集団遺伝学を可能とし、進化学的に見て比較的短い時間経過におけるダイナミックなヒトの進化過程の解析に重要な情報をもたらすことが期待される。一方で、ある個人の性格、能力、人生における遺伝的可能性まで事前予測できることになると考えられる。このことは、次のような幾つかの重要な問題を内包している。このうち幾つかについては現在進行中であり、幾つかはこれ迄の人類の歴史的経緯からみて、その発生が懸念されていることである。すなわち、

(a) 特許申請と情報公開の問題——遺伝子の情報の量は膨大であるため、幾つかの研究グループが国際的に提携して分担解析を行っていた。これと並行して、あるいは一部先行して特定の領域に関係する遺伝子部分のみを解読しているベンチャービジネスがあった。そして、これらの企業は疾患治療・薬品開発などに有用な遺伝情報に関して特許を申請していた。このような特許申請は今後ますます増えると考えられ

るが、これにはどのような対応が望まれるべきか。また解析の結果得られた情報はどのような形で公開されるべきであるか。

(b) 自律性に基いた権利の選択──各個人の能力・適性までが出生以前、あるいは直後に解ってしまう場合、その情報は当事者に対してどのように扱われるべきであろうか。自らのア・プリオリな可能性(遺伝情報により規定された可能性)を知らないままで生きる権利もあるはずである。また多面的に見た人格形成には内因(遺伝子)の他に外因(生育環境など)もこれに劣らず重要である。そのような発達可能性が、個人レベルに適用された遺伝子解読情報によって排除されてしまう危険性はないか。また、そのような個人レベルでの情報公開のガイドラインはどうあるべきか。

(c) プライバシーの侵害──犯罪捜査やボランティアにより得られたDNAが提供者の許可なしに別の研究目的に使用されたり、また極端な場合、各個人の遺伝情報を国家が管理する体制(データバンク)が導入され、遺伝情報による一元的な監視がなされる事になるとしたら、それは一体どのような社会を意味するであろうか。

(d) 社会的偏見の増大──ある特定の遺伝素因を有していることで職業選択の自由が奪われたり、社会的差別を受ける可能性はないであろうか。この可能性は上述の(c)とも関連する。

(e) 優生学的選別への濫用──出生前の遺伝子診断により将来重篤な疾患を発症する可能性がある場合、妊娠中絶の是非はどのように判断されるべきか。さらに、当初は重篤な遺伝子疾患の診断にのみ用いられていた診断法が、特定の形質の選別に転用される危険性はないのであろうか。また当事者に意思表示能力が無いためにパターナリスティックな判断を親権者が下してよいものであろうか。国家がかかる判断を担うことになった場合、はたして正当な判断と施行がなされうるであろうか。これらのうち幾つかについては、実際にそれを予測した議論がなされており、法体系の整備も進みつつある。

特許と情報公開

　特許に関してはこれまでに二つの大きな潮流があった。一つはいわゆるcDNA（相補的DNA）プロジェクトに関連したものである。そもそもヒトを含む真核生物のゲノムは、蛋白質に翻訳されるエクソン（exon）とそれ以外のはっきりとした機能の解明されていないイントロン（intron）と呼ばれる部分からなる。医学的観点から見て興味が高く、また医薬産業としても魅力的な部分は当然エクソンであり、この部分の遺伝子解析を優先的に行うのがcDNAプロジェクトであり、これがヒトゲノム・プロジェクト（HGP）に先行していた。この際、エクソンの認識に使われたESTs（expressed sequence tags）を米国のNIH（National Institute of Health）が特許出願し、これを巡って様々な議論が巻き起こった。一時はこの申請を容認する流れが許認可省庁で見られたが、今日ではESTの特許出願は認められていない。これに対して、もう一つの流れはHGPに関連したものである。たとえば本邦では1999年7月にヘリックス研究所が約6,000のヒト遺伝子に関して特許を出願しており、米国では数社のベンチャービジネスが万のオーダーのヒト遺伝子に関し特許を申請した。これらのすべてにそのままの形で特許が認められたとは考えにくいが、機能未解明の遺伝子に一度特許が認められると、当該遺伝子のその後の研究・産業応用に大きな障害を来すことが予測される。このような状況を未然に防止するため、本邦特許庁の呼びかけにより日米欧の三極でのDNA断片の特許性に関する比較研究が行われている。この結果これらの国々の特許庁の考え方として以下の様な共通点が明らかにされた（著者訳）。

(1) 特定の機能あるいは明確な実用性が証明されていないDNA断片は特許が受けられる発明ではない。
(2) 特定疾患の診断プローブなど、独自の実用性が明らかにされたDNA断片は、ほかの却下理由がない限り特許性がある。
(3) 通常の方法で発見され、特別な性質を持たないDNA断片は、機能

の知られている既知の蛋白質をコードするDNAと相同性が高いことにより、ある構造遺伝子の一部であると推測されたとしても、特許の対象となる発明ではない(日・欧)。上述のDNA断片には、明確な実用性が示されない限り特許が付与されない(米)。
(4) DNA断片が同じ起源に由来しているというのみでは、発明の一貫性の十分条件とはならない。

　以上の基準をもって本邦を含む主要先進諸国の特許庁は、HGPで明らかにされたDNA断片に際限のない特許が付与されることへの対策を講じている訳であるが、米国の場合仮出願という形をとって申請を出しておき、1年以内に上述の条件を満たすところまで研究開発を進めると本申請に移行できるシステムがある。この場合、特定企業に特許が集中する可能性があり、米国内でさえ根強い反対がある。また、米国特許庁が1998年に独自の実用性が明らかでない蛋白質の遺伝子に特許を与えた事例があり、大きな反発を招いている。また、2000年3月14日には米英首脳がヒトの遺伝情報全体であるヒトゲノム解読情報を、世界中の研究者が自由に利用できるよう公開すべきだとする共同声明を発表した。これは解読されたゲノム情報の公開が、疾患の予防・人類健康の増進につながり、そのことがグローバルな安寧をもたらすからだとされている。実際、2000年6月には約9割のヒトゲノム情報(ドラフト)が日欧米の研究機関によって共同発表された。また現在ではすべての配列が公開されている。

　一方、通商産業の見地から考えると、遺伝子関連の発明・発見に対する一律的な特許の排除には問題が残ると言えよう。遺伝子関連分野に的を絞り、具体的な期待可能性のある事例を考えてみると、ある遺伝子に関して先行して解析をすすめていた企業Aが、その後研究機関により専門誌に公開された遺伝子情報を利用した企業Bに、疾患治療に有用な薬

剤の開発で先行され、利益を失った場合はどうであろうか。また、このような事例が国際的な状況で起こった場合、国家レベルでの利益損失はどの位になるであろう。たとえば、米国では1991年に58億ドルだったバイオテクノロジー関連の総出荷額が、2000年中には500億ドルになると予測されていた。すなわち、5〜6兆円規模の産業として発展中であり、平均的なバイオテクノロジー企業がある製品の研究・開発に投資している額は10〜20億円であると言われている。

　このような状況で、上述の事例に対し企業Aに特許の申請を認めないとすると、投資に見合った利益の回収さえ困難となり、今後期待される当該領域の産業発展、間接的には当該国家の経済的発展への障壁にも繋がりかねない。また、遺伝子技術の特殊性を考慮すると、条件付の特許出願が認められて然るべきであろう。前述した、日米欧の三極特許庁の合意事項の第2項は、この状況を考慮してのことであると考えられる。ただし特許の乱発は健全な遺伝子産業の発展を阻害するばかりでなく、最先端の研究をも遅滞させる可能性があるという点で、慎重になされなくてはならないといえる。

　また別の観点から考えると、実際特許の受理された遺伝子を研究機関が非営利目的、すなわち、純粋に研究目的で使用する場合どのような斟酌が必要だろうか。この場合、最低限の守るべき条件として、(1)研究機関が特定企業と提携し、産学共同体制にある場合を除く、(2)譲渡された遺伝子クローンを企業Aの許可無しに、他の研究機関を含む第三者に渡すことを禁ずる、を事前同意事項にしておく。このような付帯条件のもとで研究機関Cが、別の遺伝子の解析や当該遺伝子の解析に企業Aが特許を有している遺伝子を使用し、学術論文としてこれを発表するという条件であれば、特許権を有する企業Aは研究機関Cに対しある遺伝子の使用を無料で解放するのが理想的である。ただし学術論文としてその結果を発表する場合には、企業Aの権益が損なわれないような配慮が必要であり、そのためのプロトコールは具体的事例の蓄積により標準化

されていくと考えられる。

　著者が実際に関わった実例を挙げると、米国DuPont社が特許を有するCre-loxP遺伝子の使用に際して、研究上の非営利目的であることとして、その使用に先立ってDuPont社と細目を定めた覚書を取り交わし、一定条件の許で権利料を払わずに研究に用いることができたという経験がある。この時、遺伝子使用者側の代表として所属大学の学部レベルでの承認が必要となり、この段階で手続きが遅延したので、このような場合、研究機関の側での対応体制の強化が早急の課題であると考えられる。各大学に設けられた学内倫理委員会での十分な検討と、受け入れ体制の整備が必要とされるところである。

自律性と権利選択

　ヒトゲノム・プロジェクトが完了した現在、ヒトの染色体に載っている人体の設計図が遺伝子レヴェルで解読されたことになる。しかしながら、その時点ではあくまでも一次情報に過ぎず、ある遺伝子の機能を知るということは、その翻訳産物である蛋白質の構造と機能を解明することを意味する。また、細胞内代謝・情報伝達・物質輸送などには複数の遺伝子が関与しているうえ、複数の代償機構が用意されており、ある単一遺伝子の欠損が直ちに遺伝疾患や多因子遺伝病の発現を意味する訳ではない。さらに、遺伝的環境(内因)の他に生活環境(外因)もまたある個体の状態を左右する。現在、浸透しつつある遺伝子診断は、HGPの完成を受けてますますその精度を増し、かつ容易に行えるようになっていくと考えられるが、この場合次のような問題が解決されなくていなくてはならない。すなわち、(1) 遺伝子診断をどのような基準をもって運用するか。また、遺伝子診断の適用に際して受診者の意志はどのように扱われるべきか。(2) 遺伝子診断をした場合得られた結果はどのような基準に照らし、どのようにどこまで知らされるべきか。さらに、これらの問題への解答は当事者の意思決定能力に依っても左右されると考えられる。

まず遺伝子診断の基準であるが、本邦では1994年から1995年にかけて、日本人類遺伝学会がこれを制定した。内容は多岐に渡るのでここでは詳しくは述べないが、要約すると、出生前診断は、胎児が重篤な遺伝性疾患等に罹患している可能性がある場合、家族に遺伝性疾患を有するものや保因者がいる場合、重篤な胎児異常の恐れがある場合、高齢妊娠の場合などに限定されているので、現時点では希望者すべてがこれを受けられる訳ではない。また、遺伝性疾患の保因者診断・発症前診断に関しては、正確な情報の伝達、インフォームド・コンセントの確認、意思決定の保証、診断後カウンセリングの必要性、情報漏洩の防止などを定めている。一方、WHOも1998年に国際的ガイドラインをまとめており、これは伝統的な医学における倫理原則(Relevant ethical principles in medicine)を基盤に、遺伝医学独自の領域を踏まえたものとなっている。

　ここで重要な点は、いずれのガイドラインにおいても受診者の自律(autonomy)を尊重した内容となっていることである。すなわち、遺伝子診断・遺伝テストは、(a)いかなる場合でも強制的に行ってはならず、(b)その適用は受診者自身の自らの意志に従って決められるべきで、(c)検査に関する一切の情報が適切にかつ正確に知らされた上で、(d)可能性のある選択肢が提示された条件下で行われるべきである、ということである。こうした自律の尊重は、意志決定能力を有する個人のみならず、そのような能力を失った個人(知的障害者など)やいまだ発達途上にある者(子供)にも適用される。その場合、受診者の利益が最大となるよう保護されなくてならないと謳っているが、利益の価値判断には多様性があることを理解した上で、パターナリィスティックな対応を避けるべきであり、各事例に応じた柔軟かつ適切な判断がなされる必要がある。

　従って、このような事例に対処できるような体制を人的・制度的に整え、末端レヴェルまで浸透させるのが今後の課題であると考えられる。また、検査の施行前には検査結果の可能性と、それによって予想される疾患の全体像を、正確かつ十分に伝達すべきであり、結果が得られてか

ら対応を考える、というような対応は避けられなくてはならない。より詳しくいえば、検査結果のもたらす重大性を、受診者に十分に納得させた上で検査を行うべきである。この時点で、受診者が「知りたくない権利・知らないでいる権利」を主張すれば、当然それが尊重されるべきであろう。また、遺伝相談に携わる医師のみならず、一般の医師も遺伝医学を良く理解し、受診者の質問に十分納得のいく説明を与えることができるよう努力すべきである。

　次に、検査の結果得られた情報の受診者への伝達であるが、これは受診者が成人である場合と、子供である場合に分けて考察されなくてはならない。子供の場合は、長期的展望に基いた適切な判断能力が養われておらず、周囲の人間（親権者・医師など）の意志により影響されやすく、健全な精神・性格形成に障害をきたす可能性があると考えられるので、成人するまで検査自体を行わないのが最適である。WHOのガイドラインでも、この点に関して同様の見解を示している。ただし潜在的に医学的便益があると判断された場合には、この限りではないとされている。成人の場合には、さらに一般的な疾患と精神疾患・遺伝的神経変性疾患で異なった対応が要求されよう。ここでいう一般的疾患とは、癌・心臓病・高血圧などの多因子疾患であり、発症前診断の結果がその後の生活習慣の改善に役立ち発症を予防したり、治療に有効な場合である。このような事例では、検査の結果が伝達され、外因を除去していくのが望ましい。また、その線に沿ったカウンセリングが継続的に行われると、さらに効果的であると考えられる。

　問題となるのは後者の特殊な疾患の場合である。たとえば、早期発症型アルツハイマー病(Alzheimer)、ハンチントン舞踏病(Huntington)、脊髄小脳変性症(Menzel型、Holmes型)、肢帯型筋ジストロフィー、シャルコー・マリー・トゥース病(Charcot-Marie-Tooth)など青年期から壮年期に発病する遺伝素因を有した受診者の場合がそれで、これらの疾患の大部分は予後不良で、治療法も確立されていない。すなわち、これらの疾患を発症

する可能性を受診者に伝達することは、執行時期未確定の死刑宣告にも相当する訳である。従って、検査を受ける前に、検査の重大性と結果の解釈に関して十分な説明が必要である。そして、このような疾患の遺伝素因が発症前診断によって判明した場合、診断前カウンセリングの原則に従って処理されるべきであり、検査者側の一方的な価値判断によって方針変更や事実隠蔽がなされてはならないと考えられる。また、告知に関する事前の了解が得られていた場合でも、受診者が検査後に結果の告知を拒否した場合、これは尊重されなくてはならないであろう。何れの場合においても、受診者側の自律に基づく権利選択を尊重した対処法が、まず考えられるべきである。

プライバシーの侵害・社会的偏見の増大

遺伝子の情報素子はわずか4種類の塩基(A, T, C, G)である。すべての生物の遺伝情報はこれらの塩基配列から構成されており、情報としての蓄積・管理が容易な形態である。現在、すでにそのすべてが解読された細菌類、酵母、線虫、ハエ、ヒト、マウスなどの遺伝子情報はインターネットのウェブ上で、あるいは公刊された学術雑誌上で、誰でも閲覧可能である。ヒトに関しては、解読に使用された一部のDNAの出所さえも関係者には既知の事実となっている。ところで、ゲノム配列は転写・翻訳されて蛋白質になる遺伝子部分(exon)は各個人間で良く保存されており、同種であればほとんど同じ配列を有する。他方、それ以外の部分(intron)ではDNAレベルでの多形性を示しており、現在の遺伝子診断のレヴェルでは、DNAからの個人の同定が99％以上の確実性をもって可能となっている。すなわち、これはDNAが個人情報としてかなりの唯一無二性を有していることを意味する。

このような遺伝子の特性から危惧されることは、犯罪捜査あるいは病気の診断に使われた遺伝子配列が、提供者の許可なしにコンピュータ上でデータベース化され、これらの個人情報に無関係なはずの個人までが

アクセスできるようになり、プライバシーが侵害される場合である。これは上述したように遺伝情報が特別プライベートな情報であり、ほとんどその個人の一部であることを考え合わせると、その保護に慎重な配慮が必要であろう。近年、銀行、信販会社の顧客情報の漏洩など各種の個人情報に対する杜撰な取り扱いが目立っているが、今後の遺伝子データの蓄積、遺伝子診断の浸透が進めば、同様の事態が遺伝子情報に関しても起こらないとはいえず、現時点でこれらの事故に対する予防策が講じられる必要があると考えられる。

　さらにコンピュータへの不法侵入が一般化している現在、ハードウエアの面からの対策も望まれる。前述したWHOの国際的ガイドラインはデータバンクに保存登録されたDNA情報へのアクセスに関して血縁家族以外の利用をたとえ配偶者に対してであっても許可すべきではないと勧告している。また、「情報が公衆の安全性に直接関わる法的な目的、または動機がないのなら、提供者の同意なしに、（行政機関、保険会社、雇用者、学校などの）機関はアクセスすべきでない。（松田一郎・友枝かえで共訳、但し括弧内は著者補）」とうたっており、遺伝情報が関係者以外、特に権力機構がこれを際限なく利用するのを禁じている。ただし、これらの勧告はあくまでも倫理的な原則をまとめただけのものであり、法的拘束力は有さない。さらに、現在のところ遺伝子情報の保護・取扱に関する法体系の整備が、遺伝子操作技術の進展に十分追い付いていない状況を考え合わせるならば、遺伝子取扱いと法の間での新たな枠組みの創設が早急に必要となるであろう。2003年には「個人情報保護法」が制定・施行となったが、今後、本法がどのように遺伝子情報の保護をしていくか、注目されるところである

　次に、遺伝情報のプライバシーに直接関係する問題として、社会的差別の発生を取り上げておく必要があろう。これは米国では現実問題化している現象である。たとえば、遺伝病のリスクを示す遺伝情報を持っていたため生命保険への加入を拒否されたり、養子縁組機関が事前の遺伝

子調査の結果を利用して、遺伝子疾患保因者をリストから除去したりする例が報告されている。また、ある国立研究機関では職員の遺伝子検査を無断で行っていた事件が発覚し、法廷に持ち込まれることとなった。この場合、判決は確定し、プライバシーの侵害であることが認められた訳であるが、雇用者である国がこの検査で得られた情報を基に、昇進・解雇などの人事操作を行う可能性が顕在化した一例である。同様の事例は本邦でも十分起こりうるものであり、たとえば職場での集団健康診断での血液採取はこの可能性を有している。

　また、遺伝子情報の影響力は本人のみならず、その家族・一族にも及ぶものであるから、結婚など家族レベルの問題の際、差別の原因となる可能性が高いと予想される。米国では、このような遺伝子情報による差別の社会問題化を考慮して、クリントン大統領が2000年2月に連邦政府職員の採用や昇進に当たり、遺伝子情報による差別を禁止する大統領令に署名した。この法令は即日発効され、連邦政府は(1)採用に際して遺伝情報の提出や遺伝子検査を要求してはならない、(2)昇進や任地の選定に遺伝情報を利用してはならない、(3)職員の遺伝情報を得たり公開してはならない、という三つの骨子から成っている。この決定は先駆的ではあるが、民間企業に対する規制は含まれておらず、対象の拡大が急がれるところである。

　同様の差別禁止を民間に求める法案、遺伝子情報による保険加入拒否の禁止を定めた法案が議会に上程されていたが、後者は生命保険会社の根強い反対にあって、可決されるまでの道程は平坦ではないと考えられる。本邦でも、米国に遅れながらも遺伝子情報の一般企業・保険会社での利用が進行中であり、早急に差別禁止の法制化(労働関係諸法の改正などを含む)を検討していくべきであろう。この際、罰則規定(損害賠償制度を含む)を強化することで法としての実効力を強化していくのが望ましい。

優生学的選別への濫用

　優生学(eugenics)の発祥はすでにダーウィン(Darwin, C)の進化論(自然淘汰説、1858)に見てとることができる。すなわち、最適者生存理論がその基盤となっており、これがガルトン(Galton, F. 1883)による修正を受けて優生思想として確立した。この思想の本来の意味は「遺伝的に優れた形質を保存を目指し、その一環として劣性の遺伝子の子孫への伝播を防ぐこと」である。この古典的な定義には、今日の価値観の多様化した社会のもとでは反感を覚える者も多いと考えられるし、実際過去にも学問的基盤に立脚しない解釈をもとにこれを曲用し、悲惨な人種差別政策・ジェノサイドが行われた事例が存在する。その最も有名な例はナチス・ドイツによるユダヤ人、精神疾患患者、同性愛者の大量虐殺人種政策であろう。本邦の状況を見てみると、戦前に国民優生法(1940)が施行され、これが1948年に優生保護法で置き換えられた。その後の社会的価値観の多様化にともなって、1995年には法改正が行われているが、法の存在自体がアナクロニズムであるとする意見もある。そのような考え方の中には、遺伝的素因には優劣などなく、生物の多様性として捉えていこうという動きがある。このことは、ヒト以外の動物では純粋に生物学的立場からの最適者生存の原則が、そのままの型で適用されることに異存を抱かなくても、これがヒトに適用されるとなると、抵抗を感じる者が多いことを意味し、それ自体は健全な思想であるかもしれない。また、劣った形質と判断される表現形でも、それは環境に適応した結果であって、実は生存に有利な突然変異である場合もあるし、そもそも表現型の多様性は生物種自己保存のためのストラテジーであることを忘れてはならない。

　ところで、HGP等に依って解読された遺伝子情報は上述したような優生学が適用されるにあたって、最も利用されやすい道具となる恐ろしい可能性を有していると考えられる。すなわち、再三述べているように、遺伝情報はある個人の体に関するすべての情報を含んでおり、遺伝病の

素因、体質のみならず、将来的には特定個人の性向、能力までをそこから知ることができるからである。このような事態を防ぐために、いかなる施策が取られるべきであろうか。まず第一に、前節でも述べたように、遺伝子情報のプライバシーを保護することであろう。これはある個人の遺伝子情報にアクセスできる権利を、かなり限定された者だけに与えるという規制である。また、遺伝子情報の漏洩がもととなって、一方的な優生手術の勧告がなされるようなことがないよう情報管理の徹底が必要となる。同時に、情報漏洩責任の明確化並びに厳しい罰則規定の制定が、当然これから検討されるべき課題であろう。受診者の希望により遺伝子診断にもとずく優生手術が行われる場合でも、受診者の自律が最大限に尊重されなくてはならないことは、これまで述べてきた通りである。

(3) クローン動物とES細胞の倫理的規制

近年、新聞紙面を最も賑わせている遺伝子工学領域の記事の一つとして、クローン動物の作成とES細胞のヒトへの応用に関する話題があげられる。これらの技術は生命誕生の最も根源的な領域に科学が到達し、これをヒトに応用する可能性が開かれたことで、現在の生命倫理が扱うべき最重要課題の一つとなった。ここでは、この技術を運用していくに際しての倫理的問題点を検討する前に、それぞれの方法の問題点を考えるにあたって基盤となる知識をまず概説することにしたい。

まずここでいうクローンとは、ある単一細胞を発生起源としたコピー個体の遺伝子情報が元の細胞のそれと同一であることを意味する。クローン動物の歴史を概観してみると、動物ではカエルの単一胚の細胞から核を抜き取り、これを事前に核を除去した卵に植えることによって得られた古典的な実験(King & Briggs, 1956)が有名である。発生したカエルは、核提供カエルと同じ遺伝情報を有するので、遺伝的にはまったく同じカエルが2匹存在することになるわけである。核移植のレシピエントとなる卵を大量に用意すれば、同じ個体を大量生産できる訳で、精子と

卵子の会合という有性生殖の過程を経ずに、同一の生命体のコピーを大量に作り出すことが可能である。

　そもそも、クローン技術は家畜の品種改良の目的で広く行われていた方法で、上述のように40年以上の歴史を有する。ただし、この場合には、受精卵が卵割をし16〜32細胞期になった時点で、各割球から細胞核を抜き取り、これを別の卵に移植して同じ形質を有した子孫を大量に得ようとするものだった。この方法の欠点として、受精卵から核を取るため双方の親の形質が現れるという現象があった。従って、両親双方が望ましい形質を有していなくてはならないし、雄性核と雌性核融合の際の遺伝子の組み換えは、双方からの望ましくない遺伝子の組み合せを生じ、得られた仔が必ずしも望まれた形質を示さない可能性も存在したわけである。

　これに対し1997年に英国のロスリン研究所で作成された体細胞クローン羊「ドリー」が、なぜこれだけ注目を集めているかというと、これは良質なミルクを産生する乳腺細胞(体細胞)から得られた細胞核を未受精卵に移植し、これを育ててクローン動物を作成したからである。換言すれば、望ましい形質を有していたある個体とほとんど同じ遺伝形質を有した子孫を作ることに成功した訳である。このことは、少なくとも遺伝子から見れば、体細胞提供個体とまったく同じ優れた形質を有する個体を得たことを意味している。現在は、この体細胞クローン技術が各種の脊椎動物にも適用され、ウシ、マウス、ブタなどで成功例が報告されている。

　一方、クローン動物と抱き合わせで最近注目を集めているES細胞とは胚性幹細胞(embryonic stem cell)の略称であり、生殖細胞を含む体のどの細胞にでも分化する性質(omnipotency)を有する。この細胞の研究はマウスにおいて広く行われており、特定の遺伝子を分子生物学的手法に依り欠失させたES細胞を作成し、これをもとに遺伝子欠失マウスを作成し、当該遺伝子の個体レベルでの機能を調べる方法が、標的遺伝子組換

え法 (gene targeting) として確立されている。ES細胞は胚盤胞と呼ばれる発生途上の胚を操作して得られるものであるため、これがヒトに応用されるとなると、後述するように様々な倫理的・社会的問題を提示することになるのである。この問題は1998年にヒトのES細胞が樹立されたことにより、一層現実味を帯びたものとして議論されるようになった。

　では、クローン動物の作成技術とES細胞をヒトに応用するとしたらどのような問題が生起するであろうか。問題は多岐に渡り、複雑で多くの可能性が考えられる訳であるが、ここでは次のような項目に整理して考察したい。(a)ES細胞とヒトとの境界——ES細胞はヒトの胚盤胞から得られることになるが、胚盤胞はそのまま子宮で発生を続けると、ヒトとして生まれてくる能力を有している。このような生命体はヒトとして扱うべきなのか否か。また、このようなヒト胚盤胞を用いた実験には、どのような規制が必要とされるであろうか。これは(c)で述べるヒトの尊厳の問題とも関係する。(b)ES細胞の医学的応用の功罪——ES細胞を用いた疾患治療の可能性が開かれるのと同時に、この方法は従来の治療法の枠組みを超えた問題をも生ぜしめる。換言すれば、生と死の境界を不明瞭にしてしまう恐れがあるということである。ES細胞とクローン技術を組み合わせることにより、死に至る個体を生還させる可能性が開かれる。また、これはヒトの自然死という現象に改変を加え、ヒトの死に関する概念・思想を根本的に変える潜在性を有する。(c)ヒト固有の生命の尊厳性の問題——ヒトのもととなる細胞をヒト自身が操作し自由自在にヒトを生産することになるとしたら、生物学的価値とは別に、宗教的・倫理的に規定されてきたヒトの尊厳はどのように変化し、その結果はどうなるであろうか。

ヒトES細胞はヒトであるか

　先に述べたように、ES細胞は発生初期の胚盤胞と呼ばれる一種の胚から作られる。胚盤胞の時点では子宮壁への着床がまだ完了していない

ため、そのままの形でヒトに発生する事ができる訳ではないが、十分にそのポテンシャルを有したものであると言うことはできる。事実マウスでは、この胚盤胞に遺伝的操作を加えたES細胞を注入して、再びこれを子宮に戻し、特定遺伝子欠失マウスを作成することができる。従って、倫理的側面を別にすれば、理論的には同じ哺乳類であるヒトでも同様の操作が可能であることになる。すなわち、特定の遺伝子欠失ヒトを作成し、これを解析するという意味における人体実験を可能としている。このような展開が予測できかつ現在技術的に可能であることを考慮して、米国では胚盤胞を体外で操作したり破壊したりする研究に、公的資金を使用できないシステムを作り上げた[1]。この時点で、胚盤胞はヒトであると認識されている訳である。

また、本邦の科学技術庁生命倫理委員会の見解も、ヒト胚を生命の萌芽として尊重すべきであるという意見をまとめている。ではES細胞の場合はどうであろうか。この細胞自体は子宮に戻しても胚になることはできず、ヒトに発生するということもない。米国保健研究所(NIH)は従来からのこの研究結果をもとにES細胞に関しては胚ではない、すなわち、ヒトではないという立場をとってきた。そもそも、生命は細胞同士の複雑な相互関係の上に立脚しているものなので、いかに万能細胞といえども、そのままの形でヒトになることはできないのは当然で、これをヒトのカテゴリーに含めないのは合理的ではある。また、「ヒト」という生物種ではなく「人間」という文化的・精神的含蓄のある観点から見るならば、胚盤胞の扱いも少し変わってくるかも知れないし、各個人の生命観も多様であろうが、ここでは取り敢えず、胚盤胞はヒトとして扱っておくことにする。そのような条件で考えた場合、ヒトであるところの胚盤胞を解体して、ヒトではないES細胞を調整するという操作は、どのように取り扱われるべきであろうか。

この点に関して、本邦では基本的にヒトES細胞作成容認の方向で、ガイドラインが発表されている。このガイドラインでは、ヒトES細胞

作成に用いる胚盤胞を「不妊症治療のために作られた体外受精卵で、廃棄される余剰卵」に限定した。さらに、卵提供者の承諾を得ることは当然のこととした上で、個人情報の保護等の幾つかのハードルを設けている。この意見書は現時点では想像できない幾つかの欠点を十分に網羅していないかもしれないが、ヒトES細胞研究の可能性を欧米に先駆けて認めている姿勢は、ヒトゲノム・プロジェクトでの我国の取り組みの遅れを教訓としている点で、評価されるべきであろう。実際、2003年に京大のグループがヒトES細胞の樹立に成功している。

ただし、現在はこの胚が無償で提供されることになっている点で、不妊症治療に多額の治療費を払ってきた胚提供者の権利が十分に尊重されているとはいい難い。さらに、これらの細胞を用いて特許対象になるような研究が行われた場合、利益の還元が一部でも提供者になされる可能性も現在の時点では皆無である。実際、米国では患者から採取した細胞からの利益に関して裁判の実例があり今後このような事態が本邦でも起こり得ると考えられる。また、もし利益供与があったとしても、もともと自分の子供に成る筈だった組織からの利益には感情的に複雑なものがあろうし、「ヒトの生命を売買する」という現代の倫理的価値判断基準に反する問題をもはらんでいる。本邦の場合、現在のところヒトES細胞の医学的利用は基礎研究の段階に止まっているが、領域によっては直ちに臨床試験が可能な技術もあるので、早急に法案を作成し、事後的対応に終らないよう関係諸機関の取り組みが望まれる。

ES細胞の医学的応用の功罪

ES細胞は医学的には、様々な利用の可能性を提示している。この細胞はどのような種類の細胞にも分化する能力を有するので、適当な環境下で使いたい種類の細胞に分化させ、これを移植臓器として用いることができる。実際、いくつかの研究グループはES細胞を適当な条件下で神経細胞に分化培養させ、これを脊髄損傷のマウスに移植して症状を軽

減させることに成功している。この場合、使用した神経細胞は別の個体から得られたES細胞を用いて誘導したものなので、移植の際には免疫抑制剤を投与しながらの経過観察であった。そこでクローン技術を用いて自分の体細胞核を受精卵の核と置換し、これを胚盤胞に入れてここからES細胞を調整することになるとどうであろうか。この場合には、ES細胞の免疫学的性質は自分の体細胞と同一であるから、移植の際最も問題となる拒絶反応が全く起こらないことになる。すなわち、移植医療が確実な治療法として確立されることになるはずである。

　さらに進んで、この胚盤胞を生まれるまで子宮の中に放置すると、体細胞を提供した人間と遺伝学的には全く同一の個体が誕生する。これがいわゆるクローン人間と呼ばれるもので、これを各人が用意しておき、自らの臓器が疾病・事故などにより冒された際に臓器を採取するとすれば、純粋に医学的見地から見ると有効であろう。しかしながら、このクローン人間はあくまでもヒトの子宮内で育った人間である。その発生基盤になった遺伝情報が自分の細胞の遺伝子のみから構成され、かつその誕生には自分の意志のみが関わってるからといって、これを自分の意志の赴くままにに利用することは人間の尊厳という観点から問題があり、当然法的な規制が必要となると考えられる（傷害罪・殺人罪の適用も検討されるであろう）。また、遺伝的には自己と同一であっても、人間の人格形成には外因（環境要因）もかなり重要であることを考えあわせると、遺伝的に自己と同一であり、自らの臓器移植の目的に自分の細胞を用いてこれを生ぜしめたからといって、その生存権を冒すことはできないと考えるべきであろう。自己の自由意志の及ぶ時期は体細胞を提供するところまでで、その後は自分の子供をあらゆる意味で自分の好きなようにできないのと同様に、自律した別の人格として扱うべきである。すなわち、ヒトの場合にはクローン人間というものは、基本的に別の個体（人格）として捉えるのが自然である。遺伝子が提供個体と全く同じであっても、その個体と全く同じ環境因子を揃えることは殆ど不可能であるので、人

間に於ける人格という観点から見るならばコピーとはいえない訳である。

　さらに、そもそもこの技術はヒトの生命を無性生殖という極めて不自然なプロセスを経て作り出すものであるから、たとえ当面の倫理的課題が解決されたとしても、クローン個体の長期的予後は予測し難い。動物とは異なり、精神的発達の過程が複雑であるヒトの場合、出生したヒトクローンを一個人として育てるとしても、その出生に関わる生物学的特殊状況がその個体の精神的安寧を脅かす可能性が存る限り、ヒトクローンの作成は基本的には禁止すべきものであると考える。また、これは社会学的に見ても家族制度を初めとする近代社会システムに大きな影響を及ぼす技術であることから、急激な導入は混乱を招来せしめるに違いない。

　実際に、現在は世界各国でこのようなヒトクローンの作成が行われることを未然に防ぐ法的基盤の整備が進みつつあり、多細胞クローン人間作りに関してフランスでは20年以下、ドイツでは5年以下、の懲役・禁固を課するとしている。これとは対照的に、英国では法律に基づき限定的に容認している。WHOは「ヒトのクローン再生は認められない」という声明を出している。本邦でも2001年に「クローン技術規制法」が施行された。この法律は20条から成り、

　(1)　クローン胚のヒト及び動物の子宮への移植の禁止、
　(2)　ヒトと動物の細胞を混合する「ヒト性集合胚」並びにヒトの精子と動物の卵子の受精産物の子宮への移植の禁止、

などがが規定されている。これらの条項に違反した場合、10年以下の懲役もしくは1,000万円以下の罰金が刑事罰として設けられているが、抑止力として作用するには、この程度の刑事罰が適切か、処罰の対象の線引きをどこに置くか、に関して再検討の余地が残されている。さらに、(2)のうち、「ヒトの精子と動物の卵子の受精産物の子宮への移植の禁止」に関してであるが、このような胚は生物学的には正常な発生をしないこ

とが、すでに確かめられているので、わざわざ条文化して禁止する必要性があるのか否か疑問が残るところである。また、実験を行う科学者の側も単なる専門科学技術者(scientific intellectual)ではなく、幅広い教養に根差した生命倫理に対する深い理解・洞察を持つことが要求される。元来、科学とは個人の純粋な知的好奇心に由来する趣味的(amateurism)なものなのであるが、その一方で現代のように科学が社会と密接に関係し、その下部構造(infrastructure)を支えている世界では、個人の好奇心レヴェルの問題では済まされず、予想を遥かに越えた大きな影響がグローバルなレベルで表出することも予想される。このような影響を多角的に評価・予測することのできる包括的教養・知識が、これからの自然科学者には特に求められるのではないだろうか。

ヒトの尊厳

　ヒトには他の動物とは異なった尊厳があるとされている。そして、この「ヒトの尊厳」という言葉こそが生命倫理を語る際、とりわけ困難な問題に直面した際、必ず引用され最後の砦とされる概念である。近年、ドイツ連邦共和国では、動物の尊厳をヒトと同等に扱うべきであるとする法律が施行されているが、現実的なコンセンサスとして世界の大勢は、ヒトの尊厳をヒト固有のものとして捉えているといえる。では、ヒトの尊厳とは一体いかなるものであろうか。現代の一般的な人間観をまとめて大きく項目を立てると、次の三点に要約できると考えられる。すなわち、

(1)　唯一無二性──各個人の形質は各々に固有のものであり、同じ者は存在し得ない。1個の精子と卵子が受精という経過をたどる際に、偶然の働く余地が非常に大きい。形質が優れているか劣っているかは、この際問題とはならない。

(2)　再生産不可能性──遺伝的に同じ可能性を有したクローン人間

ができたとしても、人間(人格)を形成するに至る環境までも同一にすることはできず、かつ同じ刺激から必ずしも同じ結果(表現型としての形質)が生み出されるとは限らないので、同じ人格の再生産は不可能である。人間の精神形成には偶然の事象の介在も大きいので、それらの組み合わせ方は無限となり、到底再現不可能である。「唯一無二性」とは表裏一体を成す概念である。

(3) 相互関係性——人間の社会は構成員各員の相互作用と関係において成立している。従ってある人間の喪失は人間関係を通じて他者にも様々な影響を及ぼす。程度にはかなりのばらつきが見られるかも知れないが、「社会的損失」という言い換えもできよう。他者には厄介者として映る人間でも、その個人の置かれている環境下では、かけがえのない存在である場合がある。

基本的にこれらの3項目はいかなるヒト(生きているヒトであれば誰でも)からも抽出可能なヒトの尊厳の構成因子として捉えることができる。

少し哲学的観点から眺めた場合、「ヒトの尊厳」はどのように取り扱われて来ているであろう。考える葦(un roseau pensant)で有名なパスカル(Pascal, B, 1623〜1662)は、「我々の全ての尊厳は思考のなかに存立する」(著者訳)としている。すなわち、ヒトの尊厳の源を「思索する存在＝理性的存在」として捉えている。これをさらに厳密に定義したカント(Kant, I. 1797)は、理性的存在者としての人間にのみ尊厳があるという立場を表明した。この「尊厳」を有しているものは「あらゆる価格を超えているもの、すなわち、価格を付けることのできないもの、唯一無二なもの(等価物を有さないもの)」であるとしている。この条件には前述の(1)項の内容が該当するが、大前提としてカントは「理性的存在者」、換言するならば道徳法則をつくり、かつこれに自ら従う意志を有した存在が、人間としての尊厳を有すると規定している訳である。

そして、このような道徳的実践理性の主体として捉えられない場合は、

「自然の体系のうちで、人間はそれほど重要でない存在であって、大地の産物としてのほかの動物達とともに、共通の価値を持っている」としている。すなわち、「理性的存在者」以外の人間を動物と同等に扱っている訳である。これらの思想は人間を人格として理念的に扱う際には正鵠を得たものであるが、近代社会における人権意識の高揚はすべての人間の基本的人権の基盤として「ヒトの尊厳」を認めるようになった。カントの時代には無視されていた精神病者、精神薄弱者、犯罪者等の逸脱者達も、人間の生来冒すことのできない「尊厳」を有している点で、カント的理性的存在者と同様に扱わなくてはならないと解釈されるようになったのである。

従って、上述したクローン人間にもかかる原則は当然適用される訳で、精神的な発育を示さないように育て、あるいは洗脳して、臓器移植専用にこれを「飼う」ということは、現在の倫理的価値観からは許されない行為として非難されることになる。これはクローン人間が他者であるという大前提のもとで成立する思想であり、クローンを自己の身体の一部として認識するならば、別の見方も存在しえよう。しかしながら、(2)でも述べたように、クローン人間は他者であると考えるので、後者の見解に基づいた解釈はここでは扱わない。

3 生命倫理と医の倫理の間

前述したように、医の倫理は広く生命倫理に包含される概念であるが、医の倫理は基本的にヒト個人の健康増進・福祉を対象とした領域であるのに対して、生命倫理は生態系の均衡という観点から、グローバルかつ巨視的な視点が必要とされる領域であるといえよう。種々のゲノム操作を加えた動物・人間が生態系の中に放出されるなら、本来なら長い時間をかけて偶然と必然の加減により進化してきた生物界が、進化過程の速

度に較べると、ほとんど時間として測定できないくらい短期間でなされた変異を受け入れることになる。このような環境への揺さぶりは生態系の変化として徐々にかつ増幅されて現われてくるはずである。このような現象はヒトに対して遺伝子操作が行われた場合も当然起こりうる。生態系に与える影響は様々であると予想されるが、たとえばヒトの寿命を著しく延ばす技術が現実化する場合を考えて見ると分かりやすい。地球上は恐らく不老長寿でありたいと願うヒトで一杯となり、ヒトばかりではなく他の生物にとっても生存に適した環境は失われるであろう。あるいはそれを予想して、現在中国などで行われているよりも、遥かに生物学的強制力のある出産制限も行われ、人間の自然な生と死が失われことになるかも知れないのである。これは、ゲノムプロジェクトとの関連において起こりうる問題である。

　以上の観点から、実際に日常の医療に携わる医療関係者、あるいは医学の進歩の原動力となっている医科学研究者達は、生命倫理の問題をより身近な問題として捉えていく必要がある。すなわち、生命倫理の観点から医の倫理の原点が再考を促される時が来ている訳である。換言すれば、生命科学の進歩をすべて何らの留保なしに、最高の医療のために適用するという態度を検討すべき時が来ているといえよう。これを個々の症例に当てはめて考察していく場合、感情的・倫理的に困難を感じる場合も多くあるに違いない。しかしながら、人間各個人の存在は生と死により自己完結的に規定され、その種としての維持は世代交代という生物共通の仕組によるものである以上、これは避けて通れない問題であり、ここに生命倫理を単純に医の倫理へ応用することの難しさがあるといえる。人間の生命操作の技術は、20世紀の後半約20年の間に驚くべき進歩をとげた。もちろん死んだ個体を生き返らせるのは不可能である。

　しかしながら自然なプロセスをたどって死にいくはずのヒトの延命を図ったり、あるいは文学上で語られてきた「不老長寿」を、「ヒトの尊厳」の美名のもとに正当化し浸透させていくことが行なわれていないとは言

えないし、これからこれらがますます頻繁に行なわれる可能性もある訳である。科学技術の進歩は人類の生活可能圏を拡大し、現在の人間の生活には欠かせないものとなった。その一方で、様々な弊害をも生み出してきた。これは医の領域にも当てはまる事である。このような状況において「医の倫理」は「生命倫理」の包括的な思考体系をもとに自らを再構築すべき時に来ているのではないだろうか。技術的な革新(breakthrough)は必ず倫理的な変革をも要求する筈なのである。そして、このような倫理的価値判断の再考は、人間存在に関する様々な問題を提起することになるであろう。

4 結語

本章では、主にヒトゲノムプロジェクトとES細胞を用いたクローン技術の倫理的問題点を考察してきた。これらの技術がヒトの健康増進に役立つ日は、すぐそこまで来ているといえるが、同時にこれらの技術がもたらす影響を負の側面からも正確に捉えていく必要が生じてきている。現時点で負の影響ばかりを強調するのは、科学の発展という人類の知的遺産の形成を阻害することになるが、生命の誕生・死というヒトの最も厳粛な領域に科学が到達しようとしつつある現在、一歩後退して多角的観点からこれを文明批判のかたちで検討することが必要であると考えられる。

これまでにも、人類は大きな技術革新を経験してきたが、その度に大きな負の遺産も抱え込んできた。すべての存在は変転するものであり、現在の人間社会と価値観がそのままの型で存続していくとは考えられないし、人間の倫理的価値判断も時代とともに変遷していくことであろう。ただ再三述べているように、誕生と死を恣意的にコントロールするということは、人間そのものの在り方を問うことになる訳であるから、慎重な議論と正確な情報公開に基づいたコンセンサスの形成が必須である。

人間存在の在り方を問い直し、これに対する解答を探っていくことが、広い意味における「遺伝子技術のもらした課題」の一つであるということができよう。

注
1 ただし、公的資金を使わないベンチャービジネスなどではこれが可能であり、実際そのような実験が行われている。

2 幹細胞を用いた臨床研究の倫理的問題点とその公的規制論議への提言

旗手　俊彦

1　幹細胞研究の意義と現状

(1)　幹細胞の定義と幹細胞研究の意義

　幹細胞とは、特定の臓器・組織を形成する前段階の細胞のことであり、①多能性(あらゆる臓器・組織へと発展しうること)、②無限増殖性(株化することにより、限りなく無限に増殖を繰り返すこと)、③修復能(一旦失われた機能を回復せしめる能力が備わっていること)の三つの要素を備えていることがその大きな特徴とされている。この幹細胞は、大きく分けて、体性幹細胞と胚性幹細胞(ES細胞)とに分類される。体性幹細胞とは、生殖細胞以外の、身体を構成する組織・臓器の元となる、あるいはこれに含まれている幹細胞のことである。他方、胚性幹細胞とは、受精卵の一部を取り出すことによって樹立する細胞のことであり、あらゆる組織・臓器

に分化する可能性が指摘されている幹細胞のことである。ES細胞の樹立のためには、受精卵を損壊しなければならない[1]。

　幹細胞に関する研究が、今日大きな注目を集めている背景として、その研究が、再生医療を普及・定着させる上で極めて大きな有効性を発揮することが期待されていることを挙げることができよう。日本を始めとする先進諸国では、医療の発達や疾病構造の変化に伴い、再生医学・医療への期待が高まっている。例えば、日本では、身体障害者になる原因として、いわゆる内部障害の比率が顕著に増大している[2]。これは、いわば医療が発達し、急性期の救命率が向上した論理必然的な帰結といえよう。すなわち、重篤な事故や疾病であってもレベルの高い急性期の救命医療を受けることができるものの、事故や疾病の重篤性の故に後遺症が残ってしまうのである。このような救命医療を受けた者にとって、クオリティ・オヴ・ライフを向上させるためには、失われた機能の回復が必要であり、そのためには再生医療が最も有効なのである。

　また、先進諸国では、移植医療における提供臓器の不足が深刻な問題となっている。特に、医学的には臓器移植の適応と判断されながら、臓器提供がないために移植手術を受けることなく亡くなって行く患者・家族にとっては、その苦悩は甚大である[3]。さらに、先進諸国における臓器不足は、発展途上国での臓器売買を誘発しかねず、南北問題の解決という観点からも、先進諸国内部において有効策を講ずる必要性は極めて高い。その有効策として、ES細胞から移植用の臓器形成が期待されているのである。法律上は脳死からの臓器提供が認められながらも、実際の提供・移植例が極端に少ない日本においては、その要請は他諸国に比して一層切実であるといえよう。

　以上のように、難治性の疾患や障害を医学的に克服することは、患者のクオリティ・オヴ・ライフを向上させるばかりではなく、南北問題への発展阻止という倫理的意義をも担いうるのである。また、高度経済成長の期待が薄く、少子高齢化を迎えている先進諸国にとって、介護に要

する社会的・経済的コストの節減も無視できない要請となっている。再生医学の発展は、こうした社会的・経済的コストの軽減という意義も担いうることとなるであろう。

(2) 幹細胞研究の現状

表-1に、幹細胞研究の現状をまとめた。実際に臨床応用されている治療法や現在基礎研究にとどまっている幹細胞研究は、いずれも、患者のクオリティ・オヴ・ライフに大きく影響するものである。例えば、現在日本で実施されている骨髄細胞を用いた血管再生治療は、もしこれが実施されなければ、バージャー病や慢性閉塞性動脈疾患を抱えている患者は、激しい苦痛にみまわれるばかりではなく、やがては、足の切断も余

表-1 日本における主な幹細胞研究の現状

	体性幹細胞	胚性幹細胞(ES細胞)
臨床応用	・骨髄幹細胞を用いた心筋再生治療(福島県立医大) ・骨髄幹細胞を用いた血管再生治療(関西医大・自治医大・久留米医大) ・角膜上皮幹細胞移植による角膜上皮化(東京歯大) ・骨髄細胞を用いた人工関節上の人工骨の形成(TERC・奈良県立医大)	
基礎研究	・ヒト幹細胞を脊損の霊長類に移植、神経幹細胞を薬物を使用して神経へと成長、ラットを用いた神経幹細胞による脊髄再生(慶応大) ・ヒト新鮮遺体から摘出したヒト神経幹細胞をマウスに移植・増殖(札幌医大) ・骨髄細胞から培養骨作成(名大) ・神経幹細胞の内耳への移植による内耳感覚細胞の再生(京大) ・間葉系幹細胞からの心筋細胞の再生(慶応大) ・ラットを用いた記憶障害に対する神経幹細胞移植(日大医学部)	・心筋、肝臓細胞に成長させる研究(信州大) ・血管に成長させる研究(京大・田辺製薬共同) ・神経幹細胞をつくる研究(慶応大) ・造血幹細胞をつくる研究(東大医科研) ・ヒト受精卵からのヒトES細胞樹立(京大) ・サルのES細胞から末梢神経細胞分化(理研) ・サルES細胞を用いたパーキンソン病治療(横浜市立大・田辺製薬他共同) ・マウスES細胞中の万能遺伝子発見(奈良先端科学技術大学院大学)

儀なくされる。また、現在基礎研究段階にとどまっている神経幹細胞研究は、脊髄損傷やパーキンソン病などの治療を最終的な目標としている。脊髄損傷を煩った患者は、食事・排泄を始めとして生活全般について他者の介助を必要とするは周知のとおりであり、パーキンソン病についても、ADL(Ability of Daily Living 日常生活を営む能力)が衰えるばかりではなく意識障害も進行するため、患者・家族にとっての苦悩は筆舌に尽くしがたい。米国では、胎児の脳細胞をパーキンソン病の患者に移植する治療が試みられて例が存在するが、この方法では、1人の患者に移植するために少なくとも10体前後の胎児が必要とされるため、パーキンソン病に対する治療法として定着する見込みは全くないばかりではなく、倫理的にも大きな難点を孕んでいる[4]。この観点から、無限に近い増殖能力を有している神経幹細胞を用いた研究には、臨床上スタンダードな治療として普及・定着することが期待されているのである。

このように、幹細胞を用いた研究動向をみると、上記(1)で述べた幹細胞研究の意義を具体的に理解しうるといえよう。

2　幹細胞研究の倫理的・法的問題点

(1)　体性幹細胞

体性幹細胞のうち、造血幹細胞を用いた臨床応用として、骨髄移植はすでに定着した医療となっている。そこで、ここでは、神経幹細胞を用いた臨床研究の倫理的問題点を中心に検討を加えたい。

神経幹細胞を用いた研究において、最大の倫理的課題は、どのように神経幹細胞を取得するかに存する。現在日本では、取得に関して二つのアプローチが取られている。札幌医大のグループによる新鮮遺体や成体から所得するアプローチと、慶応大を中心とするグループによる死亡胎児から取得するアプローチである。

札幌医大のグループでは、篤志献体団体に対して、事前に新鮮遺体からの組織の摘出について説明し、生前にその摘出に同意した登録者が死亡した際に、さらに遺族の同意を得たうえで、脳から神経幹細胞を摘出している。このような摘出に関しては、次のような問題点が指摘されている。その第一は、法的問題点である。現在日本には、献体あるいは解剖に関して、二つの法律が規定している。そのうちの一つの死体解剖保存法では、第1条において死体解剖の目的を教育および研究としているのに対して、医学及び歯学の教育のための献体に関する法律では、第1条において献体の目的を医学及び歯学の教育に限定している。したがって、両法の内容は矛盾する形となっており、研究目的での解剖が合法的なのか否かが不明確なのである。もちろん、この問題は、研究者の責に帰すべき問題ではなく、立法・政策担当者が解決の責を負うべき問題である。なお、日本解剖学会では、2002年にこの問題を倫理委員会で討議し、生前の説明と同意を要件として容認する見解を表明した[5]。

　また、新鮮遺体からの神経幹細胞摘出については、倫理的問題も指摘されている。篤志献体団体は、医学関係者の解剖実習に資することを目的としており、ほとんどの登録者は、死後に自分の遺体は解剖実習に供せられるものと認識している。事前の十分な説明と生前の同意を得ることは、摘出の個別事例としては倫理的正当性が保証されるものの、篤志献体団体を提供先として位置づけることには、神経幹細胞摘出の意義を登録者に理解しづらくする問題点が存在するのである。したがって、新鮮遺体からの神経幹細胞の摘出は、死体解剖の手続き・法令の範疇で実施するのではなく、これとは全く別個独立に、臓器・組織提供の手続き・法令の範疇で実施することの方が、提供者において誤解が生ずる余地が全くなく、すっきりしているということができよう。すなわち、献体とは全く切り離して、臓器・組織提供の一環として神経幹細胞提供のシステムを新たに導入するという方法を選択した方が、倫理的正当性がよりよく保証されると考えられるのである。現在、組織バンク等各種バンク

が整備されつつあり、今後関係者の検討を待ちたい。

　これに対して、死亡胎児から神経幹細胞を摘出する方法には、より大きな倫理的問題が指摘されている。最も大きな問題は、人間の個体となる潜在性を持った胎児を、死亡しているとはいえ、研究目的の手段として扱ってよいのかという倫理的論点である。この点では、慶応大の岡野教授らのグループでは、人工妊娠中絶術を施した結果死亡した胎児から神経幹細胞を摘出している。胎児からの摘出であるが、死亡した後に摘出している点で、この倫理的論点を免れているとの評価も可能であろう。

　また、死亡胎児からの摘出の手続き・過程も倫理的観点から吟味される必要がある。日本産科婦人科学会の会告では、倫理委員会の承認を条件として限定的に中絶胎児の研究利用を認めているが、倫理委員会の承認さえあれば、倫理的正当性が保証されるというわけではない。問題は、胎児利用をめぐる倫理問題とは何かを明確にすることである。それが不明確なままでは、倫理委員会としてもいかなる基準や指針に基づいて審査すればよいのかが分からず、倫理委員会による承認は結局胎児利用研究の免罪符としての役割しか果たさない可能性も存する。

　倫理委員会による審査以外にも、死亡胎児利用の同意を誰からどのように取得するかという問題も、日本では十分に検討されているとは言い難い。中絶術を施される女性あるいはカップルの同意を得ることが、現在必要と考えられているが、もし、胎児が個性を持った道徳的存在だとした場合、女性あるいはカップルは、特に自らも中絶を希望していた場合、胎児とは利益が相互に相対立する関係に立つ。また、人工妊娠中絶術の誘因を排除するという視点に立った場合、妊婦の主治医である産婦人科医以外の者が胎児利用研究の説明をすることが望ましい。しかし、他方で、中絶術の施術というプライヴァシー上最も微妙な事項については、女性あるいはカップルとしては、通常主治医以外の者が関与することを望まないと考えられる。このように、一方では研究サイドの恣意を排除しつつ、他方では中絶を決断した女性・カップルのプライヴァシー

を保護する手続き・方法には、なお詳しい検討が加えられなければならない[6]。

　結局、これらの問題点が十分に検討されない背景として、胎児の道徳的・法的存在という最も根本的な論点について考察がなされていないことが挙げられる。米国では、中絶論争が医学界のみならず、政治的社会的にも極めて活発に行われた経緯がある。米国では、その議論は、今日ES細胞研究をめぐる倫理的論点へと受け継がれている。死亡中絶胎児を利用した研究の倫理的問題を考えるうえでも、ES細胞研究へと考察を進めていこう。

(2) 胚性幹細胞(ES細胞)

　胚性幹細胞とは、受精後5～7日程度経過したヒト胚の一部から取り出された細胞を、特殊な条件下で培養して得られる細胞のことである[7]。このES細胞は、人間のあらゆる組織・臓器へと分化することが期待されており、人間の組織・臓器へと分化・誘導する研究に成功するなら、再生医療の切り札となる。しかし、他方で、ES細胞は受精卵を損壊することにより樹立されるため、大きな倫理的問題を孕んでいるのである。受精卵は、個体への発展する潜在性を秘めているため、後述する日本のES細胞研究指針では、不妊治療としての体外受精により得られた受精卵のうち、胚移植に用いられずに廃棄される受精卵(いわゆる余剰胚)からの樹立のみを容認している。

　受精卵、胚、胎児という人間個体発生の一連のプロセスにおいて、それぞれの道徳的・法的地位をどのように位置づけるかの議論がなされなければ、ES細胞研究それ自体の倫理的妥当性、そして妥当とする手続きについての指針は得られないはずである。この論点に関しては、個体発生のレベルに応じて、段階的に道徳的地位が高くなると一般に理解されている。例えば、日本の現行法制においては、妊娠満22週未満の胎児に限り、母体保護上、人工妊娠中絶術が容認されているが、その根拠と

しては、23週以降では、今日の最先端の医療水準をもってすれば母体外において胎児が生存することが可能となったことが挙げられている[8]。

しかし他方、発育段階を問題とすることなく、人間の受精卵あるいは胚、胎児であることそれ自体に尊厳を認めるという道徳的判断に立って、現代世界のほとんどの社会は制度を構築している。例えば、いわゆる植物状態の意識障害患者であっても、人間としての尊厳は完全に認められている。一般化するなら、苦痛を感じ自己意識を有する動物よりも、それらを有しない人間の方が道徳的・法的に保護法益性が高いとの社会制度を現代世界のほとんどの社会は構築している。これは、我々は、人間の尊厳という意味内容において、個体の尊厳と種の尊厳という二つの判断様式を持ち合わせていることを意味しているといえよう。

したがって、ES細胞を用いた研究の倫理的規制について議論する上では、受精卵とES細胞それ自身の道徳的地位の議論を尽くす必要性は極めて高い。もっとも、この論点については、それぞれがよって立つ宗教観や価値観によって大きく見解が分かれ、早期に合意に到達しうる見込みは薄い。しかし、議論を尽くすことによって、倫理的規制には手続的な意味での道徳的根拠が与えられることになり、社会一般に対しても、何が問題であるのかにつき的確な問題提起がなされることになるであろう。

この論点に関しては、米国で活発な議論が展開されている。カトリック神学の立場に立つ生命倫理学者マコーミックは、受精の瞬間から人間の生命が始まるという従来のカトリック神学の見解は、体外受精という科学技術が発達する以前に作成されたものであるする。そして、体外受精しても着床させなければ一個体へと成長することは不可能であるため、子宮に移植する以前の受精卵を研究に用いることは倫理的に許容されると主張する[9]。また、これ以外にも、受精卵に道徳的地位を認めた場合に、例えば人工妊娠中絶術が一切容認されなくなるなど負担可能な社会的・倫理的コストとのかね合いの観点や、ES細胞研究による成果

の道徳性とのかね合いの観点から、ES細胞研究は倫理的に正当化されるとの主張がなされている[10]。米国のこのようなアカデミック界の論争においては、伝統的な倫理観や受精卵の道徳性そのものにまで踏み込んだ検討がなされているということができる[11]。ES細胞をめぐる米国の議論は、胎児利用研究についても、大きな参考となるであろう。胎児については、受精卵に比して道徳的要請ははるかに高い点を考慮した議論が必要とされる。このように道徳的に掘り下げた検討は、3-(2)で紹介するとおり政府部門においても本格的に加えられている。

　ES細胞を始めとする幹細胞を用いた臨床研究の倫理指針を作成するにあたっては、以上のような道徳的議論を経る必要がある。次に、項目を改めて、実際の倫理指針作成にあたって、このような道徳的議論がどの程度なされているのかという観点から検討を加えて行きたい。

3　幹細胞を用いた臨床研究に関する公的規制の動向

(1)　日本

　日本では、1999(平成11)年より、科学技術会議生命倫理委員会ヒト胚小委員会において、ES細胞研究に関する倫理問題への検討が始まり、内閣府総合科学技術会議生命倫理専門調査会での議論と意見公募を経た後、2001(平成13)年9月25日に、文部科学省から「ヒトES細胞の樹立及び使用に関する指針」(以下、ES細胞研究指針)が公布・施行された。また、2002(平成14)年1月より、厚生科学審議会科学技術部会ヒト幹細胞を用いた臨床研究の在り方に関する専門委員会において、ヒト幹細胞を用いた臨床研究の倫理指針の作成作業に取りかかっている。以下に、それぞれの指針について、個別的に検討を加えて行きたい。

ES細胞研究指針

同指針は、厳格な手続きの下にヒトES細胞の樹立・使用を容認する。その厳格な手続きの背景を形成しているものは、ヒトES細胞の持つ倫理性の保護である。同指針はヒト胚を、「ヒトの生命の萌芽としての意味を持ち、ヒトの他の細胞とは異なり、倫理的に尊重されるべきであり、慎重に取り扱わなければならない」としている。ここから、二つの重要な倫理規定が導入される。第一に、樹立に用いるヒト受精胚は、生殖補助医療の「余剰胚」に限定されることである。日本には、現在生殖補助医療について規定する法令は存在しないが、日本産科婦人科学会会告によれば、余剰胚については廃棄しなければならないこととされている。したがって、この規定には、ES細胞樹立目的での体外受精を禁ずる意味とともに、廃棄という倫理的には最も残酷な扱いを受ける運命にあるヒト胚に限って、ES細胞の樹立に用いることとしているのである(同指針第6条)。

また、同指針では、倫理委員会の審査にも厳しい規定を置いている。ヒトES細胞の樹立機関、提供医療機関、そして使用機関のいずれにも倫理委員会の設置と審査を義務づけるばかりではなく、その構成にも厳しい条件を付している(同指針第13条、第14条、第21条、第30条)。そして、ヒトES細胞を用いた研究については、研究機関と国との二重審査を経ることとしている(同指針第16条)。

この指針は、3年以内に見直すこととされている(同指針附則第2条)ので、2004(平成16)年以降に改訂されるものと見込まれる。

ヒト幹細胞を用いた臨床研究に関する倫理指針作成状況

前述のとおり、厚生労働省内に設置されている厚生科学審議会科学技術部会「ヒト幹細胞を用いた臨床研究の在り方に関する専門委員会」(以下、専門委員会)は、2002(平成14)年より倫理指針作成の作業を進め、早い段階での指針作成を目標としている。また、この作業は、ES細胞以外の幹細胞を用いた臨床研究の倫理指針作成を目標としており、同指針

の作成作業を終えた後に、ES細胞を用いた臨床研究に関する倫理指針作成の作業にとりかかるとされている。

　専門委員会での議論は、厚生労働省ホームページ上に掲載された議事録にて閲覧することができる。それによると、米国を中心として外国の規制状況について詳しくレビューし、また、日本における幹細胞研究の現状と展望についても直接研究者からのヒアリングも行うなど、活発な議論を行っている。委員間で見解が対立している論点もあり、そうした論点については、是非とも議論を深めて欲しい。他方、議事録を閲覧する限り、現在のところ、以下の問題点を指摘することができよう。

　第一の問題点は、幹細胞を用いた基礎および臨床の研究について、個別的に複数の法令や倫理指針が作成されることとなり、倫理的な規制体系が研究者はもとより、それ以上に国民にとって非常に複雑かつ難解になっていることである。例えば、ES細胞を使用した基礎研究については、上述のとおりすでに倫理指針作成され、ES細胞を使用した臨床研究については、改めて倫理指針が作成されることとされているが、基礎研究と臨床研究とは必ずしも厳格に区別できるわけではない。したがって、ES細胞を用いた研究について複数の倫理指針を遵守しなければならないことは、研究現場での手続きを非常に複雑・煩雑にさせる。また、体性幹細胞を用いた研究とES細胞を用いた研究とは、同一の臨床応用を目標としている点において重なり合っている部分が多く、同一の研究グループが両方の研究を手掛ける意義は大きい[12]。したがって、ドイツの幹細胞法のように、体性幹細胞とES細胞との両方を規制する統一的な倫理指針を作成する方が、研究現場にとっては遵守しやすく、かつ分かりやすいということができよう。また、幹細胞は患者や不妊治療を受けているカップルから採取されることとなるが、極度に難解な倫理規定体系は、提供者の理解も得にくく、一方では倫理指針の内容を理解できないままに提供する患者が出現しかねず、他方では難解なゆえに提供の意思が活かされなくなることも想定される。

第二の問題点は、道徳的議論が不十分なままに、やや性急に倫理指針を作成しようとしている点である。専門委員会は倫理指針案をまとめ、パブリックコメントを公募した後に、最終案を決定・公布する予定としている。外国での幹細胞研究の目覚ましい進展を見せる今日、日本でも社会に受け入れられる形で幹細胞の臨床研究を進める上で、倫理指針の策定を急がなければならない理由は十分理解しうる。しかし、議事録を読む限り、専門委員会内での委員同士の道徳的・倫理的議論は不十分と見受けられる。委員個人においては、本業の職務上の諸制約の中での専門委員会活動であることは十分理解しうるが、政府の他の審議会運営にみられるように一定期間の集中審議を行う方法を選択するなどして、道徳的・倫理的議論を深める必要性は高いといえよう。また、社会に受け入れられる倫理指針とするためには、厚生労働省のホームページ上でのパブリックコメントの募集に限らず、専門委員会自ら様々な学会・職能団体・市民団体・患者団体に意見照会することも必要といえよう。関係各団体にコミットを求めることは、その結果作成された倫理指針へのコンプライアンスを高めることにもつながるであろう。

(2) 米国

　米国では、NIHが作成したガイドラインとブッシュ大統領が発表したES細胞研究に関する声明とが有名であり、世界各国から参考とされている。以下にその内容を概観しよう。

　米国NIHでは、1999年にES細胞研究のガイドラインの草案を作成のうえ、一般からパブリックコメントを募集し、50,000件の意見が寄せられた。また、NIH内にワーキンググループを結成し、議会や様々な関係団体との間でデイスカッションを行った。NIHのこの作業と平行して、米国上下両院においても、研究者あるいは患者団体をパネルメンバーとして呼び公的規制について議論が行われたのである。

　その結果、2000年8月25日付けでガイドラインが発表された。それは、

一定の倫理基準を充たした、連邦予算を用いずに胚から分離する幹細胞ラインに対して、連邦予算を容認するという内容である。その一定の倫理基準とは、①IRB(Institutional Review Board：施設内倫理委員会)の承認を得るとともに、その議事録等必要書類をNIHに提出すること、②ES細胞は、不妊治療に際して生じた余剰胚のみから分離(樹立)すること、③ドナーおよびクリニックにはいかなる経済的動機も発生させないこと、④文書による完全なドナーからのインフォームド・コンセントが取得されること、である。また、同ガイドラインは、ほぼ同様の倫理基準により、ヒト胎児組織から分離(樹立)したES細胞に対しても、連邦予算の支出を容認する内容となっている[13]。

これに対して、2001年8月9日に発表されたブッシュ大統領の声明は、より制限的な内容となっている。それによると、すでに60を超えるES細胞ラインが確立しているとし、税金はこれ以上胚あるいは潜在的な生命の破壊に使用されるべきではないとして、すでに確立しているラインでのES細胞を用いた研究にのみ、連邦予算の使用を容認することとしているのである。また、同声明では、①ドナーからのインフォームド・コンセントを取得すること、②不妊治療に際して生じた余剰胚からの分離(樹立)であること、③ドナーに対してはいかなる経済的動機も働かないこと、が連邦予算容認の条件とされている[14]。

NIHのガイドラインとブッシュ大統領の声明とでは、連邦予算の使用を容認する時間的範囲が、2001年8月9日以前に樹立されたES細胞に限定するかしないかが、最も大きな違いとなっているが、関係者の間ではブッシュ大統領声明の規制が優先することと受け止められている。ただし、あくまで連邦予算の使用の容認の条件に関して策定されたものであり、民間にて調達した資金を用いたES細胞研究までもが禁止されるわけではまったくない。また、大統領生命倫理委員会(The President's Council on Bioethics)も、この論点について詳細な検討を加え、つい最近ボリュームのある報告書を出版した[15]。

(3) 欧州

　欧州各国中、幹細胞研究を最も積極的に容認しているのは、英国である。英国では、HFEA (Human Fertilization and Embryology Authority) への登録と許可により、研究のための胚の作成のみならず、クローン胚の作成も容認されている。

　英国よりも厳しい条件下ではあるが、幹細胞研究を容認しているのはドイツである。ドイツでは、「幹細胞法」が2002年7月1日より施行されている。その内容は、国内での幹細胞の樹立は認めずに、2002年1月1日以前に外国で樹立された幹細胞をドイツに輸入した研究のみを容認するものとなっている。また、政府に設置される中央倫理委員会の審査等公的規制の下に研究が容認されることとされており、違反者には、自由刑または罰金刑が課せられることとされている[16]。

　これ以外の国では、フランスは、現在検討中と伝えられている。アイルランド、オーストリア、ノルウェー、スイス、イタリア、ポーランドが、現在のところ、胚研究を禁止している[17]。

4　幹細胞を用いた臨床研究の公的規制の在り方

(1) 公的規制の意義

　幹細胞を用いた研究に関しては、ES細胞の樹立は受精卵を損壊しなければならず、また、体性幹細胞の使用においてもヒトから獲得しなければならない点に、最も大きな倫理的問題点を指摘することができる。さらに、幹細胞を使用した臨床研究においては、その実験的・先端的性格から、研究内容の有用性や倫理性、患者に対して臨床応用する場合には、患者の権利の保障という問題もクリアーしなければならない。しかし他方で、難治性の疾患を抱えている患者の中には、幹細胞を用いた治

療を切望している者も少なくない。したがって、幹細胞を用いた臨床研究における患者の権利の保障とは、単に研究者側を規制することによって達成されるのみではなく、患者の幹細胞治療へアクセスする権利の保障も含んでいると理解するべきである。一見矛盾する二つの要請を併せ持つところに、幹細胞研究の倫理規制の難しさが存在する。このため、倫理規制を策定するにあたっては、立場の異なる様々なグループの意見を反映させなければならない。したがって、特定の立場に立つ団体による規制の作成にはなじまず、中立的な第三者として厚生労働省がその任にあたることは、問題の性格上極めて適切といえよう。また、幹細胞を用いた研究は、一研究施設内で完結しない場合も多く、複数の研究機関や産業が関わり、そこに公私様々な資金が流入する。幹細胞研究のこうした社会的性格から、幹細胞研究をめぐる倫理規制は、やはり公的規制という形式をとることが望ましいのである。

　また、幹細胞研究は、これまでに制定された様々な倫理規制と関わりを持つ。ES細胞を用いた研究は、余剰胚の使用に際して日本産科婦人科学会の策定した「ヒト精子・卵子・受精卵を取り扱う研究に関する見解」(2001〈平成13〉年12月15日)、「『ヒト体外受精・胚移植の臨床応用の範囲』についての見解」(1998〈平成10〉年6月27日)と深い関連を有している。他方、体性幹細胞を使用した研究に関しても、同様の指摘をなしうる。死亡胎児からの神経幹細胞摘出は、日本産科婦人科学会が策定した「死亡した胎児・新生児の臓器等を研究に用いることの是非や許容範囲についての見解」(1987〈昭和62〉年策定、2001〈平成13〉年12月追加)と深く関連している。さらに死亡した成人からの幹細胞の摘出には、死体解剖保存法並びに医学及び歯学の教育のための献体に関する法律が深く関わっている。

　以上のように、幹細胞研究は、これまでに策定された多くの倫理指針や法律と関わりを持つ以上、それらとの整合性を確保する必要がある。こうした作業は、特定の学会や職能団体のみで担当するべき性格のもの

とはいえない。ここに、幹細胞研究については、公的に規制する必要が存在するのである[18]。

(2) 道徳的・倫理的議論の在り方

幹細胞をめぐる臨床研究は、上述のとおり、複雑な道徳的・倫理的問題点を持ち合わせている。その典型的な道徳的・倫理的議論形式は、胎児存在の道徳性や人体利用の危険性を根拠として研究の進展に制約を加えるという結論を導くものである。他方、その臨床応用の結果としての患者・障害者のクオリティ・オヴ・ライフの向上や厚生経済上の効果を根拠として、研究を推進するという結論を導く議論形式が存在する。このように、幹細胞の臨床研究の道徳性・倫理性といっても、相反する二面性を指摘しなければならない。したがって、幹細胞の臨床研究の倫理規制を議論する場合には、その両方の議論の一方にのみ偏らぬことのないように努める必要性が一層高い。ましてや、研究を進めるうえでの単なる手続論に終始することのないような議論が望まれる[19]。

もっとも、この分野の国際競争は激しく、倫理性を担保した研究を進めるためには、公的倫理規制の作成を急がなければならない状況にあることは事実である。したがって、策定される倫理指針が暫定的な性格のものであることを言明した上で、一旦策定した後においても、その後の状況に応じて適時改訂するだけの制度的な保障が講じられなければならない。この点では、先にみた米国大統領声明やドイツの幹細胞法は、使用できるES細胞の樹立期間に制限を加えている点で、上述の相反する二つの倫理的要請を折衷させる試みと理解できる。日本での公的倫理指針作成においても、その姿勢は十分に参考となるであろう。

これまでの考察の結論としていえることは、幹細胞の公的倫理指針策定にあたっては、道徳的・倫理的議論を深めるとともに、暫定的に結論を下すべき事項と今後継続的な議論が必要な事項とに分けたうえで、後者についてはその議論の制度的保障措置を講ずることである。また、策

定される倫理指針が関係者に納得のゆくものであることが、その遵守を保証することとなる。そのためには、前述のとおりヒアリング等の機会を設けて、可能な限り関係者がコミットする形で策定作業が進められることが望まれる。

(3) 日本の幹細胞臨床研究指針作成に関して

本章で既に述べたとおり、日本では、厚生労働省内に設置された専門委員会において、ヒト幹細胞を用いた臨床研究の指針の作成作業が進行しており、その議事の内容は、厚生労働省のホームページ上で公開されている。それによると、作成中の指針は、臨床研究の科学的安全性と倫理性の確保という二つの大きな目標に資するものとされている。上述のとおり、関連する様々な他の公的倫理指針・法令との整合性の確保に務めている点では、公的倫理指針の役割を果たしているといえよう。それをふまえた上で、以下の2点につき提言を試みたい。

まず第一点は、ヒアリングの対象が研究者に偏っていることである。専門委員会では、幹細胞研究に従事している研究者からはヒアリングの機会を設定しているが、例えば宗教団体のような幹細胞や胎児の道徳性を主張する側からのヒアリングは実施していない。

また、研究の臨床応用を待ち望んでいる患者グループからのヒアリングも重要である。臨床研究の発展を望んでいる点では研究者と同じ方向を向いてはいるが、研究者とは異なった倫理的要請を持っている可能性は十分に存在する。

そして第二点は、倫理指針の性格・射程距離が不明確なことである。前述のとおり、幹細胞に関しては、公的倫理規制を急がなければならない状況下にある一方で、短期間の議論では解決困難な道徳的・倫理的要請を指摘しなければならない。このため、今回作成の指針では、策定までに解決できなかった道徳的・倫理的要請を明らかにする必要が存する。それは同時に、今次倫理指針に射程距離を示すことにもなるであろ

う。例えば、死亡胎児から摘出した神経幹細胞研究については、すでに日本では実施はされているが、専門委員会内部での議論は紛糾している。したがって、死亡胎児の道徳性や研究あるいは治療目的の使用が今次倫理指針で容認されるとしても、それは神経幹細胞にのみ限定され、死亡胎児の利用一般にまで途を開くという意味までももたないことを明確にするという策定方法もあろう。また、そのような研究は、死亡胎児から摘出した幹細胞以外の幹細胞研究でも可能となれば、死亡胎児からの幹細胞摘出を禁止するという選択肢も将来は十分に想定される。このように、残された道徳的・倫理的課題を明確にすることは、今次倫理指針の射程距離をも明確にすることであり、研究現場には極めて重要なメッセージを伝えることになる。この点を明確にしなければ、今次倫理指針の目的が曖昧なままに終わってしまうであろう[20]。

(4) 幹細胞臨床研究と倫理、社会

　本章でこれまでみてきたように、幹細胞研究の臨床応用には、倫理的に議論を尽くすべき課題が多い。しかし、それを理由に、幹細胞研究の臨床応用を進めるべきではないとする主張は、問題告発型の運動論としてならともかく、少なくとも医療・医学・科学関係者としては無責任な言動というべきである。本章冒頭で論じたとおり、幹細胞研究およびその臨床応用には、積極的・肯定的な倫理的意義があり、それらは時代の要請といえる性格のものなのである。議論を尽くすべき倫理的諸課題に真摯かつ積極的に取り組みながら研究を前進させてゆくことが、医療・医学・科学関係者としての責務なのである。近年、医学・生命科学系の学会では、年次大会に際して市民公開講座を開催するところが増加してきたが、このような取り組みは、上述の観点から一層推奨される。

　幹細胞研究の臨床応用は、それが時代の要請であるだけに、報道においても強い関心を持って記事にされる場合が多い。しかし、時代の要請であるだけに、ややもすると過大な期待がもたれがちとなる。例えば、

本章冒頭でも述べたとおり、ES細胞はあらゆる組織・臓器に分化する可能性があるだけに、移植医療におけるドナー不足の決定的解決方法としての大きな期待が寄せられている。しかし、動物のES細胞を用いた研究では、腫瘍化する結果が複数報告されており、実際の臨床応用にはクリアーするべきハードルが高くそびえ立っているのである[21]。医学者・研究者は、このような現況を正確に社会や報道機関に対して説明することが求められる。

他方、奈良先端科学技術大学院大学の山中伸弥助教授を中心とする研究チームは、マウスのES細胞から万能性に関与する遺伝子を発見した。もし、この遺伝子が、人間のES細胞でも見つかり、それが体性幹細胞からも見つかれば、ES細胞を使用せずに、あらゆる組織・臓器へと分化・誘導する可能性が開けてくるのである。しかし、そのプロセスには、やはり人間のES細胞を用いた研究が必要不可欠なのである。このように、暫定的に人間のES細胞を用いた研究を認める結果、人間のES細胞を用いる必要がなくなるとの結論が得られるかもしれないのである。このような研究の現状からも、倫理的に問題があるからといって人間のES細胞を用いた研究を一切否定するスタンスは、少なくとも医学・科学関係者としてはとりえないであろう。やはり、このような可能性についても、医学・科学関係者は、わかりやすく社会・報道機関に説明することが求められるのである。

現在のところ、再生医療にとって、体性幹細胞とES細胞のいずれが、また、神経幹細胞についていえば、成体由来と死亡胎児由来のいずれが臨床応用に有用であるかの結論には至っていない。決め手を欠いているからこそ、あらゆる研究が相互に競うことにより、異なる立場-方法論の優劣関係が決せられる必要が存するのである。幹細胞を用いた臨床研究に関する公的な倫理規制は、その時々の研究の発展状況や社会状況に応じて弾力的に作成・改正されるべきである。研究の発展によっては、上述の例のように、今日倫理的問題が指摘されている研究自体が不必要

になるかもしれないのである。他方、死亡胎児由来の神経幹細胞研究のように、倫理的問題が指摘されていながらも、やはり最も有効な研究との結論に至る可能性ももちろん存在する。

社会が新しい科学技術を受け入れるには、時間を要する場合が少なくない。例えば、脳死体からの臓器移植については、日本独特の歴史的経緯も手伝って、根強い反対論・慎重論が展開された。しかし、今日、厳格な臓器移植法の下で少ないながらも脳死移植が行われており、それに対する目立った反対運動は展開されていない。これは、臓器移植法の制定という社会的な手続きを経たこととともに、移植関係者が、長い年月をかけて熱心に講演等を通して社会にその意義と必要性を訴えかけた努力によるところが大きい。幹細胞を用いた臨床応用についても、同様の展開をたどることが期待される。そのためには、現在厚生労働省にて作成が進んでいるヒト幹細胞等を用いる臨床研究指針の作成に倫理問題の対応を一任することなく、医学・医療関係者および研究者が独自に社会の理解を得る努力をすることが期待される。さらに、学会として独自に非倫理的研究をチェックする仕組みを整えることが是非とも求められているのである。

注

1 石川文彦他「再生医学、医療と細胞療法の最前線」『最新医学』(2003年3月増刊号)11(519)-18(526)、2003。

2 『国民衛生の動向』第49巻第9号(2002年)156頁表59「障害の種類別にみた身体障害者数の年次推移」によると、内部障害は1970年の66,000人から、2001年には1,749,000人へと増加している。また、同158頁表64「更正医療支払決定件数」をみると、2000年には、決定総数102,180件のうち、内部障害が91,506件、割合にして全体の約90％を占めている。なお、更正医療とは、身体障害者福祉法第19条を根拠として身体障害者の医療費を公費で負担する制度のことであ

る。また、日本の寝たきりの原因の第一位は、脳梗塞であり、寝たきりの原因の40％を占めている。他之岡他「胚性幹細胞の脳梗塞モデルへの移植」『脳の科学』(2003年増刊号) 162-164、2003

3 この点に関しては、UNOSのホームページを参照されたい。
URL:http://www.unos.org/

4 パーキンソン病に対するヒト胎児DA細胞の移植に関する研究を紹介するものとして、高橋淳「ヒト神経幹細胞の単離とその臨床応用の展望」『脳の科学』(2003年増刊号) 48-55、2003、大本尭史他「細胞移植によるパーキンソン病の治療」同143-147、2003、中尾直之他「神経移植と機能の回復」同148-154、2003

5 新鮮遺体からの神経幹細胞提供等いわゆる目的外研究の法的・倫理的問題点を論じたものとして、佐藤利夫、村上玄「札幌医科大学における『解剖学外研究』と生前の意思表示書」『解剖学雑誌』第78巻第1号、5、2003、また、献体からの神経幹細胞摘出に関する日本解剖学会倫理委員会の答申として、社団法人日本解剖学会2002年度総会/学術評議会当日配布資料。

6 岡野栄之「ES細胞と神経幹細胞を用いた中枢神経の再生医学」『メディカルエシックス』27(第27回医学系大学倫理委員会連絡会議録) 46-61、2002　中絶胎児から神経幹細胞を摘出することの倫理的問題点を指摘したものとして、栗原千恵子「幹細胞臨床研究の指針と『中絶胎児資源化』の是非」『ばんぶう』2003年1月号、62-65、玉井真理子「中絶胎児組織の研究利用——アメリカでのモラトリアム時代」『生命・環境・科学技術倫理研究Ⅷ』(千葉大学、2003年) 63-90頁

7 ESの性格や樹立のプロセスについては、関田陽子他「ES細胞」『現代科学増刊』41、8-15、2002

8 加藤宏一監修『産婦人科学』(へるす出版) 611-612、1999

9 John Robertson, Crossing the Ethical Chasm: Embryo Status and Moral Complicity, *American Journal of Bioethics*, 2(1), 33-34, 2002.

10 Ronald M. Green: Determining Moral Status, *American Journal of Bioethics*, 2(1), 20-30, 2002.

11 幹細胞研究に関する倫理的諸問題を扱った最近のジャーナルとして、上記の*American Journal of Bioethics*, 2(1), 2002の他、*Hastings Center Report* 31(1), 2001がある。

12 ES細胞と体性幹細胞とは現段階で優劣をつけがたいと指摘するものとして、仲野徹「胚性幹細胞と体性幹細胞」『最新医学』(2003年3月増刊号) 48(556)-56(564)、また、最近、組織幹細胞の分化能が従来考えられていたよりも広く、胚葉を越えた細胞分化を起こしうることが示され、ES細胞と体性幹細胞との区別が不明確になってきているとの指摘がなされている。末盛博文「ES細胞と再生医療」『週間医学のあゆみ』204(13)933-937、2003

13 National Institute of Health Guideline for Research Using Human Pluripotent Stem Cell, URL: http://www.nih.gov/news/stemcell/stemcellguidelines.htm

14 Fact Sheet Embryo Stem Cell Research August 9, 2001, URL: http://www.whitehouse.gov/news/releases/2001/08/print/20010809-1.html

15 *Morning Stem Cell Research,* The President's Council on Bioethics, Washington, D. C., January 2004, Pre-Publication Version: http://www.bioethics.gov/reports/stemcell/

16 ドイツの幹細胞法に関しては、早稲田大学法学部岩志和一郎教授による邦訳を参考にした。『国際BIOETHICS NETWORK』35、2-5、2002

17 その他ヨーロッパ諸国の情報としては、位田隆一「ヒトES細胞研究と生命倫理」『メデイカルエシックス』27、7-30、2002

18 幹細胞臨床研究を中心として、再生医療・再生医学に関する公的規制の全体像を述べたものとして、日下英司「再生医療研究の指針」『現代化学』増刊、41「再生医学・再生医療」240-248、2002

19 米国では、前注*15*に代表されるように、この論点に関して、政府部門においてアカデミズム部門を凌ぐほどの研究成果をまとめている。また、幹細胞研究における世界的センターをめざしているシンガポールは、政府主導の下に生命倫理諮問委員会(Bioethics Advisory Committee)が2001年12月に活動を開始し、幹細胞研究をはじめとする生命倫理問題につき活発な調査・研究・普及活動を行っている(同委員会の活動全般については、URL://bioethics-singapore.orgを、また、幹細胞研究に関する調査報告については、同ホームページから、Resources>Reportsをクリックすることにより、2002年6月の報告書を閲覧することができる)。このような政府部門の取り組みは、日本においても大いに参考とされるべきである。

20 ES細胞研究に関する日本の倫理規制の問題点を指摘するものとして、米本昌平「ES細胞研究の倫理問題と法整備」同上249-251、2002、この批判は、体性幹細胞研究の倫理指針作成議論にもそのままあてはまる。

21 ES細胞の腫瘍化を指摘する論文として、佐々木祐典他「中枢性脱髄疾患に対する骨髄細胞・胚性幹細胞の移植」『脳の科学』(2003年増刊号)155-161、2003。

謝 辞

　本稿は、「人体利用等にかんする生命倫理基本法」研究プロジェクト(文部科学省・科学研究費補助金、基盤A2、課題番号：14202005、研究代表者：東海林邦彦北海道大学大学院法学研究科教授)の定期刊行誌『人倫研プロジェクトNews Letter No.2』(2003年5月15日発行)に掲載した論文を、研究代表者である東海林邦彦先生の許可を得た上で、加筆修正を加え、寄稿したものである。東海林邦彦先生のご高配には、この場を借りて深謝の意を表したい。

3 ヒト胚研究の倫理的妥当性をめぐる哲学的一考察

中澤　務

1　ヒト胚研究をめぐる現状

　ES細胞研究の本格的な始動を前にして、ヒト胚の取り扱いが倫理的問題となっている。この問題は人工妊娠中絶や、不妊治療の基礎研究を巡って以前から議論されてきたものであり、目新しいものではない。しかし、ES細胞研究やクローン研究に代表される一連の新しい研究の登場に伴い、新たな倫理的枠組の必要性が叫ばれている。そして、こうした要求に答えるために、新たな枠組作りが各国で盛んに行われているのである。現在のところは、ヒト胚研究そのものを非倫理的なものと見なし全面的禁止を主張する立場(ドイツなど)と、ヒト胚研究がもたらす多大な利益を考慮に入れて、一定の制約を設けつつ研究を認めようとする立場(イギリスなど)が拮抗しているように思われる[1]。だが、この研究分

野の持つ大きな可能性が明らかになるに従い、後者の立場が優位を占めるようになっている[2]。この傾向は今後も変わらないであろう。

では、制約を設けて研究を容認するとしたら、どのような制約を課すべきであろうか。現在のところ、各国に共通する最も重要な制約は、研究の対象となる胚を「不妊治療において不要となり廃棄が決定された胚」（以下「余剰胚」とする）に限り、「最初から研究利用するための胚」（以下「研究胚」とする）を作製しないというものであろう。だが、この制約はどこまで有効なものであろうか。実際、再生医療を巡る最近の状況はこの制約を早くも崩壊させつつある。もしこの制約が強い倫理的根拠を持つものではないとするならば、この方針に固執することは、かえって倫理的混迷を深めることにもなりかねない。

そこで、本章では、この点をめぐる基本的な検討を行ないたい。この制約は、(1)研究胚の作製と余剰胚の研究利用とが、倫理的にみて、程度においてではなく、本質的に区別されるものであることを前提し、しかも、(2)余剰胚の研究利用に限って倫理的に正当化しうると考えている。以下の議論において、私は、(i)二つのケースに違いがあるとする論拠の多くは、実際には違いをもたらさないか、もたらすとしても程度の差しかないということ、(ii)したがって、余剰胚の研究利用も、従来説明されていたような仕方では正当化不可能であり、我々が二つのケースを区別したくなる理由は、心理的なものにすぎないということを明らかにしたい。

2 胚の「道徳的地位」を根拠にした反対論

まず最初に、胚の道徳的地位をめぐる問題にふれておきたい。これは、従来の論争における中心的争点であり、胚は人格であるといえるのか否かをめぐって論争が展開されてきた[3]。だが、余剰胚の研究利用の正当

化という我々の問題にとっては、この論争は無意味である。余剰胚と研究胚は、その出自がいかに異なるとしても、その道徳的身分においては全く同等である。したがって、二つの胚の間に道徳的な取り扱いの差が生じることはなく、それゆえ、仮に胚の道徳的地位が研究利用を許容するようなものであったとしても、それは胚一般の研究利用を正当化するのであって、余剰胚の研究利用のみを正当化するものにはならないのである[4]。

したがって、二つのケースを差別化するためには、胚の道徳的地位とは別に、二つのケースの間の何らかの決定的な倫理的差異を見い出さねばならない。では、いかなる倫理的差異があるのだろうか。以下、これまで提示されてきた主要な議論を順次取り上げ、検討していくことにしたい。

3 結果の相違を根拠にした反対論

(1) 女性への圧迫

この議論の論点は、研究利用を目的とした胚の作製が自由になれば、卵子の「需要」が増大し、結果として卵子提供者である女性に大きな圧迫がかかることになる、というところにある。この議論の有効性を認める論者は多い[5]。しかし、私はこの議論は論拠として不十分であると考える。

まず、こうした卵子の需要の増大は、不妊治療をめぐる文脈ですでに生じている問題である。だが、それにもかかわらず、アメリカを中心として、こうした卵子提供は、ドナーの自由意志に基づくものである限り認められる傾向にある。これと同様のことを、胚研究の場合に限り、女性の負担を根拠にして禁じることは不可能であろう。もし禁止するのであれば、胚研究の場合には女性に対する圧迫が圧倒的に大きくなるとい

うことを示さなければならない。しかし、この点に関して説得的な論拠が提示されているとは言いがたいように思われる。

また、この議論は、卵子の採取を巡る現在の状況に依存した付帯的な議論にすぎず、状況が変化した場合には、もはや有効ではなくなってしまう。卵子の採取は、現在は女性にとって極めて負担の大きい作業である。しかし、将来にはこの負担が軽減されるかもしれない。そのときには、この論点は有効なものではなくなってしまうであろう。

(2) 滑りやすい坂

次に、もう一つの一般的な論点を検討しておこう。すなわち、生命倫理の議論においてよく知られている、いわゆる「滑りやすい坂」論法である。この問題の場合、研究を目的として胚を作製することが認められると、何らかの意味で社会を道徳的に堕落させる結果につながるとされる。たとえば、人間の生命を軽視する社会が到来するとか、優生学的傾向が強まるなどである。

しかしながら、同様の危険性は、不妊治療一般においても指摘しうる。そして、余剰胚が大量に発生して処分されるような状況は、まさにそうした危険を助長し、社会を堕落させる原因として批判されて来たのである。つまり、余剰胚の研究利用もまた、社会を危険にさらしうる可能性を持つ点で、同様であるといえる。すると、我々はなぜ余剰胚の研究利用よりも、研究利用を目的とした胚作製の方が、社会を危険にさらす可能性がはるかに高いのかという理由を示す必要に迫られる。結局、そのためには、単なる結果の善悪を考えるだけでは不十分であろう。我々は、二つのケース自体の倫理的特質を明確にし、いかなる根拠で研究胚作製の方が遥かに非倫理的であるのか、を提示しなくてはならない。

4 目的の相違を根拠にした反対論

(1) 「商品化」と「道具化」

では、研究目的での胚作製そのものの非倫理性を問題にするような、より本質的な論点はないであろうか。最も有力な方法は、目的と手段をめぐるカント的区別に訴えることであると思われる。すなわち、二つのケースでは、胚を作製する「意図」が決定的に異なっており、これが重要な倫理的相違をもたらすと考えるのである。胚を作製する目的は、余剰胚のケースでは子供を作ること、すなわち生殖であり、研究胚のケースでは研究利用することである。この「生殖」と「研究利用」という意図の相違は、重大な倫理的相違をもたらす。すなわち前者の場合、胚は「目的自体」として取り扱われており、それゆえ、それを作製することも、またそれが余剰胚になったときには研究利用することも許容しうる。しかし、これに対して後者の場合、胚は「単なる手段」として取り扱われており、それゆえ、後者の場合には人間の生命の「商品化(commodification)」[6]ないしは「道具化(instrumentalization)」[7]をもたらしてしまう。したがって、研究胚の作製は許容することはできない。

だが、胚が手段化されているか否かという問題は、何よりも胚が実際に何をなされるかに関わる問題であるように思われる。そして、胚の作製段階で両者の道徳的区別をすることが可能だとしても、実際に作製された胚に対する対処において両者を区別することは極めて難しいのである。

まず、「商品化」についていえば、作製された胚は、作製の意図に関わらず同様に「商品化」の危険をはらんでおり、どちらの方がより危険性が高いともいえないように思われる。たとえば、凍結された胚ではなく、凍結された卵子を無償で提供してもらい、無償で提供された精子と受精させて、受精に関する研究を行なうような場合、胚は生殖以外の目的で作製されることになるが、これによって胚が商品となったわけではない。

逆に、余剰胚であっても金銭によって取り引きされる可能性はあり、その危険性が強く危惧されているからこそ、余剰胚の無償提供が強く求められるわけである。

では、「道具化」についてはどうだろうか。この場合も同様に、研究利用という行為において道具化が生じているか、という点を問題にしなければならない。この点からみると、研究者は胚に一定の操作を与え観察し、最終的にはそれを成長させないままに破壊したり、死ぬに任せたりする。これは、余剰胚であろうが研究胚であろうが、同様に胚を「道具化」する行為であるように思われる。

(2) 生殖をめぐる社会的価値

もう一つの有力な論点は、研究目的で胚を作製することは、「生殖をめぐる社会的価値」に反することになるので、認められないとするものである。この考え方によれば、多くの人々は胚の研究に対して強い道徳的関心を有しているが、その根底には生殖に対する人々の関心がある。すなわち、人々が自分達の配偶子から形成されるあらゆる胚の地位と運命に対して直接的な関心を持つのは、それが自分達の遺伝子を継ぎ、可能的に彼らの子供になりうるからである。社会もまた同様の関心を持つ。なぜなら、社会はその成員がいかに子供を作り、家族を形成するかに関心を持つからである。研究胚の作製を認めることは、この生殖をめぐる社会的価値を深く傷つけてしまう。だが、これに対して、余剰胚の場合は、そもそも生殖を目的として作製されたものであるがゆえに、この社会的価値を傷つけることはない。かくして、人は体外受精によって作製された余剰胚を使った研究を容認しつつ、特別な目的のために胚を作製することは容認しないことができる[8]。

だが、この立場は、「生殖をめぐる社会的価値」の曖昧さゆえに、十分なものとはいえない。生殖の価値が傷つけられるという事態は、生殖という目的そのものが曲げられて、貫徹されないことによって生じる。だ

が、余剰胚が生じるということや、それを研究利用するということもまた、生殖が本来の目的に向かって貫徹しないという点で、同様の事態であると考えられる。また、発想を逆転させて、研究利用する場合には、胚作製を生殖から徹底的に切り離してしまった方が、社会的価値を傷つけないと考えることもできる。この場合、最初から個体に成長させないと決めて胚を作製した方が、社会的価値を傷つけないということになるであろう。したがって、この観点から見ても、二つのケースに明確な区別をすることは難しいと思われる。

5 余剰胚利用の論理と倫理

以上のように、二つのケースは一般に考えられているほど明瞭に区別することはできず、両者の倫理的差異はせいぜい程度問題にすぎないと思われる。研究胚の作製が倫理的に許されないのであれば、余剰胚の利用も同様なのである。そして、それゆえに、余剰胚の利用を正当化すると思われていた議論も、実際には根拠がないのである。ここでは、まずこの議論を取り上げて批判した後、実際に働いていると思われる心理的な理由を指摘したい。

(1) 二重結果の原則

さて、問題の議論は、上述の「生殖をめぐる社会的価値」に関する議論に見られるように、余剰胚のケースにおいて働いている「善い目的」を根拠にする。すなわち、余剰胚はそもそも生殖のために「目的自体」として作製されたものであるから、研究利用は許されるとされる。しかし、目的が善いものであることを認めたとしても、その目的を打ち消した後でなされる研究利用までもが善いものだと、なぜいえるのであろうか？こうした考え方は、いわゆる「二重結果(Double Effect)の原則」に依存し

ていると言われてきた[9]。それによれば、余剰胚の研究利用が倫理的に許容されるのは、余剰胚の研究利用がよい意図に基づく行為（＝不妊治療）の副次的産物に過ぎないからであり、直接的に意図されたものではないからだということになる。しかし、この戦略は成功しない。二重結果の原則が適用可能であるためには、悪い副次的結果が、(1)意図された行為の副次的産物として、(2)予見されていなければならない。しかるに、この場合には、これらの条件が満たされないのである。

まず、(1)についていえば、胚研究が不妊治療の副次的結果であるためには、それが不可避に生じる必要がある。しかし、余剰胚を研究利用することは、余剰胚に対する他の多くの対処（保存しつづける、他の不妊カップルのために使う、廃棄するなど）の中の一つでしかない。不妊治療の副次的結果として認めうるのは、端的な「余剰胚の発生」であり、その余剰胚の利用方法の決定に関しては、不妊治療とは全く別の何らかの意図が介入する必要がある。研究利用はこの意図の直接的結果であり、不妊治療の副次的結果ではない[10]。

また、もし(2)の条件が満たされねばならないとしたら、不妊治療で胚を作製するとき、それが不必要になったときには研究利用されるということが、すでに予見されていなければならない。しかし、この立場では、このことを否定している。なぜなら、この立場では、研究利用の決断は、余剰胚の破棄の決定後はじめて問題にされなければならない事柄だからである。

以上のように、二重結果の原則をこの問題に適用することはできない。したがって、この戦略によって余剰胚の研究利用を正当化することはできない。

(2) 「無駄の論理」

不妊治療という「善い目的」によって、余剰胚の研究利用を倫理的に正当化することができないのだとしたら、多くの人々が二つのケースを

倫理的に区別したくなることには何の根拠もないのであろうか。私はそうではなく、区別したくなる別の「心理的」理由が存在するのだと考える。私はそれを「無駄の論理」と呼ぶことにしたい。この論理は無自覚的に受け入れられており、余剰胚を研究利用することに対する心理的抵抗感を緩和する働きをしている。だが、この論理は実際には余剰胚の研究利用を倫理的に十分に正当化してはいないのである。以下、この点を詳しく説明していきたい。

「無駄の論理」とは、人体組織を利用しようとする際にしばしば働いている、「人間の身体組織が廃棄されようとしているときには、捨てられる運命にあるのであるから、無駄にならないように他の目的のために利用してもよい」という考え方である[11]。余剰胚のケースはこれがうまく機能するケースであり、研究胚のケースはうまく機能しないケースである。この違いにより、心理的抵抗感の差異が生じる。

具体的に説明しよう。研究胚のケースでは、胚を作製しようとする段階において、「無駄の論理」が働かない。それゆえ、この場合には、胚作製の意図が研究利用という目的と直接的に結び付いてしまう。このとき、胚を作製することは、生命の手段的な利用と明確に結び付く。我々は自分達が生命を手段として利用しようとしている、ということを直視しなければならない。

これに対して、余剰胚の場合、胚作製の段階では、その目的は研究利用という目的とは無関係である。したがって、我々は、胚を世界にもたらすことに何ら躊躇しない。だが、それが余って無用となるとき、「無駄の論理」が機能し始めるのである。この場合、研究胚を意図的に作製する場合とは異なり問題は、「すでに手元にある行き場のない胚をどのように処理するか」という問題に変化している。そして、このとき初めて、功利的理由が胚の倫理的価値を陵駕してしまうのである。それは、問題の胚が「死滅必然」[12]であり、「利用しなくてもいずれ廃棄される」という状況が期せずして与えられるからである。このように、余剰胚を巡

る状況は、「無駄の論理」を効率的に機能させるために役立っている。というのも、それが「余剰胚」でかつ「廃棄予定」であるという事実は、それが、(1)研究者が意図しない偶然の所産として、たまたま提供されるということ、(2)利用されなければ無駄になってしまうということを保証するものだからである[13]。

　しかしながら、「無駄の論理」は、倫理的根拠として不十分なものであるといわざるをえない。というのも、廃棄することが予定されているからといって、生命を無条件に利用してよいわけではないからである。廃棄されるという条件は、利用を正当化する条件の一つに過ぎず、他の様々な条件が存在する。たとえば、その組織の持つ倫理的重要性によって、この論理の効力は変化する。頭髪を利用することに抵抗感を抱く者は少ないだろうが、脳などの組織であれば抵抗感は強まるだろう。そして、受精卵や胎児などの組織はその度合が最も強いものであろう。とりわけ、それらは身体の単なる部分ではなく、別の人格に成長しうる組織であるがゆえに、別格の取り扱いが必要とされる。

　このように、「無駄の論理」は、対象となる組織の道徳的地位によってその効力を変えるわけであり、それが利用されても倫理的に問題がないときに限り、正当に働きうるものだといえる。したがって、問題の場面でこの論理を正当なものとするためには、我々は胚の道徳的地位の問題を避けて通るわけにはいかないことになる。いかなる道徳的地位を持つかによって、無駄の論理そのものを適用してよいのか否かが決定されるからである。しかし、問題の場面において、このことは全く問われないまま、曖昧にされているのである。

　このような事態を成立させているのは、おそらく、胚の道徳的地位の決定的な曖昧さと不安定さである。この点については、これまでも多くの論者たちによって指摘されてきた。たとえば、ロバートソンは胚の取り扱いを巡るわれわれの倫理は「象徴的な(symbolic)」ものにすぎないと主張する[14]。すなわち、胚の道徳的地位は、胚の道徳的身分の弱さゆえ

に、人格が持ちうるような絶対的な権利は持ち得ず、単に人間の生命の萌芽としての相対的な尊重しか持たない。そして、そうした存在に対する道徳的配慮は確定的な内実を持つことはできず、それを取り巻く様々な要因によって変化せざるをえないのである。問題の場面で「無駄の論理」が機能してしまうのは、実は、胚の道徳的地位が、その利用価値の圧倒的な大きさゆえに、無意識的に低められているからなのだと考えられる。

6　結論

　最初に指摘したように、現在、研究胚の作製に対する要求が強まっている。すなわち、ES細胞の供給不足、意図的な研究胚作製を伴わざるをえない新たな研究(たとえばクローン技術を使った再生医療研究)の開始などの、様々な状況変化が起きている。また、こうした動きに加え、余剰胚の供給不足も懸念される。現在のところ、文書同意を得ないで余剰胚を処分したり、研究利用するケースがかなりの数にのぼっている[15]。しかし、もしインフォームド・コンセントが厳密に実施され、自分たちの受精卵がどのような運命をたどるのか、そして、自分たちの遺伝情報がどのように利用されていくことになるのか、について正確な情報を与えられるならば、提供を拒否するカップルが増加するのではないだろうか。また、これに加えて、胚盤胞移植等の新しい不妊治療技術が発達すれば、余剰胚の数的減少は必至と考えられる。こうした状況を放置すれば、結局、この方針は有名無実なものになっていくだろう。特に懸念されるのは、不妊治療が研究胚の供給のための隠れ蓑にされる危険性である。余剰胚の作製やその廃棄の決定と研究利用とを、意図の上で完全に切り離すことは不可能に近い。それゆえ、そこに作為が入り込んでも、それを見分けて阻止する手だてはないであろう。このことは、形式的に余剰胚

の条件を満たした実質的な研究胚の登場を促すように思われる。

　このような状況のもとで、現在の方針がどれほど有効なものか、疑問とせざるをえない。私の議論が正しいとしたら、本当に必要なのは、初期胚の道徳的地位に対する明確なコンセンサスを確立することである。このコンセンサスを確立した上で、人間の生命の利用をどこまで認めるのかを自覚的に問うことなしには、再生医学に対する有効な規制は不可能なのではないかと思われる。

あとがき

　本稿は、第13回日本生命倫理学会(2001年、同朋大学)における研究発表「ヒト胚研究の倫理性──余剰胚と研究胚の区別を中心に──」に加筆・訂正を加えたものである。論文完成後、出版まで間があったため、本稿では最近の状況が取り上げられていない。そこで最後に、最近の状況について簡単にふれ、本稿で論じた倫理問題がますます深刻さを増していることを指摘したい。

　まず、国内の状況であるが、2003年11月、京都大学再生医科学研究所が、国内で初めて余剰胚からヒトES細胞作成に成功し、翌2004年2月には、その細胞株を使った研究が承認された。また、2003年12月、総合科学技術会議生命倫理専門調査会は、「ヒト胚の取扱いに関する基本的考え方」という中間報告書を発表し、多数派の見解として研究胚の作成を容認する姿勢を打ち出した。しかし、この報告書は、この方針に強く反対する少数派の意見も併記するというかたちを取らざるをえなかった。研究胚作成の要求と、それに対する倫理的抵抗とがますます増大し、対立が深刻化しているようにみえる。

　他方、海外に目を転じれば、2004年2月に、韓国と米国の研究グループがヒトクローン胚からのES細胞作成に成功したと発表し、物議をか

もした。このグループはその後、倫理的問題を配慮して実験を中断すると発表したようだが、我々は今後の成り行きを慎重に見守る必要があるだろう。

　胚の道徳的地位の曖昧さゆえに、日本を始めとして世界の国々が研究胚の作成に向かいつつある。本稿の最後で強調したように、ヒト胚の道徳的地位に関する明確なコンセンサスを打ち立てない限り、この流れは止まらないように思われる。

注

1 各国の対応については、位田隆一「ヒトES細胞研究と生命倫理」『実験医学』vol. 19, no. 15, p. 2132を参照。日本は後者の立場に属するが、生命倫理に対する原理的な議論を欠き、不妊治療を始めとする関連諸分野を視野に入れた全体的な枠組を目指していない点で、わが国の動きは他国と比較すると異質であるように思われる。橳島次郎「再生医学の倫理的・法的・社会的課題」、『実験医学』vol. 19, no. 15, pp. 2137-2141を参照。
　　　なお、日本における先端医療の総合的な倫理的枠組を論じた著作として、橳島次郎『先端医療のルール』、講談社現代新書、2001年が注目される。
2 たとえば、これまで胚保護法のもとで厳しい規制が敷かれていたドイツでも、ES細胞研究に対する要求は強く、2002年1月には、ES細胞の輸入を条件付で認める決議案がドイツ連邦議会で可決された。
3 E.g., Singer, P. et al. (eds.), *Embryo Experimentation*, 1990, esp. part 2.
4 それゆえ、アメリカを中心として、両胚の倫理的区別は困難であり、それゆえ研究胚の作成も倫理的に許容されうると考える研究者は多い。E.g. D. Davis, 'Embryos Created for Research Purposes', *Kennedy Institute of Ethics Journal* 5 (1995), p.343-354, Tauer, Carol A., 'Bringing Embryos into Existence for Research Purposes', Nick Fotion and Jan C. Heller (eds.), *Contingent Future Persons*, 1997, pp. 171-189, Steinbock, Bonnie., 'What Does "Respect for Embryos" Mean in the Context of Stem Cell Research?', *Women's Health Issues* 10 (2000), pp.127-30.
5 E.g., Parens, Erik, 'What Has the President Asked of NBAC? - On the Ethics and Politics of Embryonic Stem Cell Research', *Ethical Issues in Human Stem Cell Research vol.2, Commissioned Papers*, NBAC, 2000, I 1-12.
6 この「商品化」という視点は、Annas, Kaplan, Eliasの共同執筆論文 (Annas, G. J.,

Caplan, A., and Elias, S., 'The Politics of Human-Embryo Research - Avoiding Ethical Gridlock', *New England Journal of Medicine* 334 (1996), 1329-1332.) が提示したものである。

7 National Bioethics Advisory Commission, *Ethical Issues in Human Stem Cell Research, vol.1, Report and Recommendations of the National Bioethics Advisory Commission*, 1999, p.56.

8 Annas, G. J., Caplan, A., Elias, S., *op. cit.*

9 Warnock, Mary., *A Question of Life-The Warnock Report on Human Fertilisation & Embryology*, 1985, pp. 67-68, Gerrand, N., 'Creating Embryos for Research', *Journal of Applied Philosophy* 10 (1993), 175-187, Tauer, *op. cit.*, p.176, Steinbock, Bonnie, *Life Before Birth*, 1992, p.210, Harris, John, 'Research on Embryos', *Clones, Genes, and Immortality*, Oxford, 1998, pp.43-65.

10 このように議論するからといって、私は余剰胚の発生が不妊治療の不可避的な副次的産物として認められると言いたいわけではない。余剰胚の発生は、それ自体が倫理的大問題であり、容認できるものではない。現在の議論は、余剰胚発生の倫理性そのものを棚上げにした上で展開しており、その点でも大きな問題があるといわざるをえない。特に問題なのは、余剰胚が発生するような状況で作製された胚のすべてが「目的自体」として取り扱われていると考えられている点である。この見方は誤りであると思う。というのも、利益が生じるのは、作製された胚すべてを集合的に捉えたときだけであり、余剰胚になってしまった当の胚は、いわば全体的な成功のための犠牲になったわけであり、何ら利益を得てはいないからである。

11 National Bioethics Advisory Commission, *op. cit.*, p.52の次の主張には、この論理が明瞭に読み取れる。「第一に、それらは、中絶された胚に通常当てはまるよりも、はるかに初期の発生段階にある。第二に、それらは不妊治療終了後、廃棄されようとしており、したがって、たとえそれらがES細胞の樹立に使われることがないとしても、生き残りのためのいかなる見込みも持ってはいない。我々の見解では、研究の潜在的な利益は、研究の過程において破壊される胚に対する危害に優る」。cf. Parens, Erik, *op. cit.*

12 金澤文雄「人の胚の道徳的および法的地位」、『岡山商大法学論叢』3 (1995)、p. 29。

13 その意味で、「余剰胚」という言葉は、研究者が良心の呵責なしに研究材料を調達するための心理的な免責装置であると考えることができるかもしれない。

14 Robertson, J. A., 'Symbolic Issues in Embryo Research', *Hastings Center Report* 25, 1995, 37-38.

15 たとえば、『朝日新聞』2001年10月24日、朝刊、pp. 1, 2を参照。

4 医療を監査するということ
——病理学からの考察

西川　祐司

1　はじめに

　「日本法医学会は、大学病院で医療ミスの疑いで患者が死亡した場合、原則としてその大学では司法解剖せず、近隣の別の大学に要請することを理事会で申し合わせた。遺族の不信を招かないようにするためで、大学病院の医局に籍を置いて関連病院に派遣されている医師や、その大学出身の開業医が関係する医療ミスも別の大学に依頼する」(『朝日新聞』2001年7月26日)。この記事は日本の医療不信の根深さを象徴しており、ある意味でやむを得ない判断とみなされるかも知れない。しかし、この申し合わせは、身内に対する公正な医学的判断ができないことを、法医学会が容認している点で大きな問題をはらんでいる。さらに、その附属病院に勤務する医師のみならず、大学の外で働いている当大学出身者、または大学の医局に籍を置く医師達までも対象に含めることで、大学派閥の存在を認めることの妥当性も問われる必要がある。

しかしながら、別の大学に所属する(当然、別の大学の出身であることも必要条件になると思われるが)第三者的な法医学者であれば、公正で正しい判断をすることができるのだろうか。大学側が附属病院での医療ミスを隠蔽しようと動く場合があるとすれば、そのような圧力の影響を受けにくいことはありうるかも知れない、しかし、特に近隣の大学同士では、医療関係者の間に学会活動などを通じて多少とも関係があるのが普通であるし、同じ大学の出身者がスタッフとして存在していることも多いであろう。純粋に第三者として判断をすることは、実際上難しいことが予想される。すなわち、当事者である大学において問題を適正に扱うことができないのであれば、判断の場をどこに移動したとしても、大同小異の問題が派生するはずであり、公正な判断が行われる保証は得られないと考えるべきであろう。

それでは、特定の医療行為が妥当であったかどうかに関する公正で適切な医学的判断とは何なのか。上記の事例の表層を剥がすことで、より根本的な問題が浮き彫りになってくるように思われる。

医療過誤を含めた医療行為の妥当性の判断に関わるとされているのは、司法解剖を行う法医学者だけではない。病理学者(病理医)も病院内で死亡した患者に対する病理解剖を行うことを通して、臨床診断および治療の妥当性についての判断をすること、すなわち監査を要請されている。最近、病理学者からも医療事故の死因検討のため医療過誤を報告し解剖にもとづく検討を行うための第三者機関や医療機能評価機構の設立が提言されている[1]。本章では、大学で病理に携わっている私自身の経験も踏まえ、このような医学的判断に関連する問題点について考察してみたいと思う。

2 医療過誤とは

　最近、医療過誤による事故の事例が数多く報道されている。医療事故をひき起こした医療関係者の責任を追究することも大切であるが、これらを個別の特殊な事例ととらえるのみでは問題の本質を見失うことになり、今後も新たな犠牲者を出し続けることになるだろう。これらの事例を、現在の医療システムの構造的問題を検討する契機にしていく必要があると思われるし、多くの施設において実際にそのような動きが始まっている。

　医療過誤が注目されているのは日本に限ったことではない。1998年の暮れ、米国科学アカデミーが、医療事故により年間44,000から98,000人が死亡しているとする驚くべき報告をしたことはまだ記憶に新しい。科学アカデミーは医療事故を減少させるため、薬剤処方の自動化や病院の衛生管理などの徹底、重篤な障害や死をもたらした医療過誤の政府への報告を義務化するなどの対策を提案した。また、科学アカデミーに所属する米国医学研究所が『人は誰でも間違える――より安全な医療システムを目指して』(*To Err Is Human. Building a Safer Health System*)[2]を出版し、日本の医学界にも大きな影響を与えている。この報告書の中では、医療過誤を防止するために、従来のように過誤の責任を個人の過失に求めるのではなく、過誤をひき起こしやすい仕事環境やシステムなどの構造的な問題点を明らかにし、それらを解決していくというアプローチの重要性が説かれている。手術患者の取り違え、点滴ミス、投薬ミスなどの、最近頻発している医療過誤による事故を減少させるためには、間違いのないよう(fool-proof)かつフェイルセーフ(fail-safe)な医療システムの構築はきわめて有効であると考えられる。従って、航空機、原子力発電所などの安全管理システムを学び、医療現場に導入していくことの意味は大きい。

　しかし、人間工学的手法(human factors approach)を積極的に取り入れ、

医療過誤を防止していこうというこのような運動では、過誤から積極的に学ぶことが強調されてはいるが、これはあくまでもプロセスに過ぎず、究極的には過誤のない医療を目指していることに注目する必要がある。すなわち、システムを改善することにより、過誤をなくす(eliminate)ことができるという考え方が背景に存在している[3]。医療過誤がひき起こす重大な結果を考慮すれば、医療をたとえば航空機を安全に運航させることと同列に論じることは、心理的に了解できる。確かに、医療行為における一連のステップを系統的に分析し、問題(過誤)を起こしやすいステップを同定し改善していくことは、比較的単純な原因に基づく医療事故を防止するためには有効であると思われる。しかし、律速段階を改善してシステムの効率を上げていくというアプローチは、産業の効率化に用いられる制約条件の理論(theory of constraints, TOC)の応用であり[4]、医学、医療の抱える問題のごく一部に適用できるにすぎない。

3 診断上の過誤について

実際の医療においては、個々の患者に対するきわめて複雑な判断過程を含む診断および治療行為が行われている。医療をシステムとしてとらえ、それを改善していくというアプローチは、医療過誤を防ぐために果たして十分なものであろうか。ここでは、医師の行う診断について注目してみたい。診断は医療において患者を治療する前に、病態を把握するために必ず行われる作業である。正しい診断は正しい治療の前提であり、診断の過誤(誤診)は、場合によっては患者の生命に関わる悪影響を生じさせる。しかし、個々の人間に複雑なかたちで現れる病気を正しく診断することは、決して容易なことではない。診断は、現代の医学のレベルに基づいた、それぞれの医師の知識と経験による高度の知的判断の総合であると考えることができる。

最近の医療過誤の議論においては、医療事故に較べ十分には注目されていないように思われるが、誤診は医療過誤の中でも重要な位置を占めるものである。実際に、誤診は米国における医療訴訟事件の種類の中で最も頻度が高いものの一つであり、特に遺族が訴訟を起こす場合、その原因の半数近くを占めるとされている[5]。

　それでは、診断の過誤を防止するためにはどうするべきだろうか。複数の医師による互いのチェック体制を導入するなど、システムを改善する余地はあるであろう。残念ながら、先に引用した米国医学研究所の報告[6]では、誤診の防止に対するアプローチに関してはほとんど触れられていない。しかし、いずれにせよ、前述のように診断は個々の症例に対する医師各個人の知的な判断であって、投薬ミスなどの医療事故を防ぐために有効であると思われる人間工学的手法、または心理学的手法では十分な対応はできないのは明らかである。

　そもそも誤診を含めた医療過誤を根絶することは可能だろうか。この問題を考える前に、医師による判断のどこまでが誤診とみなされうるのか、誰がそれを正しく分析し、判定できるのかなどのより基本的な点を考察する必要があると思われる。

4　病理学と病理解剖

　病理学は疾患の成り立ちを研究し解明することを目的とする医学の一分野である。通常、病理学は基礎医学に属するとみなされているが、その性格上、臨床医学と関わりが深い。病理医は、患者を直接診察することはなく、病理検査室(病理部)において顕微鏡を用いた形態学的な手法を主として用いて仕事に従事している。病理医の主な業務は、手術や生検で得られた細胞や組織の病理診断を行うことである。病理組織学的診断は、患者の疾患の診断および治療方針の決定において重要な意義を持

っており、病理医は臨床医とともに医療の現場で欠くことのできない存在である。

病理医は上記の病理業務に加え、病院内で死亡した患者の病理解剖(剖検)を行う。病理解剖は、亡くなった患者の体を直接的に検分することで、死に至るまでに生起した複雑な病的過程を客観的なかたちで明らかにし、死因を確定するために行われる。病理解剖は遺族の承認を得て、原則的に死体解剖資格を有する病理医により行われる。剖検室では主治医による臨床経過および解明すべき問題点などの説明の後、執刀医が外表から観察してから皮膚を切開し、胸腔、腹腔を開き臓器を摘出する。また、必要に応じて脳や脊髄を取り出す。臓器の重量、大きさ、外表および割面の性状などを肉眼的に観察し、これらを総合して剖検診断を行う。解剖終了後、ホルマリン液で固定された臓器から組織標本を作製し、顕微鏡による詳細な観察を行う。剖検時の肉眼所見と組織所見とを総合して最終的な剖検診断が完成し、病理医により主治医に報告される。病理解剖から最終診断の報告までには数週間(場合によっては数カ月)の期間が経過することが多い。臨床医と病理医の両方が出席する病理解剖カンファレンス(臨床病理検討会)が大部分の施設において定期的に開催され、各症例についての議論が行われている。

病理解剖を行うことには三つの倫理的な意義があると考えられている[7,8]。一つは患者や社会全体との信頼関係の確立で、これは医学が存立し、医師が活動するのに不可欠である。二つ目は医学的知識の共有的性格。これは事実と虚構を区別し、医学的知識を増大させるという医師の義務を含む、医師全体と社会の間の契約である。最後に、医師が卒業する際に行う誓い、すなわち個人的な利害を超越して全体のための善を増進することへの約束、献身、および誓約である。

米国臨床病理学医協会(College of American Pathologists, CAP)によると、病理解剖の実施が望ましい症例は、

(1) 解剖を行うことにより、主治医にとって未知のあるいは予期せぬ

合併症を見出すのに役立つと思われる症例
(2) 臨床的にその死因や主診断をはっきりさせることができなかった症例
(3) その死に関し家族や社会の不安を和らげるために解剖が必要と考えられる例
(4) 歯科的、内科的、外科的な処置、治療の最中あるいはその直後に起こった予期しないまたは説明できない死亡例
(5) 医療機関で承認された治験に参加していた患者の死亡例
(6) 自然死ではあるが、その死が予測できず、死因が明らかではない症例
(7) 病院到着時死亡例、入院後24時間以内の死亡例、
(8) ハイリスクな感染症や伝染性疾患
(9) 産科的疾患
(10) 周産期死亡、小児の死亡例
(11) 臓器移植に関係した症例
(12) 職業上、環境上の危険因子による死亡
である[9]。

5 病理解剖と医療監査

病理解剖は、将来において遭遇する患者のために医師達が学ぶ機会として重要であるにとどまらない。病理解剖を行うことは、死因を確定し、生前の診断および治療が適切であったかどうかを検証することでもあり、この意味で病理解剖は「医療における監査」(medical audit) の役割を担うとみなされている[10,11]。日本病理学会も病理解剖による医療監査を病理学の重要な役割の一つとして掲げている。

医療監査としての病理解剖の意義を考察する上で、臨床診断と剖検診

断とが実際にどの程度一致しているのかを知る必要があろう。たとえ臨床的に確実であると考えられた診断でもその25％が剖検診断と一致しなかったという報告[12]を初めとして、その後の研究でも臨床診断と剖検診断との間に20から30％の不一致率がみられている[13,14]。悪性腫瘍の診断に関しても、1972年、1998年の新旧の研究で約40％の驚くほど高い不一致が認められている[15,16]。臨床診断と病理診断の一致率の経時的推移を見た研究のいくつかは、不一致がこの数十年間でほとんど改善していないとの結果を得ている[17,18]。この20年間で死因に直結する主診断の不一致率が30％から14％に減少したとする報告もなされている[19]が、同報告において、比較的重要度の低い副診断に関する不一致率は23％から46％に倍増していることは注目に値する。最近、日本でも同様の調査がなされるようになり、たとえば大阪府の住友病院で7％[20]、日本大学医学部附属病院で13％（『朝日新聞』2001年7月25日）の頻度であったという。

　不一致の評価基準が統一されていないため、上記の報告を比較検討することは難しい。しかし、これらの報告は、患者の死因に直結する主要な臨床診断が剖検診断により確認されない、という重大な問題が日常的に生じていることを示している。また、高度の画像診断技術を含めた臨床的な診断技法の発達は、必ずしも臨床診断と剖検診断との間の一致率の向上に寄与しておらず、今後も両者の不一致例が発生し続けることが予想される。このようなデータが、病理解剖による臨床診断の監査が重要であるという議論の支柱となっている。

6　病理診断を基準にして臨床診断を評価することの妥当性

　臨床診断が病理解剖により支持されない場合、一般的には臨床側の誤診であるとみなされる傾向がある。これは病理解剖による臨床診断の監査という考え方、すなわち病理学の見地から臨床診断の妥当性を評価す

るという、ある意味で一方向的な図式が暗黙のうちに受け入れられているからである。先に引用した文献でも、基本的に剖検診断を基準とみなし、臨床診断を評価していると言えよう。そして、少なくとも一部の病理医は、自ら病理解剖を行うことで医療過誤の可能性を含めた問題に、「白黒をつける」ことができると自負しているように思われる。

確かに病理解剖は患者の体を調べる最も直接的な手段であり[21]、個々の臓器、組織を細胞レベルで詳細に調べ上げることができるいわば究極的な身体検査である。しかしながら、複雑な身体を肉眼的、組織学的に正しくに観察し、適切な判断を下すということは決して容易な作業ではない。同じ症例を異なった病理医が検分した場合、異なった剖検診断が下される可能性は十分にありうる。実際に、外科手術検体や生検検体などの病理診断では、病理医間での診断のばらつきが問題となっており、精度管理の必要性が議論されている。当然、剖検診断の信頼性についての検証、すなわち剖検診断自体の監査が必要になるが、残念ながらこのような試みはほとんどなされていない。

サラッキ(Saracci)は剖検診断に2％程度の誤診がある場合、臨床診断の特異性、感度が相当に過小評価されてしまう可能性を指摘している[22]。そして、病理解剖が臨床診断の質をモニターする上で有効であるためには、病理解剖の誤診率を推定すること、病理解剖を明確に規定された一定の方法で行うこと、全例もしくは無作為に抽出された相当数の症例について病理解剖を実施することが必要であると述べている。剖検診断の再現性を評価するためには、各症例について複数の病理医が独立に診断し、診断内容のつき合わせを行う必要がある。しかし、多忙な日常業務の中でこれをすべての症例に対して実施することは困難であると思われるし、日本の多くの病院においては専任の病理医のポストがあるとしても一つだけにとどまっているのが現状である。また、日本の解剖率は先進国中で最低レベルであり、しかもさらに減少していく傾向にある[23]。

しかし、剖検診断の正当性を評価するためには、病理医同士での診断

の再現性をみるだけでは十分とは言えない。病理解剖における誤診は、「正しい」臨床診断によって明らかにされることもあるはずである。すなわち病理医の病理解剖による臨床診断の監査だけではなく、臨床医の臨床的知見による剖検診断の監査も必要と考えるべきであろう。

7 基礎医学と臨床医学

　以上の考察から明らかになってきたように、病理学(病理解剖)にもとづいて臨床医学を評価するという図式は、必ずしも妥当ではない可能性がある。ここで、病理学を含めた基礎医学と臨床医学との関係を考えてみたい。

　長い医学の歴史の中で、臨床医学が病理解剖学と出会ったのはそれほど古いことではない。1761年にイタリアの解剖学教授であったモルガーニ(Morgagni)がそのライフワークとして『病気の座と原因』を出版し、臨床症状と厳密に対応させた病理解剖学を初めて基礎づけたが、これが実際の医療に取り入れられたのは19世紀前半になってからであるとされている。このタイムラグについてフーコー(Foucault)は『臨床医学の誕生』[24]の中で、臨床医学と病理解剖学が異なった知識体系に属しているためであると説明している。症状の出現、頻度、時間経過に目を向ける臨床医学にとり、無言で時間が停止している死体を研究することは、構造的に疎遠な性質なものであるというのである。そして彼の分析によれば、40年間の期間を置いて病理解剖学が再発見され、臨床医学に受け入れられていくためには、病理解剖学が病変の局在だけでなく、病変の生起する順序を示しうることを看破したフランスの解剖学者ビシャー(Bichat)の天才を要したのである。

　このように臨床医学と病理解剖学は本来異なった眼差しを持って疾患に対していることを認識しておくことは大切であると思われる。臨床医

学と病理解剖学の総合によって疾患に対する理解が非常に深まってきたのは事実であるが、臨床医学は必ずしも病理解剖学を基盤にして成り立っているのではない。この事情は病理学だけではなく、生理学、生化学を含めた基礎医学を臨床医学との関係でも同様である。

分子生物学の発展とともに各種疾患の遺伝学的、生化学的な分析が急速に進んでいる現在、疾患の複雑性が改めて認識されつつある。さらに複雑な疾患を理解するためには、遺伝子の同定、遺伝子発現解析、蛋白発現解析などの還元主義的な分析だけでは不十分であって、コンピュータ解析を用いたシステム・バイオロジーのアプローチが必要であるとも考えられている[25]。一方で、有効な治療法を見出すためには、むしろ患者全体をよく観察することが重要であって、必ずしも病態生理学の正確な分子レベルの解明を必要としないとの主張があり[26]、実際に臨床の各分野で「臨床科学」の成功例がみられる。

8 医学における不確実性

複雑な疾患を対象にする医学、医療には不確実性が不可避的につきまとっている。最近、医学における不確実性が医療の質の向上を妨げていることが指摘されている[27]。不確実性の原因として、

(1) 臨床研究のデータの問題(公表に時間がかかりすぎる、新しい治療法の出現により現行の治療法がすぐに時代遅れになる)
(2) 臨床研究の対象となる患者集団が不十分であること(年齢、性、人種などの偏り)
(3) 医療施設の性格の影響(専門病院、市中病院で治療成績、治療法が異なる)
(4) 臨床研究のデータ解釈のばらつき(たとえ同じデータであっても医師の間で解釈が異なる)

などがあげられており、医療における不確実性は、医療過誤の問題を考える上でもきわめて大きな意味を持っている。

医療過誤はアンダーソン(Anderson)らによって、
(1) 現時点での医学的知識および技術の限界による過誤
(2) 患者、医師、環境などの因子が常に変化するために個々の特殊事例が予測できないことによる過誤
(3) 個々の医師の知識または技能の限界によるもしくは技術的データが不正確であることによる過誤
(4) 怠慢または規範を故意に無視することによる過誤

の四つに分類されている[28]。彼らによれば、(1)、(2)は回避不可能である。この分類は理論的には了解できるが、実際の事例に適応することは必ずしも容易ではない。たとえば、果たして(1)と(3)を区別することは常に可能なのであろうか？ また、(2)はゴロビッツ(Gorowitz)とマッキンタイア(MacIntyre)[29]により避けがたい可謬性(necessary fallibility)として提唱されたものに対応している。これは医学の可謬性を考える上で重要な概念であると思われるが、個々の事例において明確に示すことは難しい。(4)についても常に確実な判断ができる保証はないであろう。

先に米国科学アカデミー(医学研究所)による医療過誤死についての報告を引用したが、その推計は実態を反映していないとの反論が提出されている[30]。アカデミーの報告は入院患者の多くはすでに重症の病気を患っていることを踏まえていないという批判であり、医療過誤そのものが患者の死にどの程度関与しているかを評価した場合、回避可能な医療過誤死は、実際にはむしろ非常に少ないとしている。この批判に対してアカデミーの報告に関わった医師が弁明を行っているが、議論に決着はついていない[31]。医療過誤を判定の難しさを示す例である。さらに、病院内での医療過誤死が回避可能かどうかの評価は、審査する医師によって大きく異なるという報告もなされている[32]。

以上のように、個々の患者に現れる複雑な疾患を対象にする個々の医

師の診療行為の一部が、医療過誤であるとされる判断には想像以上の多くの困難が伴っている。ある時点で個々の患者についてわかっていることに基づいて判断を行い、治療し、望ましくない結果となった場合、それは医療過誤とは言えないのではないか、という素朴な考え方が存在する所以であろう。

9 試行錯誤としての医学史

　医学史は、輝かしい成功の歴史であると同時に、基礎医学、臨床医学を問わず、多数の過ちもしくは試行錯誤の歴史でもある。歴史の記述の中では隠れてしまいやすいが、医療過誤も無数に繰り返されてきたことであろうことは容易に推察できる。しかしながら、同時に医学は、過誤を訂正することでより豊かになってきた、ということを見逃してはならないと思われる。

　19世紀半ばに行われた病理学者ウィルヒョウ（Virchow）とロキタンスキー（Rokitansky）の間でかわされた有名な論争を例にあげてみたい[33]。すべての生物は細胞からなっているということを初めて提唱したのはドイツの生理学者シュワン（Schwann）であるが、彼はまた、細胞は体内で原始的な液体（ブラステーマ）から自由に形成されるという、現代の我々の常識からは理解しがたい仮説を立てたことでも知られる。オーストリアの著名な病理学者ロキタンスキーはこのブラステーマ説にもとづいて、混和と混和失調という体液病理学を提唱し、ガレヌスの時代に遡るような体液説を展開する。これに対し、25歳の新進気鋭のドイツの病理学者ウィルヒョウは1846年に論文を発表して論戦を挑み、当時42歳であったロキタンスキーに誤りを認めさせた。その後ウィルヒョウは細胞病理学を確立し、ロキタンスキーは自らの執筆になる教科書の体液説の部分を書き改めている。

この論争の敗北にもかかわらず、ロキタンスキーの病理解剖学における膨大かつ偉大な業績は正当に評価され、最大級の敬意を払われ続けた。そして、ウィルヒョウは著書『細胞病理学』[34]の中で次のように述べている。「私の見解によれば、両者 [液体観と固体観] の立場は、ともに何れも不完全なものである。私はあえて誤謬とは言わない。何故ならば、誤謬はその排他的な点にのみに在るに過ぎないからである」。

　もう一つ最近の例をあげてみたい。様々な種類の細胞に変化(分化)しうる幹細胞が再生医学において注目されているが、そのような多分化能をもった幹細胞は、血液を産生している骨髄の中にも存在していると考えられている。一連の幹細胞研究に火をつけた論文の一つに次のようなものがある。骨髄の造血細胞にマーカーを付けて動物に注射すると、肝臓の中の上皮細胞の一部に同じマーカーが持つものがみられ、これは造血細胞の一部が肝臓に移動し、別の種類の細胞に分化したことを示している[35]。その後、類似の実験が数多く行われ、同様の結果が確認されたため、骨髄由来細胞による再生医学の可能性が大きく広がった。

　しかしその後、体に注入された造血幹細胞は体内の他の細胞と自然に融合して、その細胞の形質を獲得することを示唆する結果が、いくつかの研究グループにより発表された。細胞融合の可能性を示すこれらの新しい実験結果は、骨髄細胞自体が他の細胞に分化するというこれまでの解釈の再考を促している。いずれかが正しいのか、もしくは条件によっては両方とも起こる可能性があるのかは、今後の検討を必要としているが、いずれにせよ、細胞のふるまいについての重要な発見であることに間違いはない。ここで注目したいのは、新しい論文の一つ[36]において、先に造血細胞の肝上皮細胞への分化を報告したピーターセン(Petersen)氏が共著者として名前を連ねていることである。すなわち、自らの研究結果の解釈を否定する可能性のある論文を、自らの責任において発表しているのであり、科学研究の特質を示す事例であると思われる。

10　医学の科学的側面と実践的側面

いわゆる基礎医学が科学に属することは当然であるが、臨床医学においても科学的側面があることを忘れてはならない。ゴールドスタイン(Goldstein)とブラウン(Brown)は、医学における科学研究を、

(1)　基礎研究 (basic research)
(2)　疾患志向的研究 (disease-oriented research)
(3)　患者志向的研究 (patient-oriented research)

に分類して考察している[37]。前二者に比較し一般的にあまり省みられていないが、患者志向的研究は患者を直接診療しながら、患者を真の意味で科学的にとらえ、基礎研究がなしえなかった重要な洞察を数多くもたらしてきた。近年では、ヘリコバクター・ピロリ菌と消化性潰瘍との関連を初めて見出したオーストラリアの消化器内科医マーシャル(Marshall)の業績などの顕著な例がある。

科学的方法にはその本性上、過誤がつきまとう。プラグマティズムを創始した米国の科学者、哲学者、論理学者であるパース(Peirce)は、科学はむしろ「可謬主義」(fallibilism)を基礎としていると考える。可謬主義とは、我々の知識はけっして絶対的なものではなく、いわば不確実性と非決定性の連続体の中に常に浮かんでいるとする考え方である[38]。そして、科学は経験にのみ依拠するものであるが、経験は決して絶対的な確実性、厳密性、必然性、普遍性に帰着しないとする。しかしこのような科学は、米国の哲学者レッシャー(Rescher)が述べるように、「究極的な真実」に到達することによってではなく、的確な予言と制御のためのより強力な手段を提供することにより進歩していく[39]。医学の科学的側面を認めることは、医学を可謬主義のもとに捉える必要があるということを意味している。すなわち、医学はその本性上、不安定、可変的、かつ不確実であり、過誤は避けられないということである。

しかし、医学をこのように可謬的で不確実なものとみなすことに対す

る反発は大きい。これは当然ながら、医学が実践的側面を持っているからであろう。たとえば、先に引用した医学の不確実性についての論文[40]に対して、不確実性は良い証拠を積み重ねることによって解消されていくものであって、現在の医療の問題はむしろ医師それぞれに多様な意見を認める医学の体質にある、いう反論がなされている[41]。データと証拠により医療を標準化して、診療ガイドラインを作るべきであるという考え方が次第に台頭してきており[42]、本来個々の患者に適応するべきEBM（evidence based medicine）の概念を、医療の標準化に利用しようとする倒錯現象も生じている[43]。パースが『論理学の第一規則』[44]の中で述べるように、「実践は現に目の前にある真理を手にしているべきであり、その絶対的な確実性が叶わないのであれば、少なくとも高い蓋然性をもたなければならない」のである。そして「科学が自分の本性を弁えているとき、事実とは永遠の真理への乗り物に過ぎないとみなされるのにたいして、実践にとってそれは転覆しなければならない障害であり、必ずや勝利しなければならない敵と見なされる」。

医学における科学的立場と実践的立場との間には深い溝があると思われる。この溝は両者の本質的な違いに基づくものであり、今後それが埋まっていくことは考えにくい。また、医師それぞれの経験に基づいた多様な考え方が、医学を豊かにする原動力であることは疑いえないが、一方でこれが医学の不確実性に結びつきやすいことも事実であろう。ここで考慮すべき問題は、医療の評価または監査をする場合に、このような意見の対立は避けがたいことであり、このような意見の対立はたとえ当事者同士が議論をしたとしても、十分な合意に達する保証がないことである。

合意に達しないことが明らかな場合には、自らの考えのみに固執する独断的な絶対主義や、逆にすべてを無差別に受け入れる相対主義的な虚無主義に陥りやすい。これを避けつつ、真理を探究していくためには、多元主義的な考え方が求められているように思われる。レッシャーは、

我々が不完全な社会に生きているという事実を踏まえ、「文脈に応じた理性主義」(contextualistic rationalism)または「各人のものの見方を基盤にした合理主義」(perspectival rationalism)の考えを展開している[45]。彼は個人が開かれた精神を持ちながらも、真理探究のためにはあくまでも自らの立場を明確に保つことを要請する。これに対し井上[46]は、レッシャーの考え方にある「頑迷」な精神に批判を加え、「存在志向的多元主義」を提案している。この考え方に従えば、存在の複雑性と豊饒性を謙虚に受け入れることで、間主観的合意の成立に限界があることを合意する「メタ合意」をもたらし、異なったパラダイムの「複生」を可能にし、「間パラダイム的対話による存在理解の地平の絶えざる拡大への意志を育む」ことができる。

確かにレッシャーは自らの視点の保持を強調し、これを真理の探究のための武器(guns)とまで形容しているが、必ずしも「頑迷」とは言い切れないであろう。彼は、たとえ全体的な合意が得られなくても、局所的な(local)な個別の問題に関しては完全に同意することが可能であり、意見が相違しても今後さらに検討を要するという結論に対しては大方の同意を得ることが可能であると述べている[47]。これらの多元主義の思想は、現代社会において正気に(sanely)ふるまうためには中間地帯をもうけない「二値的考え方」(two-valued orientation)に対して「多値的考え方」(multi-valued orientation)が望ましいと考え、科学の言語を「無限値的考え方」(infinite-valued orientation)とみなすハヤカワ(Hayakawa)の主張[48]と深く通じていると思われる。

11 医学における可謬性と倫理的課題

科学的知識は蓄積というよりはむしろ過誤の認識と訂正(古くなった知識と誤った理論を捨て去ること)により発展してきたことを主張した哲学

者ポパー(Popper)は約20年前に、医師マッキンタイア(McIntyre)とともに医学界に以下のような重要な提言を行っている[49]。以下に要約してみたい。

医師は日常的に誤りをおかすものであるが、伝統的に医師それぞれは職業的な自治権を謳歌しており、他の医師のふるまいについて口をはさむことを遠慮すると同時に、自らの仕事を評価されること(監査)を避ける傾向にある。また、このような職業的な独立性は医師の間に相対主義をはびこらせる一因ともなっている。このため、診療の質を向上させるための努力は、倫理的な洞察に基づいた、自己を改善したいという医師個人の欲求に由来するものでなければならない。我々は過ちをおかしやすい存在であり、現在我々が正しいとみなしていることに疑念をもち、より良いもの(より真理に近いもの)を探究する努力を怠ってはいけない。そのためにも過誤を見出し、その情報をフィードバックすることが重要である。医学の監査においては、何よりも寛容であることを優先させるべきである。医療過誤を調査する際に誹謗はあってはならないし、「同僚評価」(peer review)の過程で非難が行われるべきではない。なぜなら、それは倫理に悖るものであり、医師の同僚評価への参加を難しくするからである。監査の目標は教育的、実際的なものであって、誤りをおかした医師の懲罰ではなく、すべての医師の向上に結びつくものでなければならない。このようなエートスによって、我々は新しい種類の確信を得るのである。すなわち、相互批判は個人攻撃でも軽蔑的でもなく、相互の尊重と多くの患者を癒したいという欲求から生まれてくるものであるという確信である。

医療の現実を考える時、彼らの主張はあまりにも高い理想に思える。一方で、人間の他の活動とは一線を画するものとして、医学の可謬性を認めない立場も医師の間に根強く存在する[50]。「何よりも害をなすことなかれ」(First, do no harm)に代表される古来からの医師としての誓約が背景にあるからであろうし、可謬性を安易に受け入れることは、逆に倫理

的な退廃を招きかねないという危惧があるかも知れない。しかしむしろ、すべての誤りは防ぎうるという医師の仮定には、「自己破壊的な傲慢」(self-destructive arrogance)が隠れていると考えたい[51]。医療の質の向上を目指す上で、過誤を認めそれを許すことによってのみ過誤を減らすことができる、というパラドックスを忘れてはならないだろう[52,53]。

　ポパーらは医療過誤の情報は基本的に社会に公開して説明すべきであるとしている。一方で、医療過誤を公開することに対する反対理由には
(1) 訴訟の恐れがある、
(2) 社会の医師に対する信頼をさらに失墜させる、
(3) 患者の同意なしに医療過誤を報告することは倫理的に妥当ではない、

などがあげられている[54]。(2)に関しては、不完全で、危険を伴う医療行為の現実を社会および医師が見据えることで、かえってお互いの信頼が回復する余地があると反論できよう。(1)と(3)は互いに連関しており、きわめて難しい問題を含んでいる。医療過誤を報告する際に、常に患者の同意が必要であるとすると、医療ミスに過敏になっている現代社会で医師が真実を告げることはきわめて困難である。過誤から学ぶということを重視すると、安全に誤りを認める方策が必要となる[55]。しかし、監査の段階で医師が自らの誤りを認めた場合に、たとえそれが医療の質の向上に結びつくとしても、当該医師の患者または家族に対する責任は厳然として存在する。患者に医療過誤の事実をどのように伝えるかは、真実告知の問題の中でほとんど論じられていなかった問いの一つである[56]。医師の過誤に対する責任は、医療の複雑なコンテクストの中でどの程度まで、またどのようにして追求されるべきなのか。さらに、患者または家族が医療過誤についての真実を聞かされることは常に望ましいことなのだろうか。今後、検討しなければならない課題が山積している。

12　おわりに──医療を監査するということ

　本章では医学、医療に不可避的につきまとう誤り(error)とその意味について考察を進めてきた。語源的に見た場合、errorには「間違ったことをする」という意味が含まれていないことは示唆的である[57]。Errorは語根ers(to be in motion 動いている)に由来している語で、ラテン語のerrare(to wander さすらう)となり、古期スカンジナビア語のras(rushing about looking for something 何かをもとめて急ぐ)、さらに英語のraceとなったという。この言葉の歴史は、正しい結論に達するまでは、試行錯誤を繰り返さねばならないこと、そしてその過程がerrorであるということを物語っている。

　医療を適切に監査するためには、同僚評価が十全に機能していることが重要である。これは監査する側(たとえば病理医や法医学者)が裁判官のように医療の妥当性を吟味するような一方向的なあり方ではなく、多様なものの見方を持ちうる医師達が共通善(医療の質の向上)を目指して、「対話」を行うという多元的なあり方を理想とするものではないだろうか。これは科学の基本的考え方に親和性を持っている。しかしながら、医療関係者・患者・家族の関係を含む複雑な医療を全体として考える場合に、科学的な知は知の全体の一部でしかなく、さらに知は人間にとっての価値の一つに過ぎないということ[58]もあらためて確認する必要があろう。

　「監査」(audit)は本来、「聴く」(hearing)という意味である。聴くことの大切さを忘れた法医学会の申し合わせは、不毛であると言う他はない。

注

1 岡崎悦夫「医療事故　まず死因検討の制度化を」『朝日新聞』2001年8月3日
2 Kohn, LT., Corrigan, J.M., and Donaldson, M.S., eds. *To Err is Human: Building a*

Safer Health System. National Academy Press, Washington, D.C., 2000.
3 Leape, L. L., Institute of Medicine medical error figures are not exaggerated. *J. Am. Med. Assoc.* 284:95-97, 2000.
4 McNutt, R. A., Abrams, R., and Aron, D. C., Patient safety efforts should focus on medical errors. *J. Am. Med. Assoc.* 287:1997-2001.
5 Vincent, C., Young, M., and Phillips, A., Why do people sue doctors? A study of patients and relatives taking legal action. *Lancet* 343:1609-1613, 1994.
6 Kohn, Corrigan, and Donaldson, (eds.), op.cit.,supra n.2.
7 Pellegrino, E. D., Alturism, self-interest, and medical ethics. *J. Am. Med. Assoc.* 258: 1939-1940, 1987.
8 Friederici, H. H. R., The changing autopsy. *Virchows Arch. A Pathol. Anat.* 419:165-166, 1991.
9 Hutchins, G. M. *et al.*, Practice guidelines for autopsy pathology. Autopsy performance. *Arch. Pathol. Lab. Med.* 118:19-25, 1994.
10 King, L. S. and Meehan, M. C., A history of autopsy. A review. *Am. J. Pathol.* 73: 514-542, 1973.
11 Friederici, H. H. R., Reflections on the postmortem audit. *J. Am. Med. Assoc.* 260: 3461-3465, 1988.
12 Britton, M., Diagnostic errors discovered at autopsy. *Acta Medica Scand.* 196:203-210, 1974.
13 Goldman, L., Sayson, R., Robbins, S., Cohn, L. H., Bettmann, M., and Weisberg, M., The value of the autopsy in three medical eras. *N. Engl. J. Med.* 308-1000-1005, 1983.
14 Sarode, V. R., Datta, B. N., Banerjee, A. K., Banerjee, C. K., Joshi, K., Bhusnurmath, B., and Radotra, B. D., Autopsy findings and clinical diagnosis: A review of 1,000 cases. *Hum. Pathol.* 24:194-198, 1993.
15 Bauer, F. W. and Robbins, S. L., An autopsy study of cancer patients. I. Accuracy of the clinical diagnoses (1955 to 1965) Boston City Hospital. *J. Am. Med. Assoc.* 221: 1471-1474, 1972.
16 Burton, E. C., Troxclair, D. A., and Newman, W. P. III., Autopsy diagnoses of malignant neoplasms. How often are clinical diagnoses incorrect? *J. Am. Med. Assoc.* 280:1245-1248, 1998.
17 Landefeld, C. S., Chren, M.-M., Myers, A., Geller, R., Robbins, S., and Goldman, L., Diagnostic yield of the autopsy in a university hospital and a community hospital. *N. Engl. J. Med.* 318:1249-1254, 1988.
18 Anderson, R. E., Hill, R. B., and Key, C. R., The sensitivity and specificity of clinical diagnostics during five decades. Toward an understanding of necessary fallibility. *J.*

Am. Med. Assoc. 261:1610-1617, 1989.
19 Sonderegger-Iseli, K., Burger, S., Muntwyler, J., and Salomon, F. Diagnostic errors in three medical eras: a necropsy study. *Lancet* 355:2027-2031, 2000.
20 Tsujimura, T., Yamada, Y., Kubo, M., Fushimi, H., Kameyama, M. Why couldn't an accurate diagnosis be made? An analysis of 1044 consective autopsy cases. *Pathol. Int.* 49:408-410, 1999.
21 King, L. S. Of autopsy. *J. Am. Med. Assoc.* 191:100-101, 1965.
22 Saracci, R. Is necropsy a valid monitor of clinical diagnosis performance? *Br. Med. J.* 303:898-900, 1991.
23 岡崎、前掲論文(注*1*)。
24 Foucault, M., *Naissance de la clinique*. Presses Universitaires de France, 1963.
25 Strohman, R., Maneuvering in the complex path from genotype to phenotype. *Science* 296:701-703, 2002.
26 Rees, J., Complex disease and the new clinical sciences. *Science* 296:698-701, 2002.
27 McNail, B.J., Hidden barriers to improvement in the quality of care. *New Eng. J. Med.* 345:1612-1620, 2001.
28 Anderson, R. E., Hill, R. B., and Gorstein, F., A model for the autopsy-based quality assessment of medical diagnostics. *Hum. Pathol.* 21:174-181, 1990.
29 Gorowitz, S and MacIntyre, A., Toward a theory of medical fallibility, in Engelhardt, H. T., Callahan, D.(eds), *Science, Ethics, and Medicine*. Hastings-on-Hadson, NY, Hasting Center, 1976.
30 McDonald, C. J., Weiner, M., and Hui, S. L., Death due to medical errors are exaggerated in Institute of Medicine report. *J. Am. Med. Assoc.* 284: 93-95, 2000.
31 Leap, *op. cit.*(*supra* n.3).
32 Hayward, R. A. and Hofer, T. P., Estimating hospital deaths due to medical errors. Preventability is in the eye of the reviewer. *J. Am. Med. Assoc.* 286:415-420, 2001.
33 ロング(Long, E. R.)著『病理学の歴史』難波紘二訳、西村書店、1987年。
34 ウィルヒョウ(Virchow, L)著『細胞病理学』吉田富三訳、復刻版、南山堂、1979年。
35 Petersen, B. E., Bowen, W. C., Patrene, K. D., Mars, W. M., Sullivan, A. K., Murase, N., Boggs, S. S., Greenberger, J. S., and Goff, J. P., Bone marrow as a potential source of hepatic oval cells. *Science* 284:1168-1170, 1999.
36 Terada, N., Hamazaki, T., Oka, M., Hoki, M., Mastalerz, D. M., Nakano, Y., Meyer, E. M., Morel, L., Petersen, B. E., and Scott, E. W., Bone marrow cells adopt the phenotype of other cells by spontaneous cell fusion. *Nature* 416:542-545, 2002.
37 Goldstein, J. L. and Brown, M. S., The clinical investigator : bewitched, bothered,

and bewildered - but still beloved. *J. Clin. Invest.* 99:2803-2812, 1997.
38 Peirce, C. S., Synechism, fallibilism, and evolustion, in Buchler, J. (ed.), *Philosophical writing of Peirce*. Dover Publications, New York, pp.354-360, 1955.
39 Rescher, N., *The Limits of Science* (revised edition), University of Pittsburgh Press, 1999.
40 Mcnail, *op.cit.* (*supra* n.27).
41 Wright, J. D., Hidden barriers to improvement in the quality of health care (correspondence). *N. Engl. J. Med.* 346:1096, 2002.
42 Matz, R., Errors in medicine. *Lancet* 353:1365, 1999.
43 李啓充『アメリカ医療の光と影——医療過誤防止からマネジドケアまで』医学書院、2000年。
44 パース『連続性の哲学』井上邦武編訳、岩波書店、2001年。
45 Rescher, N., *Pluralism. Against the Demand for Consensus.* Clarendon Press, London, 1993.
46 井上達夫『現代の貧困』岩波書店、2001年。
47 Rescher, *op.cit* (*supra* n.45).
48 S. I. ハヤカワ『思考と行動における言語(原書第4版)』大久保忠利訳、岩波書店、1985年。
49 McIntyre, N. and Popper, K., The clitical attitude in medicine: The need for a new ethics. *Br. Med.* J. 287:1919-1923, 1983.
50 Cherington, M., Errors in medicine. *Lancet* 353:1365, 1999.
51 Berger, J. T., Margin of error: The ethics of mistakes in the practice of medicine (book review). *N. Eng. J. Med.* 344:389-390, 2001.
52 Blumenthal, D., Making medical errors into 'medial treasures'. *J. Am. Med. Assoc.* 272:1867-1869, 1994.
53 Shelton, J. D., The harm of "First, do no harm". *J. Am. Med. Assoc.* 284:2687, 2000.
54 Horton, R., The uses of error. *Lancet* 353:422, 1999.
55 *Ibid.*
56 服部健司「真実告知と開示基準」浅井他著『医療倫理』勁草書房、2002年。
57 Cherington, *op.cit.* (*supra* n.50).
58 Rescher, *op.cit* (*supra* n.39).

II　医療制度と患者の権利

5 女性の身体をめぐるポリティクス
―― ジャワのモラルと普遍的な原理をめぐって

松岡　悦子

1　はじめに

　女性は、政治的・文化的・道徳的に翻弄される身体を生きている[1]。さまざまな文化で女性のリプロダクションに焦点を当ててフィールドワークを行っていると、女性の身体が伝統的慣習や国の近代化政策、海外援助などさまざまの主体や機関のターゲットになっていることが見えてくる。そして、女性がそのような主体や機関の意に添う行動をとるように、ある時にはローカルなモラルが動員され、他の時には国家の強力な政策が発動されたりするのである。

　本章は、インドネシア・ジャワ島中部の二つの村落での妊娠・出産習俗の参与観察、および質問紙調査に基づいている。これらの調査は、もともと文化人類学的な視点から行われたもので、ジャワの人々の倫理

的判断を知るためのものではなかった。しかし、このようなフィールドワークの知見を用いることで、現在バイオエシックスの分野で議論されている「普遍的な原理」と個別の文化の問題や、倫理における相対主義、異文化における調査研究の倫理などについて、新たな視点を提示できるのではないかと考えた。

近年、バイオエシックスにおいては、ビーチャム(Beauchamp, T. L.)とチルドレス(Childress, J. F.)に代表される原理主義的考え方に対して[2]、社会科学の視点からいくつかの批判がなされている。一つは、ビーチャムらが提唱した四つの原理、とくに自律原理は、アメリカ社会の中でも白人中産階級の価値観に偏ったもので、普遍的とは言えないという指摘もある[3]。バイオエシックスの中心的な価値がアメリカの、それも一部の人たちの価値観に強く彩られたものであるならば、普遍的な原理として提唱された概念の適用は、普遍性よりもむしろエスノセントリズムや倫理帝国主義の適用になりかねないことになる。そこには「普遍」とされる原理が、多様な文化においても本当に普遍性を持ちうるのかという、普遍対個別の問題意識が含まれていることになる。

二つ目として、現実には多様な背景を持つ患者が多様な医学的状況でジレンマに遭遇するにもかかわらず、そのような状況(コンテキスト)とは無関係に原理を適用することに、どのような意味があるのかという指摘である。たとえば、アフリカの村の人々にHIVワクチンの治験を行うとして、そのうちの何人が文字を読み、自律、自己決定の考え方を理解し、実験に参加するかどうかの自己決定ができるというのであろうか。そしてこのような人々が貧困や無文字状況おかれていること自体が、社会的不正義や不公平を如実に示すものであるにもかかわらず、生命倫理を論じる人々がそのような政治経済的状況には目をつぶり、問題を道徳や倫理に還元することは妥当といえるのだろうか。そこでは、現実の社会に生きる人々の置かれた社会、経済、政治的状況、つまりコンテキストが無視されてしまっているのである。医療人類学者のアーサー・クラ

イマン (A. Kleinman) は、このような現実のコンテキストと倫理的考察とを媒介するものが必要だと述べ、社会史やフェミニズム理論、小説などをあげているが、なかでも文化人類学的あるいは社会学的なエスノグラフィーの方法を提唱している[4]。なぜなら、エスノグラフィーを書くためには、調査者自身が現地の人々のモラルと普遍性を持つ倫理との溝に悩み、自分の依って立つ場を批判しつつ、現地のモラルと普遍的枠組みとの接点を求めようと努力するからである。そしてそのような努力の中から、両者の統合のあり方を模索し、現実を変革する何らかのアクションを導き出すことができるはずだと述べている。

そこで、本章では、以下の三つの論点から議論を展開したいと考える。まずはじめに、私がジャワ村落で質問紙調査を行った際の体験に基づいて、「普遍的な」調査倫理を適用する難しさについて述べる。個人の自己決定に基礎をおくインフォームド・コンセントや、自律尊重の考え方は、ローカルなコンテキストにおいてはその意図する機能を果たさない。これらの概念が実効性を持つためには、それを支える社会文化的コンテキストが必要であることを述べる。二つ目に、ジャワの女性たちの身体が家族計画や国際保健医療協力を通して、国家の秩序維持のために管理されている実態を記述し、リプロダクティブ・ヘルス／ライツが実現されているとは言い難いことを述べる。そして、女性の行動を誘導するために用いられるローカルなモラルは、バイオエシックスの基本的な倫理原則とは大きく異なっていることを述べる。さらに、二つ目に、個別の価値と普遍的原理の相克とその間をどのように橋渡しをするかについて考察する。普遍的とされる原理に対して、個別の文化の自律性を主張する考え方の典型として、「アジア的価値」の主張がある。このアジア的価値の主張が西欧を普遍と同一視し、アジアを特殊とする認識の産み出したものであるとするならば、普遍と個別の溝を埋める一つの方策は、西欧とアジアを始めとする非西欧との全般的な格差を縮めることにあるのではないか。ここでも、価値の対立に見える問題が、実は社会・

経済というコンテキストの問題を含んでいることを述べたい。

2　調査倫理と倫理帝国主義

　まずはじめに、そもそもの質問紙調査がどのように執り行われたかを述べておこう。わたしは、1999年から2000年にかけての2週間に、中部ジャワ州の二つの村落ムランゲン村とカユマス村で、20代から60代までの計153名の女性たちに出産と育児に関する質問紙調査を行った。質問は過去の出産の場所や介助者、育児の習慣、行っている避妊法について尋ねるもので、A4版の紙二枚にインドネシア語で書かれたものだった。この質問紙を作る段階で、ムランゲン村の助産婦に、被験者の女性をたちをどのように見つけ、調査を依頼すればよいかを相談した。助産婦は、村のヘルス・ボランティアの手を借りることを提案した。だがその前に、ムランゲン村の村長に挨拶に行き、村の地区ごとにある会館を借りられるように頼んだ[5]。そして私たちはヘルス・ボランティアの家をバイクで一軒一軒まわって、調査予定日に地区の会館に所定の人数の女性たちを集めておいてくれるように頼んだ。私は助産婦と家族計画指導員の男性、通訳とともに、七つの地区で集まってくれた計153名の女性たちに質問紙を配布し、記入してもらうことになった。

（1）　ムランゲン村での調査

　まず、ムランゲン村の四つの地区での様子を述べておこう。朝9時に地区の会館に行くと、子連れの若い女性から高齢の女性までが輪になって座っていた。全員が集まったところで、私が質問紙を配り、助産婦が質問紙の記入の仕方を説明した。助産婦は、説明の最後に必ず「これは健康(kesehatan)のためのものだからね」と付け加えた。すると女性たちは、「わかりました」と言うように一様に頷くのであった。40〜50代以上

の女性は文字を書けないこと多いので、その場合は助産婦や家族計画指導員が口頭で質問して、答えを記入した。また、高齢の人の中には年齢についてもはっきりしない人が多く、50歳、60歳などときりのいい数字を記入する人が多かった。

　記入し終わると、家族計画指導員が用紙を受け取り、内容を点検するかのようにぱらぱらめくっている。そして、自分のポケットからペンを抜いて、あたかも採点するかのように、何枚かの年齢の箇所を書き直していた。

　地区によって、予定された人が全員そろっていないことがあり、その場合は後から家まで行って記入してもらったが、その人数はムランゲンで予定していた被験者96人中わずか2〜3人であった。また、地区の会館に集まらなかった人たちは、「忙しかった」などの理由をあげた上で、自宅で質問紙に記入してくれた。

(2) カユマス村での調査

　カユマス村には、この村に配属されて30年になる非常に影響力の強い助産婦のプルヴァティがいた。プルヴァティは、村の女性たちが免許を持った助産婦に出産の介助を頼まずに、伝統的な産婆(ドゥクン)に介助を頼むことや、産後の儀礼に多くの時間とお金を使うこと、子どもに高等教育を受けさせないことを常日頃から批判していた。また、避妊についてはまず自らの夫にパイプカットを受けさせて副作用がないことを示し、その上で村人にも受けさせるほど政府の家族計画の方針を徹底させるような人であった。したがって、プルヴァティが村の女性たちに行使する力は大きく、村人はプルヴァティを恐れ、彼女の前では何でも「ハイ」と言うことを聞いていた。

　プルヴァティは、三カ所の会館に57人の女性たちを集めてくれた。その中には、女性たちに混じってカユマス村の村長も顔を出していた。プルヴァティが質問紙の項目とその答え方を順番に説明していく。女性た

ちは、その一つ一つに声をそろえて「はい」と相づちをうっていく。記入する段になると、プルヴァティの近くにいる人たちは、彼女に答えを聞きながら記入していた。たとえば、「赤ん坊に何カ月までスウォドリングをしていましたか[6]。また、その時点でスウォドリングをやめたのはどうしてですか」という質問に対して、プルヴァティは「ここの答えは、赤ん坊の機嫌が悪くなって泣くから、ということね。そう、そう書けばいいのよ」と言い、周りの女性たちはそのように記入する。さらに、「末子の出産はどこで行いましたか。またその理由は」という質問に対して、プルヴァティは助産所で産んだ女性たちには「ここの答えには、助産所ならば健康(kesehatan)が保証されるから、という項目を選べばいいのよ」と述べる。そして自宅で産んだ女性たちに対しては、「ここはこう書くのよ。本当は助産所で産もうと思っていたけれど、赤ん坊が早く出てき過ぎたために、自宅で産まれてしまったと書くのよ」と教えるのだった。また同じ質問への別の回答として「本当は助産所で産みたかったのに、赤ん坊がすぐに出てきてしまったのでドゥクンを呼んだ。ドゥクンが来たときには、赤ん坊はもう生まれていた」という書き方も教えていた。女性たちは、通訳と私が見つめているのを知って、居心地悪そうにしながらも、プルヴァティに言われるとおりに記入していた。だが、当のプルヴァティはあたかも当然の行為であるかのように、私たちの目の前で記入すべき答えを口移しで教えていることに、後ろめたさを感じていないようであった。彼女の態度は、あたかもこのような書類を記入するときには、正しい答えがあらかじめ決まっている、あるいは役所に提出する文書については、現実はどうあれ、役所の望む答えを書くものだと言わんばかりであった。

　通訳と私は質問紙調査を終えた後に、介助をしたとされるドゥクンのところに赴いて、質問紙の回答どおりにドゥクンが産婦のところに着いたときには、すでに赤ん坊が生まれていたかどうかを確認した。そして、そうではないと分かったケースや、それ以外にもプルヴァティの言うと

おりに書いたことが明らかなものについてはデータから除いた。結果的に、57枚のうち11枚を除外した。

(3) インフォームド・コンセント

二つの村の調査で明らかなことは、どちらの村でも女性たちははっきりとしたインフォームド・コンセントをとられることなく、調査に参加したことである。唯一インフォームド・コンセントらしき行為としては、ムランゲン村で「これは健康(kesehatan)のためだからね」と助産婦に言われて、女性たちが「はい」と答えたことがある。だがそれ以外には、女性たち自身の明確な意志が聞かれることは全くなかった。このことは、インドネシアでの調査にインフォームド・コンセントが必要ないことを意味するのでなく、むしろそこでは調査許可を得るためには幾重もの関門をくぐらねばならないのである。私の場合も、まずインドネシア科学省(LIPI)で許可を取り、次に中部ジャワ州、県の保健省、そして村長の許可を得た上で、女性たちに集まってもらった。そして、実際に記入する女性たちの意志は、ほとんど斟酌されることがなかったのである。ここでは、調査許可を与えるのは実際に被験者となる女性個人ではなく、国や県、村の長とされている。インドネシアでは、被験者個人に意志があるのではなく、国や県に意志があり、個人はその意志に従って行動するものと前提されているかのようである。もしこのような考え方が彼らのローカルなモラルであるとするならば、そのモラルに反してインフォームド・コンセントをとることは、欧米の倫理を押しつける倫理帝国主義になるのであろうか。

欧米のバイオエシックスの原理に照らしてみれば、このような調査のやり方は、被験者の自律を尊重しているとは言えず、明らかに非倫理的である。では、インフォームド・コンセントをとることは普遍的な原理といえるのであろうか。哲学者のルース・マックリン(Macklin, R.)は相対主義的な見方をするのではなく、原理に即して判断するべきだとして、

次のように述べている。「アメリカで非倫理的とされる調査をアフリカやアジアでしてはならないと言っておきながら、倫理基準は国によって異なるから、西洋の価値を非西洋の国に当てはめるのは倫理帝国主義だというのは矛盾している」[7]。そしてマックリンは、インフォームド・コンセントは欧米の原則なのではなく、普遍的な原則であり、どんな社会にも適用されるべきだと述べる。従ってアメリカでしてはならない調査は、途上国でもしてはならないのであり、途上国にアメリカとは異なる低い基準を当てはめるのはまちがっている、と述べている。他にも彼女は、バングラデシュの例をあげて、原理原則を適用することを主張している。それは、バングラデシュでは女性の被験者には夫の承諾が必要だと現地では言われているが、女性は独立した存在として扱われるべきで、国際的な研究に現地の社会的コンテキストを適用することは倫理的でないと言うのである。

　たしかに、原理原則を重視する立場に立てば、たとえ人々がどのような文化的状況で生活していようと、原則を通すことが倫理的だということになろう。しかし、現に共同体の一員としてその場のローカルなモラルから抜け出すことのできない人々に対して、共同体の倫理にない倫理を要求することは、どのような結果をもたらすのであろうか。そのような具体的な問題を考察するためにこそ、エスノグラフィーが存在するといえる。たとえばこのジャワの村落で、女性たちが集まった場でインフォームド・コンセントを口頭であるいは文書で求めたとしよう。そのときに女性たちのうちの何人が「ノー」と言えたであろうか。役人が圧倒的な力を持つジャワの村において、役人である助産婦や家族計画指導員から説明を受け、さらに「健康のためだから」と言われたときに、その圧倒的な力関係の差の中で村人に選択の自由はない。実質的に選択の自由がない状況で、選択の自由を行使することを村人に要求するのは無意味なことである。どのようなコンテキストであれ、原則を適用することが倫理的だと考えられるとしても、人がコンテキストから離れられない以上、

ただ原則を適用するだけではコンテキストに埋め込まれて生活する人々からは、「イエス」という答えが得られるだけである。ここでは、個人である村人と共同体との関係は、西欧の個人と社会の関係とは異なり、共同体から独立した個人が想定されていないといえる。個人の自律性が想定されていない場では、個々人の間に考えの違いがあることも想定されていなければ、個人と共同体の考えの間にも違いがあるとは考えられていないと言える。そのように考えれば、カユマス村で助産婦のプルヴァティが女性たちに同じ答えを要求し、それがあたかも当然であるかのように振る舞っていたことの意味が明らかになる。アンケート調査を私たちは、人々の間に多様な答えがあることを前提とし、それゆえにこそその多様性を知るために調査するものと考えている。だが、プルヴァティにとっては、個々人の間に多様な答えがあってはまずいのであり、さらに個人の答えと共同体の意志との間に違いがあってはもっとまずいのである。彼女にとっては、アンケート調査はいかに個人が共同体の考えと一致しているか、共同体の意志を個人が実現しているかを問われる場だったのであり、そのために彼女は正解とおぼしき答えを女性たちに教えていたのだと言える[8]。

このように、個人と共同体との関係が西欧とは大きく異なるインドネシアで、個人の意志や自律性にもとづくインフォームド・コンセントを適用しても、それによって直ちに個人の意志が尊重されることになるとは言えないであろう。ただし、そのように言うことは、村長の許可をとっただけで女性たちが調査に参加させられてよいということではない。彼らのローカルなコンテキストを知った上で、インフォームド・コンセントの考え方を、外部の視点として提供することは必要であろう。その上で、どのように調査の同意を得ることが倫理的なのか、私にも答えはわからない状態である。

(4) プライバシーの保護

今回の調査では、女性たちに、これまで及び現在の避妊法について質問を行った。どのような避妊をしているかはプライバシーに属することで、今回のような集団で記入してもらう調査の項目としてはふさわしくないという見方があろう。マックリンが述べたように、アメリカで非倫理的とされる調査をアジアで行うのはいけないことだとするならば、他人に知られるような環境で、避妊法について質問するのはプライバシーを侵害するので非倫理的だということになる。ところがインドネシアでは、西欧の基準から見れば、あきらかにプライバシーに属すると思われることがらが、通常の調査項目として毎年一軒一軒調査され、村ごとに集計されている。たとえば、人々はどの避妊法を用いているかを問われ、用いていない場合にはその理由を以下のうちから選ばなければならないことになっている。一つめは「現在妊娠中で妊婦健診に通っている」、二つめは「子どもがすぐにほしいので」、三つめは「子どもがすぐにではないがほしいので」、四つめは「本来避妊すべきなのにしていない」である。また自分の家の床が土のままかコンクリートでおおわれているかを報告し、それによって家の衛生状態が評価されることになっている。また過去6カ月以内に家族で旅行に出かけたかどうか、さらに役所からのお金の融資を受けたかどうかも質問される。このような調査は同じ村に住む家族計画指導員によって行われ、その結果が他の村人の目に触れることもある。しかし彼(彼女)らはこのような質問を村人にすることを当然の仕事と考え、村人も答えるべき質問ととらえているようである。

少なくとも避妊に関しては、村の女性たちは話題にすることに何ら抵抗を感じていないようであった。結婚したらどの避妊法を用いるかは、あたかも結婚したらどこに住むかと同じような問題で、人に秘密にすることとは考えられていない。避妊は大人の義務であり、結婚すれば誰しもが身につけるものであって、まともな人生を歩むためには必要なこと

と捉えられている。カユマス村の助産婦のプルヴァティは、「幸せになりたかったら避妊しなさい。そうでなかったら毎年子どもを産みなさい」と村人に説明し、家族計画を徹底させることに成功している。村人にとって自分のしている避妊法がプライバシーに当たらないとするならば、問題は避妊に関する質問がプライバシーに属するかどうかではなく、答えたくない質問に答えない自由があるかどうかであろう。何がプライバシーに当たるかは、文化によって大きく異なり、イスラム教徒のように女性の髪の毛を公の場に出すべきでないと考える文化もあれば、女性の年齢をプライバシーと考える文化もある。プライバシーや個人情報の内容や範囲は普遍性を持たされているとは言いがたく、時代や文化によって大きく変遷すると言える。また、そもそも個人が共同体から独立していない社会では、情報が共同体ではなく個人に属するという考え方がない。したがって、プライバシーの概念が生まれるためには、個人と共同体との関係が変わらなければならないであろう。この問題も、インフォームド・コンセントと同様に、それが個人の尊重に結びつくためには、答えたくない場合には答えなくてよいような状況が設定されなければならないといえる。

3 女性の身体をめぐるポリティクス

　女性の身体をめぐっては、リプロダクティブ・ヘルス／ライツの考え方が、国家の人口政策に対抗して女性の自己決定権を守るための概念として提唱されるようになっている。この概念は、芦野由利子が述べるように[9]、国家の政策や慣習的道徳の管理や支配に抗して女性が自己決定することや、権利としての健康が保障されることを要求している。ではジャワ村落で、リプロダクティブ・ヘルス／ライツは守られているであろうか。

(1) 人口政策と女性の自己決定

　カユマス村とムランゲン村では、避妊しない自由はほとんどないかに見えるが、どのような避妊法を用いるかについては選択の自由があるようである。二つの村では人々の選択は、ピル、注射、ノアプラント[10]、IUD、卵管結紮、パイプカット、コンドーム（コンドームはどちらの村も使用者はいなかった）にわたっているが、避妊法の選択にはカップルや女性個人の意志よりも、実際に避妊の処置をする助産婦の意向が大きく影響していた。ムランゲン村とカユマス村は同じ保健所管内の村でありながら、両村の人々の避妊法は大きく異なっている。たとえばムランゲン村の助産婦は、自分自身が注射で避妊をしており、そのために村の女性の多くが注射による避妊を選んでいる。ところがカユマス村の助産婦はもっと徹底した避妊法を好み、先に述べたように夫にパイプカットを受けさせて村人にも勧め、さらに女性たちにはノアプラントという5年間有効の埋め込み式避妊法を勧めている。その結果、カユマス村では全カップルのうちパイプカットが19％、ノアプラントは38％と高率なのに対して、ムランゲン村ではそれぞれ1％と13％である。また、ムランゲンで37％もあった注射は、カユマスではたった2％しかない。

　またプルヴァティは結婚する女性たちに対して、第一子が生まれたらノアプラントを入れ、5年後にそれを取り出して第二子を産み、その後は卵管結紮を受けるように指導をしている。その結果、卵管結紮を受けているカップルは、カユマス村では16％、ムランゲン村でも14％とかなりの割合になっている。このような数字を見ると、同じ狭い保健所管内の二つの村の避妊法の違いは、個々のカップルの選択の結果であるよりは、それを誘導する助産婦の考え方の違いに負うところが大きいと言える。助産婦は国家の人口政策を実際に女性たちに行使する存在として、大きな影響力をもつことがわかる。

　さらに二つの避妊をめぐるエピソードを紹介し、避妊が個々の女性

の自己決定に基づいていないだけでなく、健康被害の可能性も否定できないことを指摘したい。

事例1 カユマス村の保健所では、毎週水曜日が家族計画の日になっている。その日はノアプラントを入れて5年経過した女性たちに新しいノアプラントを入れていた。そのうちの一人は、入れてまだ3年しかたっていないのだが、ノアプラントを取り出して欲しいと言った。プルヴァティは「どうして取り出したいの。子どもが欲しいの」と聞くが、女性は相手を怒らせないように笑顔を作るだけで何も言わない。プルヴァティは「最後まで使わないともったいないから、5年たったら出してあげる」と言って、取り出してやらずに返した。

事例2 ムランゲン村の助産婦の所に朝早く、女性がバイクに乗って腹痛を訴えてやってきた。助産婦が診察すると、もう赤ん坊がそこまで出てきている。女性は信じられないといった表情で、ノアプラントの入った腕を見せた。彼女はすぐに出産になり、無事赤ん坊が生まれた。彼女の話によれば、以前他の助産婦のところで注射による避妊を受けていたが、8カ月前にノアプラントに変えた。そしてその後ずっとノアプラントを入れていたので、妊娠するはずがないと言う。助産婦によれば、おそらく以前の助産婦のところで3カ月ごとに打っていた注射が効いていなくて、妊娠していたのを知らずにノアプラントを入れたのだろうとのことだった。注射もノアプラントも生理が不順になることがあるので、妊娠に気づかなかったのだろうし、その助産婦の作る注射液については、薄めているのか、避妊に失敗するという噂をたまに聞くということであった。この女性は、ノアプラントを入れたまま赤ん坊に授乳するのか、ノアプラントを取り出す必要はないのかと、助産婦に尋ねたところ、助産婦は取り出さなくても問題はないと答えた。

事例1では、女性がノアプラントを取り出したかったのは、副作用に苦しんでいたからかもしれないのに、そのことは全く考慮だにされなかった。そして、避妊をさせる側にとっては、ノアプラントのように個々の女性が自分でコントロールできず、専門家に依存しなければ出し入れできない避妊法の方が都合がよいことがわかる。ここでも個々の女性の意志よりも、避妊をさせたい助産婦の思惑が優先されており、女性の自己決定が実現されているとは言い難い現実がある。

　事例2については、注射やノアプラントがすでに生理不順を引き起こすことが知られているにもかかわらず、それは副作用ではなく、薬の特性として容認されている。そのあげく体内の赤ん坊は胎児のときにも、さらには生まれて以降も母乳を通してホルモン剤の影響を受けることになるが、その長期的な影響は未だ明らかにされているとは言えない。

　このように、国家の「子どもは二人まで」の人口政策は、助産婦や家族計画指導員を通して女性の身体に行使され、その力は女性ばかりか子どもの健康にも影響を与えている。二つの村では、避妊による身体への影響は副作用とはとらえられておらず、副作用はないのかという私の質問に、女性たちは「ない」と答えていた。ホルモン剤による生理不順や不正出血、太ることなどが知られていても、それらは健康上の被害ではなく、それぞれの避妊法の特徴として理解されていた。避妊に多少の身体上の不都合があったとしても、避妊＝幸せな生活と関係づけられているために、避妊をしない結婚生活はあり得ないまでに、人々の意識の中に浸透していると言える。

　さらに、先述のように毎年避妊法の確認の調査が行われるということは、避妊しないことが国家への非協力を暗に意味することになっている。そして、女性の意志とは別のところで特定の避妊法への誘導が行われ、副作用は避妊にまつわる特徴として受け入れられている。家族計画をめぐるこのような現状は、国家の秩序維持が女性の身体を管理することでなされている状況を非常によく示すものと言えよう。

(2) 母子保健プロジェクトとパターナリズム

　カユマス村は、日本のJICAがインドネシア保健省と共に1990年から3年間、母子保健プロジェクトを行った地域であった。JICAはそこでポシアンドゥ（ヘルス・ポストを意味するインドネシア語の略称）と呼ばれる健康診断のための集まりを、住民自らが行えるように組織作りと人材養成を行った[11]。そのときに日本の専門家が、JICAから派遣されてカユマス村で仕事をしたが、プルヴァティはその時のことを次のように述べている。

　「JICAから来た松下さん（仮名）がここでポシアンドゥを立ち上げた。松下さんはとても強力で決めたことは最後までやる人だった。もし来るはずの村人が来ていなければ来るまで待ったし、来なければ家まで行って記入してもらった。以前は来ない人がいたらしかたがないと思ったけれど、今は数字が埋まるまできちんと把握するようになった。JICAが来る前は5歳未満児が月に2人ぐらい死んでいたけれど、今は年に5人以下になっている。JICAは本当によくやったわ。JICAのプロジェクトがあってから、やっと人々が私に協力的になったのよ」。

　村の伝統的習俗を何とか一蹴して、人々の意識を近代化しようと苦慮していたプルヴァティにとって、JICAの後ろ盾は大きな推進力となった。JICAの活動を通じてそれまでプルヴァティに協力的でなかった村人が協力的になり、結果的に彼女の力は強められたのである。JICAのような海外協力は既存の権力組織を通してお金を流すために、既存の権力構造を強化し、既存の秩序をあらためて明確にするように働く。JICAのプロジェクトはプルヴァティを初めとする役人にとって、村人を動かす上で大いに貢献したのである。このことは、逆に住民の側から見れば、住民の自律が弱められることになったのだろうか。

また、JICAなどの海外技術協力や援助がめざす価値は、死亡率の減少、栄養改善、健康への権利、正義などの「普遍的」とされる価値である。そのような価値は、もともと村人の内にあった内的な価値というよりは、彼らの外部にあったものの見方である。具体的には、ドゥクンではなく助産婦による出産介助や妊婦健診の普及、母子手帳の配布などは、村人の主体的な要望に基づいて導入されたのではなく、「普遍的な」価値の実現のために必要とされて、外部から導入されたものである。住民自らが望んだわけではない保健医療プログラムへのパターナリスティックな誘導は、倫理的に正しいと言えるのであろうか。さらにこの誘導によって、これまで伝統的に出産介助を行っていたドゥクンの地位や彼女たちの持つマッサージの技術、出産を取りまく伝統的儀礼などが負の意味づけを与えられ、衰退していくことになる。「普遍的」な価値の提示は、それに当てはまらないさまざまな慣習を因習として貶め、価値の序列化をはかることになる。それは外部の「普遍」と内部のローカル（個別）を対等に並置して、住民の自己決定に基づいて選択可能とするのではなく、明らかな価値付けによって、「普遍」への誘導を行うことでもある。仮に、ローカルな慣習や伝統を近代的な医療や習慣と同じ価値を持つものとして、住民の前に提示することが可能だとすれば、新たな医療は村人にとってさらなる選択肢の増加を意味するであろう。だが現実には、伝統的な習慣は遅れた劣ったものと位置づけられ、近代的なものは優れたものとして提示され、住民は近代的なものを選び取るよう強力に誘導されるのであるから、これはパターナリスティックな介入と言える。もし医師によるパターナリズムが倫理的でないとするのならば、医療協力によるパターナリズムも同じように倫理的とは言えないのではないだろうか。先進国が途上国の母子保健の向上のために行うプログラムは、善意に基づくパターナリズムということにならないのであろうか。

(3) 健康(kesehatan)というモラル

　では、このように近代的なものへの誘導はどのように行われるのであろうか。女性たちが近代的な母子保健に誘導されていく際に持ち出されるモラルについて考察してみたい。この二つの村では、毎年行われる全戸調査や家族計画、ポシアンドゥにおいて、女性の身体は定期的なチェックの対象となる。その際に女性たちに言われることばが「健康のために」である。健康のために戸別調査に回答し、健康のために避妊し、健康のために妊婦健診や乳幼児の定期健診を受けるのである。ここでは健康は個人の権利ではなく、集団の一員としての義務であり、道徳的強制力を持つことばとして使われている。いわば健康ということば自体が個人の健康ではなく、集団の健康、つまり社会の秩序を暗に意味しているのである。言い換えれば、個人の身体と国家が並置され、女性の身体を健康的に維持することと国家の秩序を維持することとが等価に考えられている。女性たちは、社会が健康であるためには、妊婦健診やポシアンドゥに参加し、避妊し、健康な産み方をし、健康のための活動に協力する必要がある。したがって、ポシアンドゥに参加しないことや避妊しないこと、健康のための調査に参加しないことは、秩序を乱す反社会的な行為、反道徳的な行為とされることになる。このように個人と共同体の境界がぼやけ、個人の行為イコール共同体の行為となる社会では、自分の意志で決定すること自体が反道徳的、反社会的行為となりかねない。なぜなら個人の身体に行われる行為は、すぐさま共同体や国家の秩序に関わる行為となるからである。逆に国家の政策は女性の身体の上に実行されることになり、女性の身体は国家政策やさまざまな力の媒体となる。

　このように、ジャワでは個人と共同体や国家の間を媒介するためにモラルがもちだされ、人々の行動を誘導したいときにモラルが動員されることになる。そのようなモラルの一つとして現在では「健康」(kesehatan)があり、伝統的には「相互扶助」(ゴトンロヨン)のことば[12]がある。これら

のモラルは、共同体や国家が、個人を統制する手段として用いる心得やきまりのようなものであり、上が下に要求する命令のようなものである。そのように考えるならば、ジャワにおけるモラルは何らかの絶対的な基準から導き出された理念ではなく、そのときどきの支配者や共同体の維持に都合のいい考え方であるといえる。そもそもジャワにおいては、ローカルなモラルがこのような性格をもつものだとすれば、ある行為が道徳的かどうかの判断は、それが支配者にとって都合がよいかどうかの点からなされる可能性がある。モラルとは、それぞれの社会が自分たちに都合よく作り出してきた生き方であり、文化によって大きく異なるものと言える。

クライマン(Kleinman, A.)は、モラルと倫理とを区別して、倫理とは原理に基づき、理性的、自己反省的、客観的で西欧の伝統に基づくものであるのに対し、モラルは人々のローカルな場での経験に基づき、具体的な文化、政治、経済と結びついたものだと述べている[13]。つまりモラルは多様で、実際に生きられた人々の経験に基づいて生まれるものであるのに対して、倫理は具体的なコンテキストから遊離した原理、原則だとして区別している。とくにアジアやアフリカなどの非西欧の人々にとって、自分たちの生きられた場でのモラルは、西欧生まれの倫理と大きく食い違っている可能性がある。

4 アジア的価値と普遍的原理

ジャワでは生きられた場のモラルが、西欧的な倫理と大きく乖離していることを先に述べたが、このような個別のモラルと普遍的な原理との間を橋渡しすることは可能なのだろうか。言い換えれば、バイオエシックスで基本とされる四つの代表的な倫理原則は、アジアやアフリカなどの非西欧の国々にも適用されるべきなのだろうか。バイオエシックス

は、アメリカ社会特有の価値観を背景にでてきた考え方とされているが、そのような偏りをもつ見方を、西欧以外の地域にも適用することは妥当なのだろうか。たとえば、人権はあらゆる社会に共通の普遍的な権利と言えるのだろうか。これは、1993年にウィーンで開かれた国連の会議で問題になったことである。西欧を初めとする多くの国が、人権を普遍的な人間の権利と位置づけたことに対して、中国やシンガポールは、人権に対するアジア的価値を主張した。このアジア的価値をめぐっていくつかの議論がなされているが、シャオロン・リ(Xiaorong Li)はアジア的価値の主張を四つにまとめた上で、その一つ一つに反論を加えている。そこでまず、彼に従ってアジア的価値の中身を検討し、その上で個別と普遍の間を埋めるために必要な作業について考えたい[14]。

　まず、アジア的価値を主張する人々は、文化によって異なる権利のあり方があり、人権は西欧の社会、経済、文化的状況の中から生まれたもので、アジアにはそのような状況がないと述べている。二つめは、アジアでは個人より共同体が優先されるのに対して、西欧では個人が優先されている。そして西欧的な人権の考え方は個人に基礎をおいているので、アジア的な共同体優先の考え方とは相容れないというものである。三つめは、アジアでは個人の公民権や政治的権利以前に、空腹を満たし着るものを手に入れることのできる経済的権利を重視している。そのような権利が充足されるようになって、はじめて個人の人権が保障されるのだとしている。四つめには、人権は国内問題であり、人権についての法的決定はその国の自己決定権に属するものであって、他国や多国籍機関から干渉されるべき問題ではないというものである。

　このようなアジア的価値の中身は、これまで述べてきたように、ジャワの調査倫理や女性の身体をめぐる議論のなかに非常にはっきりと現れている。確かにジャワ村落のモラルは、彼女らの生きた生活の場から生まれたもので文化依存的である。また、意思決定における個人の自律性が抑制されて共同体の意志が重視されていることから考えて、個人より

も共同体が優先されていることがわかる。さらに、インドネシアは近代化を推し進めるために、国家的事業として家族計画に力を入れ、女性の身体を管理することで国の秩序を維持している。このことは国の経済的発展をはかるために、個人の権利を大幅に制限するものといえる。さらに、インドネシアが国内の人権問題を明るみに出さず、村落の末端まで警察組織を行き渡らせていることは、よく知られている事実である。そしてインドネシアが海外の、また自国の調査者にも自由に調査活動をさせず、村落に許可なく滞在させないという事実は、この国が情報統制を行っていることと関連している。このように見てくると、アジア的価値はそれを支える社会、経済、政治システムと一体であり、それらの支えの上に成り立っていることがわかる。

(1) アジア的価値と社会経済的格差

　アジア的価値の主張は、グローバル化する世界の中で、西欧の価値が世界標準として普遍性を与えられつつあることに対する反動といえる。西欧が普遍性を与えられると、それに当てはまらない価値は非西欧的価値として、一段低い地位を与えられることになる。確かにアジア的価値が主張するように、モラルは国によって異なり、個人と共同体との関係が西欧とアジアとでは異なるのは事実であろう。だが、シャオロン・リが批判するように、人権が西欧の社会で生まれた考え方だから、アジアには適さないという主張は妥当とは言えない。なぜならば、アジアであれどこの国であれ、自国に都合の良い習慣やシステムはたとえ他の国で生まれたものであっても取り入れるからである[15]。資本主義がそうであり、またジャワの例では家族計画がそうである。家族計画はジャワの伝統になかったものであり、むしろ伝統に反するものであるにもかかわらず、国の近代化政策の一環として熱心に推進されている。そのように考えれば、アジアの国々の反発の根拠は、ある考えがその国の伝統に合わないことではなく、西欧以外のあり方が劣ったあるいは遅れた、さらに

は間違ったあり方とされることにある。西欧が普遍とされることによって、自動的にアジアは劣位に置かれるというありようへの異議申し立てではないだろうか。

だが、ここで価値の対立と見られていることが、視点を変えれば、政治、経済の格差の問題でもあることはないのだろうか。クライマンが言うように、モラルが生きられた生活の場に根ざしたものだとするならば、アジア的人権とは、アジアの社会や経済、政治のあり方から生まれたモラルと言える。それに対して、西欧的な人権は、西欧の歴史、社会、経済、文化的状況から生まれた見方であろう。そのように考えれば、アジア的価値とは価値という名を借りたアジアの政治や経済の別名であり、何らかの絶対的基準から導き出された理念ではないことになる。それは、政治や経済のあり方が変われば、それに応じて変わりうるもので、未来にわたってアジア的価値が不変に生き続けるわけではないだろう。仮にアジアが経済的に豊になり、西欧と並ぶ近代化を成し遂げたときにも、アジアの人々が今と同じようなモラルをもち続けるか、またアジアの国がアジア的価値を主張するかは疑問である。モラルがそれを支える社会や経済の上に成り立っていることを考えたとき、社会の変化は人々のモラルの変化をもたらすだろう。

バイオエシックスにおいては、社会的な問題がモラルの問題として、あるいはモラルに還元して語られることがあるとルネ・フォックス(Fox, R.)は述べているが[16]、このアジア的価値の主張も、モラルや価値、文化ということばで議論されてはいるものの、社会、経済、政治の問題として考えることができる。そう考えれば、アジア的価値に代表される個別と西欧的な普遍をつなぐ一つの道は、両者の社会・経済的な格差を縮めることにあるのではないだろうか。また、文化は固定的、不変のものではなく、常に変わりつつあるものと言える。従って、モラルや価値が個別の文化に根ざしているとしても、その文化自体が変化しつつあるとすれば、モラルや価値も固定的なものと考える必要はない。

（2） 外部の視点を提供する

　インフォームド・コンセントや自己決定などの西欧で生まれた倫理原則を、非西欧の国に持ち込むことは、倫理帝国主義にあたるだろうかというマックリンの問いかけに対して、私は帝国主義ということばの中に、すでに力関係の差が組み込まれていることを指摘したい。異なる見方や価値を提示することが抑圧や強制にならずに、異なる視点の提供になるためには、両者の間に力関係の違いがあってはならない。両方の見方が等しく提示されるとき、新たな視点は新たな選択肢として、あるいは視野を広げるきっかけとして受け取られるだろう。

　その意味で、バイオエシックスの四つの原理を普遍的な原理と位置づけることには無理があると思われる。そもそもあるものを「普遍的である」ということは、それに当てはまらないものを特殊か異常だと位置づけることになる。もし四つの原理がアメリカ社会の価値観に基づくものであるのならば、それはアメリカ的なバイオエシックスの原理であって、そのようなものとして提示されるべきであろう。それが普遍性をもつかどうかは、人々がその原理を採用するかどうかにかかっている。また、四つの原理のなかでも自律の原理に関しては、個人主義に偏っており、普遍性を持たないという批判が多くだされている[17]。現実問題として意志決定の主体を個人に限定できるかどうかは、西欧的な価値を持つ社会でも疑わしいし、そもそも個人やパーソンの概念は文化によって異なることが知られている。

　したがって、四つの原理を普遍的な原理としてではなく、外部の視点としてアジアに提示することは、アジアの人々が自分たちのもつモラルを別の視点から捉えなおすきっかけを提供することになる。また、アメリカのバイオエシックスにとっても、四つの原理がアメリカ固有の原理かもしれないと気づくことは、個人主義や自己決定以外の視点があることを知り、視野を広げるきっかけとなるであろう。このように新たな視

点の提示は、問題のとらえ方が一つではないことを知らせることになり、アジアと西欧との対話を産むことになろう。それによって両者のモラルが歩み寄ることができるならば、モラルの変化がやがて共通の倫理の構築につながっていくことが期待される。

注

1 荻野美穂は、『ジェンダー化される身体』の中で、妊娠中絶がときの政治によって、合法化されたり禁止されてきた例をあげ、女性が「日々文化的、政治的現象としての身体をいきつづけていること」(pp. 110-112)を述べている。
2 四つの原理とは、自律 (autonomy)、善行 (beneficence)、無危害 (nonmaleficence)、正義 (justice) である (Beauchamp and Childress 1994)。
3 R. Foxは、「バイオエシックスは、アメリカの社会・文化的なものを当然として扱い、倫理の概念や推論の仕方がアメリカ社会の個別性に基づいていることに気づいていない。そしてその道徳が文化を超越したものだと思いこんでしまっている」(Fox 1990:207, Fox, R. and J. P. Swazey 1984)と述べている。
4 A. Kleinmanは、人々にとって意味があるのはその地域のローカルなモラルであり、人々の日常からかけ離れたモラルを人々に適用することは無意味だと述べる。その一方で、貧困や不正義の中で生活する人々にとって、貧困や不正義がローカルな場のモラルになっているとしても、それを超えるモラルを提唱できなければ、わたしたちは人権を擁護したり大量殺人を批判することはできないと述べる。そして、彼はローカルなコンテキストと普遍的な原理の橋渡しをするものとしてエスノグラフィーによる理解を提唱している (Kleinman 1999)。
5 地区の会館はポシアンドゥ (ヘルス・ポスト) と呼ばれ、5歳未満児の定期的な健康診断が行われる場所である。
6 スウォドリングとは、生まれたばかりの赤ん坊の身体を布でぐるぐる巻きにする習慣で、ジャワでは通常生後3カ月頃まで行う。年配の人たちは、スウォドリングをしないと赤ん坊の手足が曲がったままになってしまうと説明している。
7 Macklin, R. 1999: 187.
8 プルヴァティのように、政府の方針に従って出産の近代化を押し進めなけ

ればならない立場の者にとっては、ドゥクンによる出産はあってはならないものである。プルヴァティは毎月の出生報告書を作るときに、介助者がドゥクンであってもビダン(助産婦)と記入している。私がなぜドゥクンの介助であってもビダンと記入するのかと問うと、プルヴァティは「出産はビダンの監督の下にドゥクンが介助してもよいことになっているので、ドゥクンが介助してもビダンが介助したことになる」と答えていた。

9　「リプロダクティブ・ヘルス／ライツは、国が、いつ誰と何人子どもを産むか産まないかに介入することに「ノー」という。性に関することや産む産まないの選択は、個人、とくに女性の自由意志に任せられるべきであり、国の人口政策や優生政策、宗教や家父長制、慣習的道徳などによって支配され管理されてはならない。これが、リプロダクティブ・ヘルス／ライツの根本にある考えである」(芦野　2000:111)。

10　ノアプラントとは、合成ホルモンの入ったマッチ棒大の6本のカプセルで、これを女性の皮下に埋め込むと、5年間という長期の避妊効果が得られる。女性は通常上腕部の皮下に埋め込む。

11　ポシアンドゥとは、乳幼児死亡率の減少をめざすという明確な目的を持ち、プライマリーヘルスケアの原則に基づく住民主体の健康組織であり、1985年以来政府の重要な政策課題として推進された。5歳未満児と妊婦を対象に、毎月1回定期的に村内において、母子保健、家族計画、予防接種、栄養改善、下痢症対策の5項目の保健サービスを住民が主体的に行う活動である。管理運営、受付と体重測定、住民への指導、記録や報告など、予防接種以外の業務は原則的にボランティア(カデール)が行っている。(中村　1996: 98)また、JICAのプロジェクトに関しては、国際協力事業団インドネシア共和国　家族計画母子保健プロジェクト　1994を参照。

12　ゴトンロヨンとは、「相互扶助」「助け合い」「お互いさま」のような意味で用いられる。集落の人々が共同で井戸を掘ったり、家を建てたりするのがゴトンロヨンであり、出産もゴトンロヨンの機会だと年配の女性たちは述べていた。

13　Kleinman, A. 1998.

14　Xiaorong Li 1996.

15　Xiaorong Li 1996: 20.

16　R. Foxは、NICUでの重症新生児の治療の打ち切りを例に述べている。バイオエシックスでは、未熟児の治療をどこでうち切るかというモラルジレンマとして語られるが、そのような赤ん坊の多くが非白人の貧しい10代の女性たちから生まれているという事実がある。バイオエシックスでは、そのような社会的、政治的な問題が、倫理的問題に還元されてしまっている。そして、

議論を倫理的問題と名づけてしまうことで、社会的問題を倫理にすり替えてしまう危険性を指摘している(Fox 1990)。
17 Fox R. 1990, Marshall, P. A. 1992, Thomasma, D. C. 1997.

引用文献

荻野美穂『ジェンダー化される身体』勁草書房　2002
Beauchamp, T. L. and Childress, J. F.(1994), *Principles of Biomedical Ethics*, New York: Oxford.
Fox, R.,(1990) "The Evolution of American Bioethics: A Sociological Perspective," In G. Weisz(ed.), *Social Science Perspective on Medical Ethics*, University of Pennsylvenia.
Fox, R. & J. P. Swazey(1984), "Medical Morality is not Bioethics: Medical Ethics in China and the United States," *Perspectives in Biology and Medicine* 27(3): 336-360.
Kleinman, A.(1998), "Experience and its moral Modes: Culture, Human Conditions, and Disorder," *The Tanner Lectures on Human Values*, Vol.20: 355-420.
Kleinman, A.(1999), "Moral Experience and Ethical Reflection: Can Ethnography Reconcile Them? A Quandary for 'The New Bioethics'," *Daedalus*, Vol.28 No.4: 69-97.
Macklin, R.(1999), *Against Relativism*, Oxford UP.
芦野由利子(2000)、「日本におけるリプロダクティブ・ヘルス／ライツ政策」、原ひろ子・根村直美共編『健康とジェンダー』明石書店。
中村安秀(1996)、「開発途上国の母子保健」、厚生省『開発途上国における母子保健に関する研究班最終報告書』東京大学医学部小児科。
国際協力事業団 インドネシア共和国 家族計画母子保健プロジェクト(1994)、『インドネシア共和国家族計画母子保健プロジェクト最終報告書』。
Marshall, P. A.(1992), "Anthropology and Bioethics," *Medical Anthropology Quarterly* 6(1): 49-73.
Thomasma, D. C.(1997), "Bioethics and International Human Rights," *The Journal of Law,' Medicine & Ethics*, 25(4): 295-306.
Xiaorong Li(1996),"'Asian Values' and the Universality of Human Rights," *Report from the Institute for Philosophy & Public Policy*, Vol.16 No.2: 18-23.

6 癌告知患者の医療上の問題
──主として外科の立場から

熱田友義、川村健、直江和彦、奥芝知郎

1 はじめに

　癌、特に進行性癌治療にあたる一般医は、治療経緯のなかで終末期医療に直面し、患者の死をしばしば経験する。なかでも侵襲の大きい手術をもって、癌の治療に携わる外科医は、周術期から終末期にいたるまでの身体的および精神的管理において、難しい局面に立たされることがある。わが国では、終末期医療を積極的に行う施設が未だ少なく、また手術を受けた患者は執刀医に術後の治療を委ねることを希望することもあって、急性期医療を扱う一般市中病院で癌患者の死を認めることが多い。

　外科における癌告知は、手術をすることを前提として行われ、さらに手術方法を説明し、術後合併症を説明し、そして予後などについて説明する。その際、患者本人が説明をよく理解したうえで、治療法を選択す

6 癌告知患者の医療上の問題　125

るが、患者が説明を十分に理解できたかどうかか大きな問題となる。そこで短期間であったが、術前に癌を告知した患者の受け取り方と手術に関する理解度などについてアンケート調査をし、さらに術後患者が安定した時期にインタビューし、術後どうなったかについて検討したので報告したい。

2　背景因子

対象者は小樽地域で、人口は約18万人、そのうち65歳以上の占める割合が22.6％という典型的な高齢化地域である。当院の病床数は240床で1999年1月から12月31日までに扱った患者数は入院85,249人、外来179,327人であり、この地域医療圏では中規模の急性期病院として位置づけられている。しかし、年々病院で死を迎える患者が増加し(図-1)、癌死の症例ともに同様な傾向にあり、静かに死を迎える環境を整えるために、病

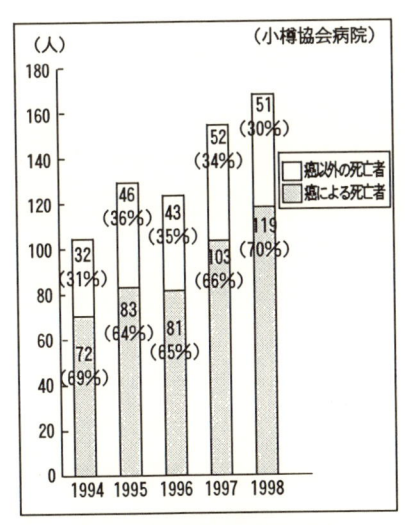

図-1　癌死亡者の年次的推移
　　　（小樽協会病院）

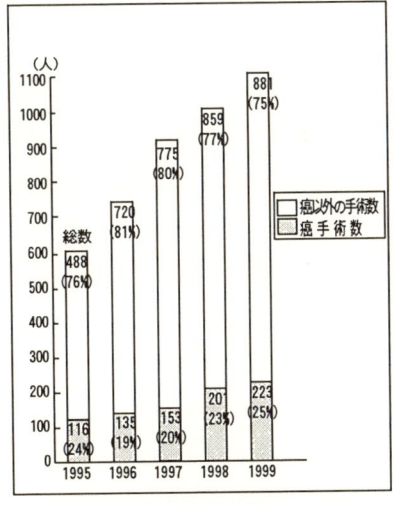

図-2　外科癌手術の年次的推移
　　　（小樽協会病院）

院と医療関係者がいつも心配りをしているのが現実である。また外科においては、**図-2**に示すように手術症例が増加するにつれて癌手術症例も増えて、急性疾患を扱う病棟において終末期医療をも担当している。

3 研究対象

1999年7月1日から12月31日まで、当科手術症例中、癌病床は100例で、術前に癌告知をした症例は53例であり、これらを告知例と非告知例に分けて検討とした。

4 研究方法

(1) 外科医：卒業後14年から37年の臨床経験をもつ4名の医師が担当した。
(2) 告知方法：事前に患者家族と面談し、前にかかった医師からの病名告知の有無、患者の性格、癌の進行度、家族構成、特にキーパーソンとの関係などから告知の可否について話し合った。そこで告知の了解が得られたときに、患者、家族、それに看護婦の立会いのもとに、約1～2時間かけて、静かな個室にて、できるだけ平易な言葉で、癌の告知、手術法、合併症、予後について説明した。告知は可能な限り午前中に行い、夕方病室を訪問し、患者の精神状況を把握するように努めた。
(3) 意識調査：数日後、患者が平静さを取り戻した段階でアンケート用紙(表-1)に記入を依頼した。さらに手術後、患者が身体的精神的に安定したと医師が判断したとき、術前に告知した医師とは別の医師が患者にインタビューし、告知についての意見、治療法などの理解度、術後の心理的変化などについて尋ねた。

表-1 アンケート用紙

```
医師の病状説明に対する御意見
北海道社会事業協会小樽病院　外科

　今回の入院に際し、医師より病名、病状、治療法、経過の概要などにつき
説明を受けられたことと思います。つきましては、以下の点につき、率直な
御意見をお聞かせ下さい。
　尚、このご意見によって、不利益を被る事はまったくありません。
　5段階評価で、数字を○で囲んで下さい。
例：1　はい、よくわかった、そう思う
　　2　比較的わかった、まあそう思う
　　3　どちらとも言えない
　　4　よくわからない
　　5　いいえ、ほとんどわからない、そう思わない

御氏名　　性　男・女　年齢　　歳　担当医

1　病名を告げられてよかったですか。　　　　　　　　　(1　2　3　4　5)
2　治療法については理解できましたか。　　　　　　　　(1　2　3　4　5)
3　医師の言葉は理解できましたか。　　　　　　　　　　(1　2　3　4　5)
4　十分な説明が為されたと思いますか。　　　　　　　　(1　2　3　4　5)
5　担当医を信頼できますか。　　　　　　　　　　　　　(1　2　3　4　5)
6　病名を告げられて不安になりましたか。　　　　　　　(1　2　3　4　5)
7　治療法（手術）に対する不安はありましたか。　　　　(1　2　3　4　5)
8　最も知りたい事が告げられましたか。　　　　　　　　(1　2　3　4　5)
9　知りたくない事もありましたか。　　　　　　　　　　(1　2　3　4　5)
10　家族、親類にも同様の説明が必要と思いますか。　　 (1　2　3　4　5)
11　その他、ご意見のある方は、遠慮なくお書き下さい。

　　　　　　　　　　　　　　　　　　　　　　平成　年　月　日
```

5　結果

　表在臓器癌（乳癌、甲状腺癌）、胸腹部内臓癌（食道癌、肺癌、胃癌、肝胆膵癌、結腸直腸癌）に分けて検討した。アンケートを回収できたのは、53例中26例で49％の回収率であった。

(1)　表在臓器

乳癌26例(28〜90歳、平均56.3歳、全例女性)、甲状腺癌1例(58歳、女性)に

対して全例癌を告知し、アンケートを回収できたのは、11例であった。病期は他臓器に転移を認めたstage IV 2例を含み、各病期にわたっていた。

アンケートでは、患者の癌告知は全例が認め、治療に関する理解度は11例中1例が「なんともいえない」で、他の例は「よくわかった」と答えている。「癌告知に不安を覚えた」は4例、「手術に対する不安」4例、「最も知りたいことが伝えられなかった」2例であった。インタビューでは、主治医への信頼度が高く、告知を受容し、治療法について理解しているとの印象を受けた。しかし、若年者で乳癌患者の意見は聞けなかった。

(2) 胸腹部内臓癌

(1) 非告知群(平均66.7歳、男性28例、女性19例)——告知しなかった理由は、進行癌(48%)、家人の希望(18%)、高齢者(18%)、精神病患者(4%)、その他(18%)であった。
(2) 告知群(平均64.3歳、男性29例、女性7例)

① 食道癌

5例中1例(72歳、男性)に告知した。アンケートでは患者は病名告知を認め、病状、治療法をよく理解できたが、病名告知、治療法についてはいささか驚きと不安があったと答えている。インタビューでは病名告知を認めるが、「癌」という言葉に衝撃を感じたと答えている。手術を受けるか否かで迷ったが、主治医の説明に納得し、手術を受けることを決意したと答えている。

② 肺癌

7例中6例(平均68歳、全例男性)に告知した。病期はstage Ia 1例、その他stage IIa以上の進行癌であった。アンケートは5名から回収できた。患者は全例告知を認め、治療法についての説明を理解でき、主治医を信頼できたと答えている。病名を知り、不安感をもたなかったというのと少しもったというのがほぼ半数であった。1例はstage IIIa(70歳、男性〈企

業家〉)の進行癌で、術後10カ月で亡くなったため、インタビューはできなかったが、主治医と看護婦スタッフによれば、身の回りを整理し、穏やかな表情し、感謝しつつ死を迎えとのことである。他の症例のインタビューでは、半数が告知に衝撃を受けたが、大きな侵襲の手術を受けたにもかかわらず、穏やかな表情と態度で「死」を許容し、そのうえでこれからの生を積極的に生きようとしていた。患者は複雑な手術法を十分に理解していなかったが、主治医との信頼関係はよく保たれていた。

③ 胃癌

23例中9例(平均60.6歳、男性8例、女性1例)に告知した。アンケートでは、4名の回答を得た。患者は告知を認めているが、病名を知って不安となり、術前に一層不安を感じた人が半数あった。ほとんどの症例が病気に理解を示したが、1名は知りたくないことも告知されたと述べている。インタビューでは、手術の説明は理解できたが、術後の予想外な苦痛を話した人が2名あった。また患者は予後についてはしっかりと受け止めていた。

④ 肝胆膵癌

3例中1例(60歳、女性)に告知した。アンケートでは、病気について十分な説明を受け取ることができなく、多少不安であったという答えがあった。インタビューで知ったのだが、患者は当科の前に他科で既に病名を知らされており、そのときに強い衝撃を受けたとのことである。しかし、当科での説明に満足しており、今では病名を知ったことで、退院後安心して生活ができると話をしていた。ただ転移などについて多少不安があると答えている。

⑤ 結腸直腸癌

35例中9例(平均60.7歳、男性4例、女性5例)に告知した。アンケートを回収できたのは4例であった。患者は全例告知を認めている。説明についての理解は十分になされたと答えている。主治医に対する信頼度も高い。病気と手術に対する不安は半数あった。インタビューでは、患者は身辺

整理をし、今後の生活の質(QOL)を大切にし、趣味を楽しみに生きると答えたのは女性に多い。また患者は「死」を覚悟し、許容していた。患者は選択肢の少ない術式のためか、比較的理解できたと思えたが、予後に対する不安が聞こえた。

6 考察

　短期間で、しかも限られた症例の検討であったが、いくつかの問題点が提起されたと考える。

　多くの患者は癌告知を受けて動揺し、目前に迫り、想像もできない難解な手術の説明内容を理解できたか否か、を知ることは難しかった。また今回のアンケート調査にも問題があった。医療者側が作成した設問に対して、患者の回答にバイアスがかかることが懸念されたし、また今回のアンケート調査はパワーゲームにもなりかねない面があった。このような研究の調査評価に第三者機構が望ましいとの意見もある。心理分析の経験のない外科医が、インタビューに携わることにも問題が残されている。

　外科医としては14年以上の臨床経験をもつ4名の担当医が、十分と考える状況設定と平易な言葉で説明して、患者から約50％の回答を得た。癌告知をし、手術説明と手術を行った同一の医師が対象患者をフォローアップすることから、回答をあえて強要しなかたこともあったためか、回収率は高くはなかった。むしろ、無回答の患者に癌告知が大きな心理的葛藤を与えたことも推測される。

　回答者の殆どが告知を受けて良かったとして、手術の説明を理解できたと答えている。インフォームド・コンセント(IC)の構成要素は、(1)開示、(2)理解、(3)自発性、(4)能力、(5)同意からなるとされる。患者が癌に対する外科手術の実際を知り、この手術の遂行と非遂行の結果と

して予想されることと起こり得る術前、術後の合併症の可能性を理解した後に同意にいたる。法律的な観点からも、医師が手術前に十分な説明をし、同意を得ることを義務づけられている。しかも術後のインタビューでは、医師の嚙み砕いた説明と真摯な態度に「この先生は信頼できる」ことで、医師に権限付託しているケースが多くみられるが、それが正しいインフォームド・コンセントであったかは問題である。患者の真の自律に立ったインフォームド・コンセントが成立することは非画一的な対象患者であり、しかも高齢化の進んだ当地域のような環境において難しいように思われる。胸腹部内臓癌の患者には、複雑な手術方法や術後合併症についての理解が難しかったが、治療法に比較的選択肢の少ない疾患ではある程度理解されていた。

　インタビューで、生きることへの強い意欲を十分にもつとともに、病気との共存の姿勢もみられ、身辺整理などにみられた死に対する認識を多くの患者に認めた。また、一般的に告知を躊躇するようなstage IIIaの肺癌症例のように、身辺整理をして穏やかな死を迎えたことは、覚悟した死に対して残された生を積極的に生きようとする態度で、非告知例との比較はできないが、患者が癌告知を選択したことは意義があった。

　無回答の患者に対する担当医の印象は、心理的変化の情報はないものの特別な感情の乱れもみられず、入院中も外来治療においても、医療者側と良い関係を保っていると言っている。ここで、興味のあることは、表在臓器癌と胸腹部内臓癌との告知例に大きな差があったことである。表在臓器癌、特に乳癌は4年前より全例術前に告知しており、今回もこの方針にしたがった。胸腹部内臓癌は殆ど他院から、あるいは他科からの紹介患者であり、前にかかった医師の説明や患者の情報を得て告知するか否かを決めた。医師あるいは家族の意向で告知を決定することについて意見があるところであるが、このことについては今後の検討としたい。

　一般に、表在臓器癌は直視下に病状を観察でき、予後も比較的良好で

あるが、内臓癌は診断が難しく、術後経過の中でさまざまな障害が予測されされ、治療成績も未だ満足とは言えない。疾患の絶対的な予後について差があって、患者側と医師側に関して微妙な影響を与えた可能性がある。最近、多方面からの癌の外科治療に大きな変遷があり、特に乳癌では縮小手術とともに内分泌、化学療法の開発による治療あるいは延命成績やQOLに関する情報開示がなされている。これらの情報によって、乳癌患者はすでに患者教育がなされ、癌告知を受け入れやすくされ、医師の説明を理解できたと考える。

　患者教育が将来の癌治療に大きな影響を与え、癌に対する情報を医師と患者が如何に共有するかが問題となろう。インターネットなどによるセカンドオピニオンを知ることやバーチャルリアリティを活用した手術方法の可能性もある。

　癌告知が患者に如何に深刻な精神的ショックを与えるかは、多くの報告や体験から知ることであるが、医師の態度と患者の死生観によって精神的苦悩を軽減させることが最も大切なことである。

　終末期に入り、患者の死にいたるまでの精神的葛藤に直面するときに、多くの外科医がその対応にしばしば苦慮する。癌告知をされていない患者が日に日に病状が悪化し、医師としての治療法と患者の期待感との乖離を如何に説明すべきかに悩み、次第に患者の医療者に対する不信感や不快感がつのる。医師にとって病室訪問も必然的に大きな負担になるが、このような症例に遭遇する度に、癌告知とインフォームド・コンセントとの重要性を痛感させられる。また、精神科医の対診が必要なときでもある。

　医学教育および卒後教育において、医療者としての実際的な終末期医療の学習や死の教育は欠かせない重要な課題である。

　次に、告知後の患者への肉体的および精神的支援に対する問題であるが、この点について強調されなければならないのはチーム医療である。我々は患者に癌告知するときに、つねに看護婦が同席し、医師の説明と

患者と家族の態度、反応、発言内容を記録し、それぞれが医師チームと看護チームとに記録内容を周知徹底し、連絡を保ちながらケアに臨んでいる。一般に強調されることであるが、チーム医療が確立されなければ、告知により多くの弊害をきたしかねない。

　短期間であったが、この臨床研究を契機として手術前の癌告知症例は確実に増えた。医療者の体験から得た工夫と患者・医療者間の信頼の向上に努めるとともに、さらに患者の自己決定権を尊重した研究の積み重ねが終末期医療の実践に重要な役割を果たすと考える。

7　結語

(1)　癌手術症例100例中、術前に癌告知を行ったのは53例であった。アンケート調査およびインタビューに応じた26例を対象に外科の立場から医療上の問題点について検討した。

(2)　患者は全例癌告知を肯定した。術式と予後の説明に対する理解度は、表在臓器癌疾患者では比較的よく、胸腹部内臓癌疾患者、とくに複雑な術式については十分でなかった。むしろ、医師に懇切な説明と親切な態度に共鳴し、手術を承諾した症例が多かった。

(3)　術後のインタビューで、QOLを考慮した生活態度の選択や死を再認識したという意見が多かった。

(4)　症例を選択した術前の癌告知は、患者の術後経過認識と術後治療の協力を得ることで意義があった。

参考文献

(1)　R. フェイデン／T. ビーチャム『インフォームド・コンセント』酒井忠明、秦洋一共訳、みすず書房、1994年
(2)　宮地尚子「癌告知をめぐる日本の医師の死生観」(前編)、『ターミナルケア』4号、427-433、1994年
(3)　宮地尚子「癌告知をめぐる日本の医師の死生観」(後編)、『ターミナルケア』4号、497-504、1994年
(4)　浅井篤、永田志津子、福井次矢「患者の選好に基づく臨床倫理決断」、『生命倫理』Vol.9、No.1、42-47, 1999年9月

7　脳死臓器移植と自己決定

宮内　陽子

1　はじめに

　1997年10月に施行になった「臓器の移植に関する法律」(以下「移植法」)は、その第6条で、脳死した人の身体を含めた死体からの臓器摘出は、その人が生前に臓器提供の意思を表示していた場合、一定の条件の下で可能であること(第1項)、この脳死した人の身体とは、臓器移植が予定されている、全脳死判定を受けた人の身体をいうこと(第2項)、この判定は、当人がそれに従う意思を表示している場合に、一定の条件を満たしている限りにおいて行うことができること(第3項)、を規定している。
　ここには、大きくいって二つの問題があることに気づく。第一は、脳死者からの臓器摘出が、当人の脳死判定を受ける意思の表明を俟って許されるという点であり、第二は、したがって脳死が人の死であるのは、

臓器提供のために脳死判定を受ける者に限られるという点である。

　前者は死の自己決定権の問題として、後者は死の二義性の問題として捉えられる。以下、2では「移植法」成立の過程でこれら二つの問題が浮上してきた経緯を見、次いで3と4で自己決定権の問題を、5で死の二義性、いわゆる「二つの死」の問題を取り上げる。

2　臓器の移植に関する法律

　「移植法」は成立までに2段階の修正を経ている。生命に関する自己決定権および死の二義性という上に述べたわれわれの課題にかかわる規定が盛り込まれたのは、その第二次の修正の際であった。

　いま、この法律のおおよその成立過程を顧るならば、1985年2月に発足した中山太郎衆議院議員を会長とする生命倫理研究議員連盟の、臓器移植法案を議員立法として国会に提案しようという動きは、総理大臣の諮問機関「臨時脳死臓器移植調査会」による最終答申が行われた（92年1月）のち、同連盟の「臓器移植法（仮称）について（検討メモ）」（92年4月）、衆議院法制局の提示した「臓器移植に関する基本的事項（検討メモ）」（92年5月）および「臓器の移植に関する法律案（仮称）に盛り込む基本的な事項（案）」（92年10月）、脳死及び臓器移植に関する各党協議会（92年12月発足）による「臓器移植法案（仮称）の骨子（協議会検討素案）」（93年5月）、同協議会の「臓器移植法案（仮称）要綱（案）」（93年12月）、臓器提供手続きに関する厚生省ワーキンググループの指針骨子案（94年1月）、等の形をとりながら次第に具体化され、1994年4月12日、「臓器の移植に関する法律案」が森井忠良衆議院議員ほか14名による議員立法として第129回国会に正式に提出された。

　この法案の本会議における趣旨説明は同年12月にようやく行われたが、実質的な審議には至らぬまま、その都度次期国会に継続審議として

先送りされるという事態の相次ぐ中で、法案内容の修正の動きが起こり、1996年6月、中山太郎議員らによる第一段階の修正案が提示されることになった。それは、脳死者からの臓器提供の承諾要件は本人の意思が不明の場合は家族の意思で足りるとした法案に、臓器摘出を本人の書面による意思表示があり、かつ遺族が拒まない場合に限定する、という内容の手直しを施すものであった。

1996年9月の衆議院解散によって、この修正案も廃案となったのち、同じ内容のものが12月の第139回国会に再提出され、この脳死説を前提にした中山案が、翌97年4月24日の衆議院本会議において、脳死を人の死としない考えに立つ金田誠一衆議院議員らの対案を退けて、3分の2の賛成多数で衆議院を通過した。

翌5月、参議院での法案審議では「金田案」と同趣旨の猪熊重二参議院議員らによる「猪熊案」も審議されたが、関根則之参議院議員によってまとめられた最終法案は、中山案に、猪熊案を勘案したとも思われる再度の修正を加えたものであった。修正の眼目は、「はじめに」に触れたように、臓器移植の場合に限って脳死を死とすること、臓器移植が予定された脳死判定は、本人がその意思を示し、家族もそれを拒まないことを条件に行なうこと、にあった[1]。

1997年6月17日の参議院本会議で行われたこの第二次修正案に対する採決の結果は、賛成181、反対62。次いで衆議院に回付された法案が、本会議で賛成323、反対144の賛成多数を得て可決成立した。これが現行の「臓器の移植に関する法律」である[2]。

この第二次の修正によって、法案は、われわれが冒頭に掲げた二つの問題、すなわち脳死判定の自己決定、および、死の二義性、いわゆる「二つの死」という重大な問題を抱え込むことになったのである。

以下、この二つの問題を順次論ずる。

3 自己決定権

(1) 自己決定権と日本国憲法

「移植法」第6条は、臓器提供のための脳死判定を受ける受けないは当人の自由な意思によるとするが、ここで、仮に二つの場合を想定してみよう。一つは脳死を死と考えている人の場合であり、いま一つは脳死を死とは考えていない人の場合である。前者にとっては、脳死と判定されるのは、死を死であると改めて判定されることにすぎず、それは本人の与える臓器摘出のいわば「許可証」として必要とされるだけであるが、後者にとっては、臓器提供のために「死んではいないが、(脳死説の死の概念に従って)死んだことにしてもらう」ことに他ならず、当人はやがて臓器の摘出によって否応なく古典的な意味の死を迎える。

そのような判定を受ける自由、死を自己決定する自由の根拠はどこに求められるのであろう。一般に自己決定権の根拠は、自己破壊の権利までも根拠づけることができるのであろうか。

憲法上で自己決定権が論議されるに至った背景には、昨今の生命維持医療など新しい医療技術使用の諾否に関する自己決定の自由の問題があるといわれる。日本国憲法には、自己決定権を保障する明文の規定はないが、一般には、「すべて国民は、個人として尊重される。生命、自由及び幸福追求に対する国民の権利については、公共の福祉に反しない限り、立法その他の国政の上で、最大の尊重を必要とする」と謳う第13条の後段、いわゆる「幸福追求権」が、基本的人権を保障する包括的な規定であるとして、そこに自己決定権、人格的自律権の根拠が求められている。この幸福追求権は、憲法学者によってどのように論じられるのであろう。

たとえば、佐藤幸治教授は、幸福追求権とは、人が「人格的自律の存在として自己を主張し、そのような存在であり続ける上で必要不可欠な権利・自由を包摂する包括的な主観的権利である」[3]とされる。教授によ

れば、人格的自律性を基本的特性としつつ、各種の権利・自由を包摂する包括性を備えたこの一般的・包括的自律権は「基幹的自律権」と呼ぶべきもので、それはこの自律権に統合されつつそこから派生してくる「派生的自律権」と併せて、人格的自律権(自己決定権)の二つの次元、ないし二つの側面をなす。このことは、権利に核となる権利と派生的な権利の区別を認め、人格的自律権が種々の人権の派生してくる大本の権利であると同時に、それら種々の人権と並ぶ個別的な権利の側面をももつ、という考えに基づく[4]。

(2) 基幹的自律権と個別的自律権

このように人権の保障を「基幹的自律権」の観点から捉えようとされる佐藤幸治教授の意図には、脳死臓器移植に関する自己決定権の根拠を明らかにしたいという我々の目下の関心にも大きな関わりをもつ狙いが含まれていると思う。

佐藤教授は人権の保障について、「基幹的自律権」の観点に立つことの意味を3点挙げておられるが、それが憲法による人権保障の有機的・動態的な把握を可能にする、という第一の意味に加えて、人権と人間の生・死とのかかわりを明らかにして医療における自己決定権等を俎上に載せることを要請すること、さらにそれによって、憲法に明文化された個別的人権規定が「基幹的自律権」を実現すべく期待されつつも、完全には覆うにいたらぬその残余の部分を、憲法第13条が補充的に保障すると考えうることを、それぞれ第二、第三の意味として指摘された[5]。

憲法第13条について、それは基本的人権保障に関する一般的・包括的な規定であって、幸福追求権を含む基本的人権が最大の尊重を必要とするという理念の宣言に他ならず、そこから直接に個別的・具体的な権利を基本的人権として主張することはできない、とする説があるが[6]、佐藤幸治教授は、とくに第13条後段の幸福追求権について、それは各種の権利・自由を包摂する包括性を備え、それらの保障を一般的に宣言した

ものであり、基本的人権の保証を根底において支え統合する「基幹的自律権」ではあるが、同時にまた「個別的自律権」の側面をももち、憲法第14条以下の個別的条項によって覆い尽くせぬ権利でなお「基幹的自律権」の実現に必要なもの、ないし人格的生存に不可欠なものがそれによって補充的に保障される、と考えておられる[7]。

憲法第14条以下の個別的条項は、「個別的自律権」規定でありながら、それぞれ特定の名称をもつためにあえて自律権とは呼ばれず、第13条によって補充的に保障されるもののみに「個別的自律権」の名が与えられた[8]。

それでは、「基幹的自律権」「個別的自律権」は具体的にどのような内容のものなのであろうか。佐藤幸治教授は、「幸福追求権」を八つに類型化される。すなわち、①生命・身体の自由、②精神活動の自由、③経済活動の自由、④人格価値そのものにまつわる権利、⑤人格的自律権（自己決定権）、⑥適正な手続的処遇をうける権利、⑦参政権的権利、⑧社会的権利、である。このうち、②、③、⑧は憲法の個別的規定によって（②は第19、20、21、23条によって、③は第22、29条によって、⑧は第25〜28条によって）それぞれ保障されると考えられるので、「幸福追求権」が補充的に保障するのは①④⑤⑥⑦である[9]。

(3) 限定された自己決定権

以上の類型のうち、生命にかかわる自律権を目下の主題とする我々にとって特に問題なのは、⑤の人格的自律権（自己決定権）であろう。

「基幹的人格的自律権」が最も広く捉えられた自己決定権であるならば、先の①④⑤⑥⑦は限定された自己決定権であり、そこに含まれる⑤の「人格的自律権」はさらに限定された最狭義の自己決定権である。この最狭義の自己決定権が関係するのは、

(1) 自己の生命、身体の処分にかかわる事柄、

(2) 家族の形成・維持にかかわる事柄、

(3)　リプロダクションにかかわる事柄、
　(4)　その他の事柄、
の四つであるとされるが、(1)の「自己の生命、身体の処分にかかわる事柄」をめぐる自己決定権は、人の生と死に関する最も根源的な自律権であって、尊厳死、治療拒否、インフォームド・コンセント、などに関する権利がそれであり、これら諸権利の根拠はここに求められることになる[10]。

　ところで、このように最狭義の自己決定権の関係する「自己の生命、身体の処分にかかわる事柄」は、(2)以下の「家族の形成・維持にかかわる事柄」等々と並んで狭義の自己決定権にくくられ、この狭義の自己決定権は同時に、先に挙げた「生命・身体の自由」、「人格的価値そのものにまつわる権利」等々の他の諸類型とともに、基幹的自律権という広義の自己決定権の内容の一部を構成する。人の生と死に関する根源的な自律権であるべき「自己の生命、身体の処分にかかわる事柄」を対象とする権利は、最狭義の自律権としては、治療拒否、尊厳死、インフォームド・コンセントなどに関係する新しい権利でありながら、それは同時に、広義においては憲法の人権保障を根底的に支え統合する大本の「基幹的自律権」でもあるのである。

　こうして、我々は生命に関する自己決定権の保障を、憲法第13条の幸福追求権に求めうることを知るのであるが、それでは、生命に関する自己決定権の保障条項は、生命維持の権利にとどまらず、生命破壊の権利、自己の生命の消滅を図る自由をも保護対象とするのであろうか。

4　自己破壊の権利

(1)　自己破壊の権利とその制約

　日本国憲法第13条は、アメリカの独立宣言、あるいはヴァージニア権

利章典にその思想的淵源をもつといわれるが、前者は「われわれは、自明の真理として、すべての人は平等に造られ、造物主によって、一定の奪いがたい天賦の権利を付与され、そのなかに生命、自由および幸福の追求の含まれることを信ずる」と謳い、後者には「財産を取得所有し、幸福と安寧とを追求獲得する手段を伴って、生命と自由とを享受する権利」はすべての人が有する「生来の権利」である、とある[11]。

　日本国憲法第13条が表現上、「生命に対する権利」と言って、例えばヴァージニア権利章典のように「生命を享受する権利」とはしていないことから、それは「生命を享受する権利」のみならず、「生命を享受しない自由」をも含むと解釈される余地があるものの、憲法学者の教えるところでは、憲法の制定当初、「生命に対する権利」という文言が「生命を享受しない自由」を含む意味で用いられたことを語る資料・学説は見られる限り存在しない、という[12]。

　一見、生命の処分権を権利として容認する余地があるかと見えるものに、自殺を「放任行為」、あるいは「法的に空虚な領域」に属する行為であるとする説がある。

　この「放任行為」説、ないし「法的に空虚な領域」説は、法が時空を超越した抽象的・普遍妥当的な観念ではなく、具体的な内容の、強制力をもつ規範であるという見地に立つことによって、その法が規律することの不可能な領域、不可能ではないがまだ規律するに至っていない領域、規律することが不適切なためにあえて規律しない領域、を認めようとする。狙いは、現代のような価値多様化の時代にあって、人間の自由な倫理的決断の余地を拡大することにあり、自殺行為に国家が刑罰をもって干渉することは、個人の尊厳を冒す結果を招きかねず、人間の尊厳の一層の実現を図る所以ではない、と論じられる[13]。

　こうして、ここでは法秩序は必ずしもすべての人間の行為について適法か違法かの判断を下すものではなく、自殺行為も、個人の尊厳を貴ぶ見地から、こうした違法適法の判断を控えて「放任」し、これを法の評価

を超えた「法的に空虚な領域」に置くことが妥当であると考えられている。「法的に空虚な領域」に「放任」することがこのような意味のものであるならば、ここでは、自殺行為が違法ではない、ということが直ちにそれが適法であるということを意味するわけでないのは明らかであろう。

仮に自殺行為の自由が憲法上の権利として認められるならば、自殺という「自由」の行使に対する他人の関与や同意を、自殺幇助罪として処罰しようとする刑法第202条は、その違憲性が問われなければならぬことになる。法が自殺行為そのものを不処罰とすることと、それを権利として認めることとは同じではなく、仮にそれが権利であるならば、法はその行使を保障すべきである以上、自殺を阻止する行為は人の権利を侵害する不法な行為であるという不都合な結論を導かざるを得ない。

こうして、自己の生命の処分行為を権利として保障する法的根拠を求めることは、この上なく困難であるというべきであろう。

憲法第13条によって保障される生命に対する権利は、このように自己の生命の処分権まで含むものではないと考えられるとき、その制約原理はどこに求められるのであろうか。

先ず、生命の価値を人間の尊厳、人格的自律を支える基盤であることに置いて、その消滅を図る行為を否認する議論が一般的である。そもそも、生命が人間の尊厳を支える基盤であり、人格的自律、自己決定権がそこに基づくものであるならば、これを放棄することは自己決定権の自己否定につながる[14]。山田卓生教授は、憲法上の自己決定権に加え得る制約を「やむにやまれぬ利益」による制約と呼び、その一つに「生命保護」を挙げられた[15]。

しかし、教授が「生命保護」に先立つ制約の第一とされたのは、実は「社会的制約」であった。この他者加害を理由とする制約の議論には、J. S. ミル(1806-1873)のいわゆる他者加害の原理が関係してくる。社会が個人に対して正当に行使することのできる権力の本質を明らかにし、その限界を極めることを主題とするミルの『自由論』は、文明社会の成員に対

して、その意に逆らって権力を行使することが正しいといえるのは、権力行使の目的が、当の相手の行為が他人に及ぼす危害を防ぐことにある場合に限られる、と主張する[16]。

ミルに従えば、「他者加害」のない限り、当人のみに関わる事柄、他人の利害と無関係の行為については個人は完全に自由であり、したがって自己加害も干渉されてはならず、自己加害を理由とする自己決定権の制約は許されないことになる。しかし、自己加害を理由として自己決定権に制限を設けようとする考え方は、例えば法律の分野では、先の佐藤幸治教授の、人の生涯に亙る自律権の全体を包括的に視野に入れ、これを貫ぬく立場から、時として刹那の自律権がそのために否定されるのは止むを得ない、とする主張に見られる。

この主張は、人生全般に亙る長期的・包括的な視点に立って、人格的自律そのものが回復不能なほどに害を蒙ると見られる場合には、刹那の自律権の行使は例外的に抑制しうる、とする。自殺の場合がそれである[17]。このような見方を取るとき、自己加害を理由とする自己決定権の制約は、妥当なものとして認められることになる。

確かに、長期の自己決定権を刹那のそれより優位に置くこと自体、一つの価値観に過ぎないという批判はあり得るが[18]、しかし、その都度の自律権の行使によって、当然期待さるべき将来に亙る自律権が時に決定的に損なわれるのは極めて不都合だと考えられる限り、先の佐藤説は自己決定権の制約原理の一つとして、充分説得力をもつといえるであろう。

(2) 制約の限界

以上の文脈においては、自殺とは区別されるべき安楽死、尊厳死の問題が、自己の生命の処分行為を否定する自己決定権の制約それ自体の限界の問題として論じられることになる。佐藤幸治教授は、その都度の人格的自律に長期的な視野を考え併せる先の見方に基づいて、安楽死、尊

厳死肯定論を展開される。

　回復不能で極度の苦痛を強いられている状態は、当人の人生設計全般にわたる自律を問題とすべき余地がもはや存在しない場合と考えられ、このとき、当人の明確な意思に基づく「品位ある死」を選び取る行為は、究極的な人格的自律権の行使として認められてよい、と言われる[19]。こうして、尊厳死、安楽死問題において、生命に関する自己決定権は、その制約そのものの限界を明らかにすることを通して、復権の余地を見出すとも言えるであろう。

5　二つの死

　以上の自己決定権の問題と並んで、われわれがいま一つ課題としたのは死の二義性、いわゆる「二つの死」の問題であった。

　脳死という死を死ぬのは、臓器提供のための脳死判定を受ける者に限られるとする「移植法」は、当然心臓死をも死として容認せざるを得ないから、必然的に死の二重構造化を結果する。それは医療、法律、社会生活の上に大きな混乱と不安定をもたらさずにはおかない。同じ病態の「生者」には施される治療も「死体」には当然控えられることになり、また、同一の行為が殺人罪であったり死体損壊罪であったりする事態が生ずる。あるいは、死亡時刻の違いは遺産相続、遺言の発効といったことにも少なからぬ混乱をひき起こさずにはいないであろう。

　何よりも不都合なのは、客観的であるべき「死」に二つの定義が生まれることであろう。しかも、「死」の選択は個人の自由意思に委ねられるというのである。

　我々が上の2で触れた、脳死は人の死であるという前提に立つ中山案に加えられたあの修正は、脳死を死とは認めない立場に配慮したものだとも、脳死を死とすることがまだ社会的合意に達していないためだとも

いわれるが、先ず、(1)脳死説に立つ者が反対の立場に「配慮する」とはいかなることであろうか。厳しく対立する死の二つの解釈そのものに、いずれの側にせよ相手を「配慮」した手ごころを加えることなどできはしない。脳死を人の死と考えるか否かは理念の問題で、二者択一的であらざるを得ず、己に反する立場に「配慮する」とは己の立場を放棄すること以外ではないであろう。しかし、上に見たように、「死」に二つの定義を生み、その二重構造化をもたらすという甚だしい不都合を犯しながら、場合に応じて二つの立場を使い分けるというこの法の採ったやり方は、脳死を人の死とする考えを放棄したものではなく、といって、三徴候死説の立場に立つと断定することも無論できない。

「移植法」では脳死が人の死である旨の明文化は避けられているものの、「脳死した者の身体」を「死体」に含めるという第6条1項の考え方は、明らかに脳死説のものでありながら、一方、脳死判定の実行を当人の意思した場合に限定することによって、三徴候死の立場をも「配慮」するのだというこの法のもつ整合性の無さは厳しく批判されてよいであろう。

次に、(2)脳死を人の死とすることに社会的合意がないことから、脳死を死と認める場合を限定せざるをえなかった、とされることについてであるが、社会的合意がないならば、その社会に属する人々にとってそれは死ではない。死とは知識ではなく、我々に死として納得され、会得され、体得されるものであろう。呼吸と脈拍の停止、瞳孔の散大といういわゆる三徴候にひき続く不可逆的な肉体の変色、硬直、腐敗といった現象を目の当たりにすることで、我々は長い歴史のなかでそれを人間の死の様態と了解してきた。それは法の規制や、何者かの主導によって、死の知識として承知させられたものではない。そのような死の自然の会得がいつとは知れず社会全体のものとなるとき、我々はそこに死についての社会的合意があるという。三徴候死を人間の死とすることにはそのような社会的合意があった。

仮に新しい「死」の形があり得るにしても、それが長い時間の経過の中

で人々に死として納得され了解されながら次第に社会に定着し、三徴候死がそうであったように、社会全体の合意に達するまでは、それは我々にとって人の死ではないのである。

　死の法制化は、そのような合意の内容を後に法の形に明文化することに過ぎないであろう。何らかの作為によって社会的合意をとりつけようとしたり、法の規制を先行させたりするのは本末転倒というものである。まして、脳死を死とすることに十分な社会的合意が得られていないという認識がありながら、それを法の力で特定の者に限定してまでも認めようとするなどは、まさしく暴挙というほかにいうべき言葉を知らない。

　1997年4月に衆議院を通過した臓器移植法案を、6月16日に行われた参議院臓器移植特別委員会が僅か3時間40分の審議で可決したことにも懸念と批判の声が相次いだ。日本の文化そのものが問われているこの法案には、拙速審議を避け、暫時研究の時間を置くべきだという一議員の提案（『朝日新聞』1997.6.17）も、会期内成立を焦る声の陰で耳を貸されることがなかった。

　こうした事情から推しても、当時の多くの新聞が報じたように、修正案は中山案への批判をかわすことを主な狙いとし、加えて、「議員立法をひとつぐらい成立させなければ」（『朝日新聞』1997.6.18）といった会期内成立を優先させる政治的思惑に左右されて、本質的な議論を欠いた便宜主義的な妥協の産物に終わるほかはなかった。この焦点の定まらぬ修正案は、「脳死論争に腰が引けていた議員」（『日本経済新聞』1997.6.18）の心理的な抵抗感を減ずる役割をも果たしたというのである。

　それにしても、問題は人の死である。人間の死の意味を問う重い課題を前にして、妥協と政治力学に支配された便宜主義でことが処理されてよい筈はない。「移植法」の立法の精神そのものが厳しく問い直されなければならない所以である。

　ところで、この法はまた、我々がこれまで論じてきた「死」の二重構造化ばかりではなく、「脳死」そのものの二重構造化をも生じさせる結果に

なった。というのは、「移植法」のガイドラインはその第5項で、この法(第6条)は臓器移植にかかわる脳死判定についてのみ定めるもので、その他の「治療方針の決定等のために行われる一般の脳死判定については、従来どおりの取扱いで差し支えない」とする。

しかし、それでは「脳死」は一義的な意味を失い、同じように脳死と判定された者が、臓器提供者である場合は死者であり、それが臨床的な診断のための判定に過ぎない場合は生者であるという、甚だしい論理的不合理を結果する。

この矛盾は、上に触れた参議院臓器移植特別委員会での答弁に見られるような、「移植法」に臨床における一般の脳死診断についての規定がないことを盾に、それが臓器移植に関する法律である以上、移植以外の場合とは無関係である、あるいは、移植以外は守備範囲の内にはない、などといった形式上の説明[20]によってその解明を免れることのできる問題ではない。

こうして、「移植法」は、「死」の意味の分裂と同時に、「脳死」の意味の分裂という二重の曖昧さを抱え込んでいるのである。

6 むすび

「はじめに」に述べた通り、我々は、「移植法」第6条が死の自己決定権を前提し、死の二重構造化を容認するものではないかという疑念から出発した。この二つの問題とも、具体的には「移植法」の成立に至る法案修正の過程で浮上してきたものであるため、本章は、2で同法の成立過程を瞥見することから始めたが、前者の死の自己決定権については、3と4において、憲法のいわゆる幸福追求権に触れざるを得ない問題の性質上、憲法学者の論説に教えられつつ、憲法のなかに生命の自己破壊の権利の根拠を探ろうとした。自己の生命の処分行為を権利として保障す

る法的根拠を求めることは極めて困難であるというのがその結論である。5では、第二の死の二義性の問題を論じたが、ここでは、「移植法」第6条によるかぎり、脳死という死を死ぬのは臓器提供のための脳死判定を受ける者に限られる以上、三徴候死をも死として容認せざるを得ず、こうして、「死」の概念の不確かさ、その二重構造化が露呈する、という結論に至った。さらにそこには、「死」の概念のみならず、「脳死」概念の曖昧さも同時に露わになっている事態が指摘された。

「移植法」はその附則において、施行のおよそ3年後に、法を全般的に再検討すべきことを規定している。2002年4月には、自民党の脳死・生命倫理及び臓器移植調査会が、小児の脳死移植に道を拓くためといって、「移植法」の改正案を同年秋までにまとめる方針を決めたと報じられた(『朝日新聞』夕刊 2002.4.24)。

しかし、問題は「移植法」の個々の規定の手直しの次元に止まらないのは明らかである。この法の存在意義を問う議論をも含めた徹底した検証が求められていると言うべきであろう。

注

1 この法案が、論理的な整合性の点で、果して中山(太郎)案の修正案と呼べるのかという点については議論がある。これを否定する中山研一「臓器移植法の成立の経緯」(中山研一、福間誠之編『臓器移植法ハンドブック』日本評論社、1998)は、脳死を一般に人の死とするという前提を外したこの法案は、中山案のそもそもの出発点を放棄したそれとは異質のもので、むしろ猪熊案の修正案と見るべきではないか、と言う(19、20頁)。

　しかし、逆にこれを三徴候死説を前提としたものと見ることにも、同じ論法で無理があるといわねばならない。というのは、本人と家族の意思表示を条件にするにしろ、脳死した者の身体を死体に含める(第6条1項)という考え方は、非脳死説からは導くことができないからである。1997年6月16日に行なわれた参議院臓器移植特別委員会でも、提案者は、修正案が脳死した者の身

体を死体に含めるとする点は中山案と共通し、中山案を前提にしつつ、これを限定するものとして本人の意思表示という条件を加えたのだ、と答弁している(中山研一「臓器移植法と脳死問題」『法学セミナー』日本評論社、1998.1、19、20頁)。

　一方、提案者は修正案が脳死を人の死とするとは一切謳っていない点を強調しながら、脳死者の身体を死体とすることの根拠を、本人および家族の同意を条件に、脳死判定を受けた者を死者として扱うことを法定する程度の社会的合意はある、ということに求めようとしている(同20頁)。この論法は、「移植法」第6条1項の規定を、脳死説を前提にした「確認的」なものより、むしろ「創設的」な規定と見、その場合、脳死説を前提しない以上改めて要求される格別の理由づけを、この「社会的合意」論に求めていると考えることができよう。しかし、ここにいう「社会的合意」論の根拠は定かではない上に、審議の中では、この規定が「確認的」か「創設的」かについてさえ、どちらともいえない中間的なものだという曖昧な答弁に終始したという(同20頁)。

　以上の点に限ってみても、この修正案で、論理的な整合性をもって中山案と猪熊案との妥協が図られているとは言いがたい。われわれが以下本論で論ずる諸矛盾もこのことに起因する。

2　「移植法」成立の経緯に関しては、次のものを参照：——
　　中山研一『脳死移植立法のあり方　法案の経緯と内容』成文堂、1995年、第二、三、四、七章。
　　座談会「臓器移植法をめぐって」『ジュリスト』No.1121、1997年10月
　　中山研一、福間誠之編『臓器移植法ハンドブック』日本評論社、1998年、第一章。
　　厚生省保険医療局臓器移植法研究会監修『臓器の移植に関する法律関係法令通知集』中央法規、1998年の「臓器の移植に関する法律の審議経過」の項。
　　厚生省保健医療局臓器移植法研究会監修『逐条解説　臓器移植法』中央法規、1999年、第2章第2節。
　　脳死・臓器移植を考える委員会編『愛ですか？　臓器移植』社会評論社、1999年、第2章。
　　中島みち『脳死と臓器移植法』文藝春秋、2000年、第1、3章。
　　向井承子『脳死移植はどこへ行く？』晶文社、2001年、「臓器移植法はどのようにしてできたか」の項。

3　佐藤幸治『憲法[第三版]』青林書院、1999年、445、448頁。
4　佐藤幸治「日本国憲法と自己決定権—その根拠と性質をめぐって」『法学教室』No.98、有斐閣、1988年11月、14頁。同「憲法学において『自己決定権』をいうことの意味」日本法哲学会編『法哲学年報』有斐閣、1989年、88頁。

5 佐藤孝治、前掲「憲法学において『自己決定権』をいうことの意味」89頁。
6 佐藤功『日本国憲法概説 全訂第五版』学陽書房、1998年、142頁参照。
7 佐藤幸治、前掲『憲法[第三版]』448頁参照。
8 佐藤幸治、前掲「日本国憲法と自己決定権―その根拠と性質をめぐって」14頁参照。
9 佐藤幸治、前掲『憲法[第三版]』449頁以下参照。
10 同書、460頁参照。
11 高木八尺、末述三次、宮沢俊義編『人権宣言集』岩波文庫、1984年、109、114頁。
12 竹中勲「生命に対する権利と憲法上の自己決定権」佐藤幸治・初宿正典編『人権の現代的諸相』有斐閣、26頁参照。
13 同書、33頁。金沢文雄『刑法とモラル』一粒社、1984年、88頁以下参照。
14 門田成人「インフォームド・コンセントと患者の自己決定権」大野真義編『現代医療と医事法制』世界思想社、1995年、61頁。金沢文雄、前掲『刑法とモラル』207頁。佐藤幸治、前掲『憲法[第三版]』460頁参照。
15 山田卓生『私事と自己決定』日本評論社1997年、344-45頁参照。
16 J．S．ミル、塩尻公明・木村健康訳『自由論』岩波文庫、1985年、24頁。
17 佐藤幸治、前掲「憲法学において『自己決定権』をいうことの意味」87、94、99頁。前掲「日本国憲法と自己決定権―その根拠と性質をめぐって」18頁。前掲『憲法[第三版]』460頁参照。
18 たとえば、門田成人、前掲「インフォームド・コンセントと患者の自己決定権」61頁。
19 佐藤幸治、前掲『憲法[第三版]』460頁。前掲「日本国憲法と自己決定権―その根拠と性質をめぐって」19頁参照。
20 中山研一「臓器移植法と脳死問題」『法学セミナー』1998.1、日本評論社、19-21頁参照。

8 人工呼吸器を装着した子どもの母親の語り
——意思決定プロセスとわが子への思い

三条　裕子

1　序

　小児の場合に人工呼吸器を装着する原因となる主な疾病は、未熟児、心疾患、ウェルドニッヒ・ホフマン病のような先天的に筋力低下をおこす疾患、出産時の仮死状態による脳障害等があり、その患者にはいわゆる選択的治療停止に関わる障害新生児が含まれる。
　障害新生児の選択的治療治療停止の問題の特質は、第一の当事者である子ども自身から言語による応答を得ることができないという点にある。そのため、ほとんどの症例で最終的な意思決定を迫られるのは両親である。この種の意思決定の核心をなすのは、両親など第三者が子どもの生命をどのように捉えるのかという点である。
　人工呼吸器を装着した子どもの親に課される意思決定のプロセスに関

しては、看護学の領域においても様々な研究がなされてきた。しかし、この問題に関して、親自身が子どもの生命をどのようにとらえているか、またそれが両親自身の意思決定にどのように関わっているかに焦点をあて、親自身の体験から明らかにした研究は、我が国においては非常に少ないと言える[1]。

筆者は、「人工呼吸器を装着した子をもつ親の会」のメンバーである母親3名を対象にして、彼女達の体験を明らかにすることを試みた[2]。さらに、そのなかの1組の母親・父親に、子どもが生後1歳半から死後1カ月を経た時点まで継続的なインタビューを実施した[3,4]。

母親(以下、春子)は主婦、夫(以下、秋雄)は会社員であり、子ども2人の4人家族である。第二子の男児(以下、次郎)は、出生時の体重2,800グラム。特発性無呼吸発作と先天性の筋疾患のために、出生直後から人工呼吸器を装着し、入院生活を続けていた。生後6カ月には状態が改善し、呼吸器をはずして一次的に自力で呼吸をしていた。しかしその後ふたたび極度の低酸素状態に陥り、心臓が停止する。それ以後、意識のない状態となり、1995年4月10日、5歳10カ月で死亡した。

以下の語りから明らかなように、両親は次郎が人工呼吸器を装着してから、自然抜管という偶発的な事故で死に至るまでの間に、四つの重要な意思決定をしている。すなわち、
(1) 積極的な治療はしない
(2) 気管切開をしない
(3) 外泊をさせない
(4) 気管チューブが抜管しても再挿管しない
である。

本章では、第一に両親、特に母親春子の語りから、四つの意思決定を支えている基本的要因を摘出し、それらを通して母親春子の我が子の生命に対する思いを明らかにしたい。

第二に、一般的に言えば、本症例は障害新生児の延命治療の停止の事例に相当するが、こうした事例における両親の立場の理解とケアの方向性についても二、三の提言を行いたい。
(1)　一般的には、両親は子どもの代理人と見なされている。しかし、こうした事例では子どもは完全に意思決定能力をもたない。かつて一度でも意思決定能力をもち、自己の人生観の一端を表現した人物が、応答能力を失った時に、その当人に代わって生死の意思決定をすることと、まだ意思決定能力を形成するに至らない新生児の生死について意思決定することの間には、大きな差異がある。つまり、障害児の生命に関わる意思決定に関して、両親は子どもの代理人ではなく、まさに当事者である。したがって、障害児に対する医療上のケアのほかに、意思決定の当事者としての両親へのケアが必要である。特に子どもの死後も継続した精神的ケアが必要である。
(2)　あらゆる意思決定の前提として、障害児との関係における両親の経験、親として経験の充実。この意味で本症例での両親に対する医療者の対応は適切であったと言えよう。
(3)　一般的に現在提示されているいくつかの倫理的意思決定に関するガイドラインに基づくならば、次郎の状態はクラスCと判断される[5]。そのため、両親は自然抜管時の対応に関する選択肢しか与えられていない。しかし、母親の根源的な悩み、つまり母の悩みの中心が「人工呼吸器を装着していること自体が、子どもに苦痛をあたえているのではないか」ということだと考えてみれば、医療者は、装着中の人工呼吸器の抜管そのものに関しても両親に選択の余地を与えても良かったのではないだろうか。
　今回の事例は、ガイドラインに基づく、つまり子どもの疾患を基準とする治療の選択選択範囲設定の限界を示すものであると考えられる。医療者は、意思決定当事者である母親のきわめて個別的体験を理解し、その中に存在する母親の根源的な悩みをキャッチしなければ、

本当の意味で母親に必要なケアをすることはできないと言えるのではないだろうか。

2 生前の語り

(1) つかの間の安堵感

※「五体満足なお子さんです」って言われて、ちらっとこう顔をみて、あー元気な赤ちゃんと思ってホッとしたんですけれど。
※その〔転院〕時は、呼吸、肺が未熟かもしれんで、呼吸がしんどいので、このまま連れて行きますということで。「未熟児によくあるから、この頃いい薬も出てるからすぐ良くなるでしょう」という感じで、軽く言われて。軽く言われてもなんかこう見てないから、不安で。まあ1カ月も入院したら十分でしょうという感じだったから。
※実際に目で見てないからね。退院するまで、向こうの病院にもいけなくて。とにかくもう早く顔が見たいっていうか。どんな状態になっているのか、すごい入院している間中、そっちに気がすごいいってしまって。

春子は妊娠中異常なく経過したが、上の子が分娩時に心音が低下し、緊急帝王切開となったために、今回も安全を考えて帝王切開で出産することになった。春子は無事に出産を終え、何のためらいもなく、安堵感に浸っていた。しかし、次郎は生後1日目に呼吸状態が悪化し、小児科のあるA病院に転院となった。その後、子どもに会えるまでの日々、春子は転院先での次郎の状況が分からないまま入院生活を続けた。

(2) 衝撃

※行ったら、やっぱり呼吸器が着いてたから、すごいショックやってね。それで点滴だらけで、すごい小さいね体に点滴入っているだけでも、あーっていう感じで。口から管入れられて。で、初めて見たときには、

痛々しいっていうか、それ見たときにもすごいビックリした。
※〔呼吸器をつけているを見たのは〕初めてです。やっぱりショックというか、口からあんなん入れられてて、ミルクも飲めないし、とにかく痛々しい感じがね、すごいあってね。でもまあそれで、しばらくこれ〔呼吸器〕を入れてて、とれるかもしれん、とれると思っていたので。だからまあ一時的なものだから、もうちょっと我慢すれば、〔呼吸器が〕とれる。元気になるしって、自分に言い聞かして。結構、これ〔呼吸器〕とれたら元気になって、ミルクも飲めるしとか、そう思うようにして。

2週間後春子は退院し、人工呼吸器を装着している次郎と初めて面会した。呼吸器を初め様々な装置が身体につけられ、機械に管理されている次郎の姿を見て、春子は衝撃を受ける。しかし、次郎は何時か人工呼吸器を外され、元気になって退院できる。春子はこう信じて、自分自身を励ましていた。

(3) 不安と焦り

※初めは〔呼吸器は〕とれるって、そう思って。あと、いつまでもとれないから、先生も「もうそろそろとれてもいいはずなんやけどね。おかしいなあ」とか言いはって。やぁー、先生が言いはるから大丈夫かなあ？とか思って。……だんだん2カ月、3カ月経ってきて、〔人工呼吸器が〕とれないっていうのがすごい焦りっていうか、不安って言うかね。この先どうなるんだろう、とかね。呼吸器着いてたら、寝返りもできへんやろうし。なんかこう、赤ちゃんやから、いつかハイハイするとか、いろいろ。そんな時に呼吸器着いていたら、ハイハイできへんと違うかなとか。なんか余計な心配してしまって。それでもう先が見えないっていうか、どうなるんかなあって感じで。で、ずーっと半年くらいそんな感じで。

※それまでは、やっぱり目とか開いて、きょろきょろしたので……。意識ある時には、ずっと病院ばかりで、何かとにかく一歩でもいいから外に出していろんなの見してやりたいとか……。親にしたら退院する

目標があったら、こう、光が見えたような気がするんだけど。

　次郎の入院は長期化した。病院は刺激が少ないので、次郎の発達のためにも1日も早く退院させたいと春子は願っていた。この時点では、とにかく多少障害が残っていても、呼吸器がとれさえすれば、次郎を家で育てられると考えていた。春子は、そのことを目標にして毎日を過ごした。しかし、次郎の状態は原因不明のまま少しも改善されなかった。春子は不安と焦りを感じていた。次郎の退院が日一日と延びていくことは、春子には非常に苦痛であった。

(4) 自分には明るくできない
※でも、病院に入院している〔人工呼吸器をつけている〕花子ちゃんとか、さくらちゃんとか初め見た時には、本当にビックリしてねえ。……その時は、なんであんな明るくできるんやろう。あんなに強くなれるんやろうって、ショック受けてね。自分は違うと思ってて、暗くなって、電車の行き帰り落ち込んでいたから。自分はあんなに笑われへんとか、あんなに強く生きれるねんやろうとか、すごい初めの衝撃やって。やっぱり後で聞いたら、皆ぶち当たる壁があるっていうか。皆そんな思いをしてきてはったんやなあってわかって。……でも〔そう思えるようになるまでには〕やっぱり時間がかかったけど。

　不安と焦りの日々なかで、春子は他の人工呼吸器を装着した子どもと母親たちが明るく生きている姿を眼にした。しかし、そうした光景自体が、現在の自分の落ち込んでいる姿とのギャップを強く感じさせた。

(5) 狼狽
※その〔抜管した〕時に、あの、とった後に、自分で呼吸した後に、ひょっとしたら、原因がまだその時になかったので、ひょっとしたら中枢神経の呼吸の部分が未熟だったのが発達してきて、もしかしたら、このままもう呼吸の方も治るかもしれないという期待が。

※〔3回目に抜管した時に〕蘇生して、あの十分位かかったので、……〔検査の〕結果みたら、大脳と中脳がその時にやられてて、脳の中核は今も生きているというか。それで、大脳、中脳がやられてたら、意識が戻るのは不可能というか、脳はもとのように回復は無理だということで。

※その時は、なんかもう、パニックになった時は、先が見えなくって、なんかもう真っ暗なところで、こうもがいてもがいても、もう何をやってどうもならないっていう感じで。なんか、それでも次郎なしではもういれないっていうか。次郎と一緒にねえ、生きていくのだけど、やっぱりいい方に向かって生きたいっていう思いと。でも、何かもがいてもいい方には向かないかないんで。なかこう、本当にもがいているっていう感じかな。

※その、意識なくなったあとにね。なんかこう、原因っていうのがね。やっとわかった。〔検査して〕最後全部異常がなくなって。なにか筋肉をとって筋生検ですか？ あれをして。どうしても異常がないから〔筋肉を〕とってみようということで。とったら。筋肉を見たら、細胞が半分正常で半分未熟だったらしくて。先生いわく「人工呼吸器がこんなに精密になりだしてから、そんなに年数経っていないので、今までそうやって残っている子が少ないから。で、データもないから、全然資料もないし。突発的なもので、10人子どもいたら、その中で1人から2人亡くなった赤ちゃんみたいだろう」って。それ以上のことは全然わからない状態で。

※……今日明日とか言われて、もって1週間くらいと言われて、その時のショックがものすごく大きくて。目の前真っ暗な時に、病名わかったら、病名わかった時には、すごいショックが前に来てたので。今更わかっても、もうこうなった状態は戻せないし、どうにもしてやれないことのはがゆさっていうか。そういうのがあったと思います。

※もう親としたら可愛いそうっていうか、この子にとってすごい、すごい可愛そうやけど、親は何もしてやれないっていうか。世話はできるけど。その病気っていうか、その状態を救い上げることはね、できないのは。その時は、そっちの方のショックがすごい大きくて。

※なんとか、こう良くなる方法が、何かあれば、ちょっとでも、上向きにやってやりたいんだけれど。それがないから、何かそれがすごい辛くて。

次郎は半年間に3回抜管を繰り返した。一時的に自発呼吸だけで経過する時もあり、春子に退院への期待をもたせた。しかし、その後、気管切開をする予定日の前日、次郎自身が気管チューブを抜いて心停止を起す。その時、蘇生に時間を要し、次郎はいわゆる植物状態となった。春子は次郎の死への恐怖によって大きなショックを受け、パニックに陥った。春子は次郎にはもはや回復の見込みがないという現実の前で、親として次郎に何もできないことの歯がゆさ、助けることができないという無力感にとらわていた。

(6) 心の支え

※〔支えになったのは〕次郎の顔を見ることでね。見てたら落ち着くんだけど、見てへん時って、今度急変しててバクバクってしてへんかなとか。見てたら落ち着くから、とにかく次郎に会いに行こうっていうのが先で。

次郎の入院した病院は24時間完全看護で、何時でも面会可能であった。春子は頻繁に病院を訪れた。春子は次郎に会うこと自体に喜びを感じていたし、面会以外に春子には次郎の状態を知る機会はなかった。次第に、次郎の生きている姿そのものが春子の支えとなっていた。

(7) 回復の見込みがないのなら

※それが、血管も細くなりすぎて、今でも具合が悪くなってから入れようと思ったら、外科の先生が来て〔血管を〕開いて、それで血管を引っ張り出さないとダメな状態で。で、それしても、もし肺炎起こってもその肺炎は治るけれども、それを抑えるだけであって。言葉は悪いんですけれど、死の時期をそうやって治療して延ばすだけであって。これ以上、上向きになるとか、そういうのはなくって、いずれ死っていうのがあるって言われているんですけれど。ただその時期を延ばすだけであって〔も〕、「親が希望するならとことんまでの治療はします」ということで。主人と話し合って、あまりもうこれ以上切ったりね、身

を切り裂くとかそういうのは。良くなるんだったらどんな手術でも、ちょっとの1％の可能性でもあるんだったら、手術でもなんでもしてやりたいんですけど、その可能性がゼロだということなので、それだったら身とか切り裂くのもむごいような。痛いことをするのはね、かわいそうな気がして。だから今は全く治療とかいうのはなしで。ちょっと風邪ひいたかなあと思っても、注射器入れて検査することも先生も「もうかわいそうやから」ということで。痰増えてきたら風邪ひいたんかなっていう感じで。で、そのままひょっとして肺炎起してダメになるかわからないって言われつつ、それが何回かね、自分で治したみたいで。薬もなしで。その繰り返しで。だから、あの子の寿命というか生命力で頑張ってくれてるのかなあっていう感じで。

春子は夫秋雄、医師や看護師との話し合いによって、回復の望みが全くなくなった今、これ以上次郎にとって痛いことをするのは可哀想だという思いから、今後積極的な治療は行わないという意思決定をした。

(8) 絶望のなかで

※……NICU（新生児集中治療室）に入ってくる子って結構重症の子が多いので、看護婦さん結構皆親のフォローをしてくれて。何かそれがすごい支えになったっていうか。何人か知り合いの人とか友達とか言うたら、あの、別に子どものことが、何か言っても、私達だって保育器とかそういうのに接することがなかったんで、十説明されてもわかるところって一ぐらいしかわからへんやけど。看護婦さんだったら、次郎を実際に触ってはるから、もし一言言ってももうあと十くらいはわかってくれはるというところがあるから。やっぱり他のお友達に話してもわからない世界というのもあるから。すごい自分としてはなにかすごい助けられたっていうか。

※結構、意識なくなってからも、NICUでも次郎に声かけてくれはるんですよ。「次郎くん聞こえているような気がする」とか言って。おしめ換える時でも話しかけてやってくれるのが、すごいこの子生きているのを認めてもらって、一人の人間として扱ってもらっているのかなあとか思って。

春子は、次郎の予後が不良で退院できないという現実の中で、希望を失っていた。その春子を支えたのは、24時間次郎と関わり次郎の状況の一番の理解者である看護師の関わりであった。そして、その看護師によって、意識のない次郎が一人の人間として生きているのを認められているということが、言いようのない喜びを春子にもたらした。

(9) 家族としての喜びと幸せ

※家に帰ったきっかけは、生まれてからね、1回もとにかく家に帰ってなかったから。やっぱりこの子いっぺん家につれて帰りたいという気持ちで。やっぱり、こうやって意識がなくなってから、あと1週間か1カ月か2カ月かわからないけれど、そう長くはないって言われたから。一度でいいから、家に連れて帰りたいってことで。その時はもう、先生と看護婦さん同行で家に2時間帰らせてもらって、とにかく家に連れて帰れたというだけですごい嬉しくて。

次郎は、医師らの協力のもと、念願の我が家への外出・外泊が実現した。それは家族にとって、家族4人水入らずで過せる時間が持て、大きな喜びと幸せの体験であった。

(10) 次郎に負担をかけたくない

※なんか次郎を2回外泊した時に、〔家に〕入った時はいいんですけど、だんだんだんだん体温は下がってきて、顔色真っ青になってね。で次の日に温めまくって、晩だけ体温は戻るんですけど、顔色が真っ青で。で病院に帰ったらホッとした顔っていうか顔色が良くなるから、やっぱりしんどいのかなあって。〔病院の外に〕出すのがしんどいのかなあって。だったら外泊もうしないほうはいいのかなあと、すごいためらってしまって。

※次郎と家に一緒にいられるというのがすごい嬉しいみたいで。……でも、お兄ちゃんも複雑で、その反面「なんで次郎ちゃん動けへんのやろう。いつもなんで寝てんのやろう」とか3回目になったら言い出してね。

……〔外泊が頻繁になってくると〕お兄ちゃんもね。段々不安がね。また、たまってくるしなあと思って。
　※もう3回も帰してもらったから、親の思いも果たしてもらったしって感じ。次郎も家に帰れたからきっとわかってると思います。

　次郎が外泊を重ねる中で、兄は喜びと共に次郎が目覚めないことに疑問を感じ始めた。また春子は次郎の実際の様子から、外泊が次郎に身体的負担をかけているのではないかと危惧し、外泊をためらう気持ちが生じる。結局、外泊は3度実現したが、春子と秋雄は以後次郎に外泊させないことを選択する。

(11) とまどいと救い

　※急に〔NICUでの看護師との間でやりとりしていた〕日記も〔小児科に移ったことで〕ポンとなくなってしまって。……あれが支えだったから。急に小児科行って〔日記が〕なくなったんであれっていう感じで。ちょっと慣れるまで大変で。もう慣れてしまったら、もう看護婦さんたちも〔次郎のこと〕わからないし、それなりにちゃんと親も〔子どものこと〕をわかってないといけないと思うまでが、ちょっとねえ、しんどく。
　※花ちゃんのお母さんとか。もうあの時点でもう長いこと小児科にいたから。今は今度お母さん同士で話すようになって、気持ちが楽になって。
　※十言わなくてもわかってくれるから、精神的に楽させてもらったかなあって。

　1年3カ月後、次郎は小児病棟へ転棟した。春子はNICUと小児病棟との環境の違い、特に看護師との関わりの変化にとまどいを感じ、それらが一時的に精神的ストレスとなった。他方、小児科には次郎と同じように長期間人工呼吸器をつけた子どもたちがいた。そうした子どもの母親との交わりが春子の救いとなり、以前自分と大きな隔たりを感じたその母親達が、これ以降春子にとって同じ体験をした仲間という大切な存在

となっていった。

(12) 答えのでない問い

※みどりさん達は意識があって呼吸器をつけて、すごい松葉杖みたいって思うんですね。[呼吸器が]なんかこう生活援助の補助具っていうか。すごくあれやけど。次郎みたいに意識がなくて。意識がなくても脳がやられてなくて回復の見込みがあるんであれば、そういう風に呼吸器つけて大きくなるけれど。次郎みたいに死の時期を延ばす感じで呼吸器をつけていても。何か時々ふっとした時に、何かこの子にとって呼吸器をつけているというのはね、むごいんじゃないかなあって思うときがあるんです……。だから自分で答えが出ないままきている。

※今の状況はむごい状況でおいているんじゃないかなあっていうか。こんな状況で呼吸器使うっていうのは何かこう、つけてっていいんだろうかどうだろうか。もう自然にして、自然にそうで、もしこのまま呼吸がとまったとしても、それが自然体なんじゃないかなあというか。ちょっと自発呼吸残っているんですけどね。呼吸器なしで、1時間、10分であっても。1時間であっても、半日でもし息をひきとったとしても、[呼吸器が]ないっていうのが自然体なんじゃないかなあって、やっぱり思うときがあるんですね。

※次郎みたいな状況の子が今病院にも今3人いるんですけれど、……それでやっぱり顔とかも寝たままだから……やっぱり頭もペッタンコに変形しているし、そういうの見てて、やっぱりこういう状況で、呼吸器つけているのでは何かむごいんちがうかなあって思う時、すごいあるんですね。だから今それが辛いっていうか。この子にとってすごいむごいんちがうかなあって。

※フッとした時に、そう思いながらも、でもそうじゃないほうがいいんだって思ってね。今両方の気持ちがありながらも、でもむごいんじゃないかと思うより、何かもっと違う気持ちの方が大きいから、こうやって暮らしているのかなあって。でもはっきり言って半々ていうか。ただこれ[呼吸器]をとる勇気がないだけであって。でももし風邪ひいて、今は自分で治しているんやけど。肺炎とか起こったらもうそのまま何も触らずに治療とかしないで、やっぱり看とってやるのが一番い

いって先生とも話してるんやけど。だから、自分が答えが出ないっていうか。だから、半々の気持ちで……。

※でも、たぶんいなくなっても、なんかこう、全然宗教とか宗教家でもないんですけれどね。何かもし形はなくなってもいつもいてるんじゃないかなっていうか。なんかこう魂がいてね。なんかこういてね。だから、絶対4人家族は4人って思うやろうなっているのはあるんですけれど。だから、こう体がなくなるか、あるかっていう差かなあって思うんやけど。でも、やっぱり触るといつも抱っこしていたいという気持ちというか、そういう気持ちもあるし、でもむごいという気持ちと半々で。どっちも答えが出ないというか。

※すごい1回1回ねえ。なんかもう、ショックはショックなんですけどねえ……。で、やっぱり膿とか出てきているのとかをみたらああもう現実なんやなあとか思って。現実はちゃんと受け入れやなねえ。目つぶってもそれがなくなるわけではないとか思って。でもなんか、覚悟だけはなかなかねえ、もうその時になってしかできないから。もうねえ、ちょっと、あれやから「覚悟してください」って言われたら、「はい」とは言ってるんですけれど、もう覚悟なんかできないわって。もうその時になってからでないと。その時になってからでいいわって。

　次郎は家族の一員として存在し、たとえ死を迎えても魂によって永遠にその関係は変わらない、と春子はそう確信している。しかし、その一方で我が子の死を現実のものとして考たくはなかった。また、次郎が人工呼吸器を装着なしでは生きることができない状態にあることは、春子には自然な姿とは思えなかった。その状態で生き続けさせていることは、次郎自身に残酷なことをなしているのではないか。何が次郎にとって一番望ましいことなのか。春子はこう自らに問い続けていた。次郎は3歳を迎えた。その間、状態の悪化を何度か繰り返しながらも、自力で回復し生命を保ち続けた。しかし、肛門周囲膿瘍が進行している状態で、医師は次郎の生命力に任せるしかないと春子に告げた。春子はショックを受けながらも、その現実を認めなければと考えていた。

（13） 痛いことをさせたくない

※ここ開けてない〔気管切開してない〕んですよ。意識なくなってから、メスを入れるのかわいそうやしということで、口から挿管してて。万が一これ〔気管チューブ〕が何かのはずみで……とれた時に、もう挿管しない方がいいんじゃないかっていう先生もね。それをもう次郎の寿命と思って、もうあんまりしてやっても次郎もかわいそうと言う先生もいるし。そういう意見もいろいろ教えてくれはって。いっぱい切り開いて〔気管切開〕しないって言う先生は、やっぱり次郎ちゃん痛い思いしてかわいそうというだいたい親と同じ考えなんですけど。

春子と秋雄は気管切開を次郎にはしないと決めた。長期に人工呼吸器を装着している子ども達は、気管チューブの管理を容易にするために気管切開を実施していた。しかし、2人は一貫して予後不良の次郎に痛いを思いをさせたくないという気持ちを持っていた。

（14） ジレンマ

※先生とかも、今の時期に抜くっていうことはできないみたいで。あの、やっぱり固定をテープでしているので、殆ど一日おきにちゃんと張り替えているんですけど、なにかのトラブルで、万が一（気管にたまった痰を取るために行う）サクションとかする時に看護婦さんとかやってて、なんかのトラブルでこう抜けてしまった時にねえ、次その時にいれますかどうしますかとかって。そういう話もねえ。だから入れる時に、こう長いこと意識がないから、こう〔口が〕硬直してしまって。硬直したのを無理に無理やりなんかこう器械でガーッと、あの歯がグラグラになるくらい開いて入れないといけないみたいで。だからそこまでして、〔気管にチューブを〕入れますかどうしますかって。先生達も、だからあんなに意識がない子が増えてきたから、なんかこれでいいんやろうかとか、先生達の答えが出ない感じで。先生もよく話し合ってくれはるみたいで。10年前はこういう子どもはいなかったから。……でもこれ以上は手はかしてあげられないので、中途半端なままこうし

てるって言うんで。なんか先生達もこれでいいんやろうかどうやろかって。
※結局親もね、答えが出ないで。で、そこまでしてでもこうねえ。ガーッと〔口を〕開いて歯が折れるくらいまで開いてだったら可哀想かなあって。結局そのまんまになっているんですけど。

　気管内に挿入しているチューブが万が一抜けてしまう、すなわち抜管は人工呼吸器を装着している場合に起こる可能性のある出来事であった。医師・看護師の処置中に誤って、母がケアを実施中に、あるいは固定のテープが緩んで自然に。その時の対応について、医師は春子に判断を迫った。これ以上次郎に可哀想なことはしたくない。しかし、再挿管をしないということは次郎の死を意味する。このジレンマに春子は苦しみ、答えがでないまま日々を過ごしていた。

(15) 今を生きる

※病院に行くしかねえ、できないからねぇ、はがゆくて。なんか、ちょっと良くなるためのなんかしてあげられるんだったら、どこにでも連れて行って。ちょっとでも今の状態脱することできるんだったら、何でもしてあげたいけど。それができないから、病院に通うことしかねえ。
※一日一日を精一杯ね。次郎が今生きている間は精一杯過ごさすっていうか。何にもできないんですけどね。母親として。次郎に何にもしてやることができない中で、精一杯できることをして過していかないとと思って。
※そんな長いこと生きる子だったら今っていうのはそんなにあれだけど。うちの子の場合には今って言うのがすごい大切なような気がして。
※……だから面会は毎日かかさないようにして。
※おふろ好きだったんでねえ。もうそれだけができる一番、あの子にしてあげられることってそれ位かなあって思って。
※手も結構ねえ、あんまりこう変な形にならないように、普通の赤ちゃんがこう握っているような形〔になるように〕。変形していくのが親も

怖くってねえ。なんか、本人も痛いんじゃないかなあとか思って。なるべくちょっとこう、体位も。初めは体位を変えていいか、わからなかったんですけど。勝手にもういくたんびに、体位変えてね。
※親の勝手な解釈なんですけど、耳は聞こえているような気がしてねえ。「来たよー」とか言ってたら、なんかわかってくれてるような気がして。なんか、ちょっと本読みというか、して耳からいれるとか、なるべく話しかけたり。……養護学校の先生とかも結構「そういうこと、いろいろ読んだらいいですよ」とか。でも、やっぱり言われたら、あー良かったのか。それまでは不安で。……それなら良かったのかなあとか。人に言われたら、なんかほっとして。

春子は一日も欠かすことなく面会に行きつづけた。それは春子自身、予後不良の次郎にとって「今」という時間の大切さを実感していたからでもあった。そしてできうる限りの次郎のケアを行った。次郎に直接ケアを実施できることは、春子にとってなにより満足感、喜びをもたらした。それは、母親として次郎にしてあげることのできる唯一最大のことであったと春子自身が感じていたからである。春子は意識のない状態の次郎への声かけも欠かさなかった。その関わりを見ていた病室に来ていた養護学校の教師からの支持によって、春子の中に常にあった次郎にとって意味があるのかという不安が安堵感へと変化していった。

(16) 次郎に感謝

※あの子、すごいねえ、ちっさいのに与えることはすごい与えてもらっているのに、してあげられることってやっぱりすごいしれてるからねえ。なんか可哀想っていうか、やあ、なんか、悪いなあっと思って。次郎から、次郎のとこ通して、見してもらったり、いろいろ教えてもらったこといっぱいあるのにねえ……。
※考えられなかった世界が。今まで想像もつかなかった世界があるから。なんか、次郎に教えられたんかなあって思って。それで、皆が元気や

ったから、病院とか全然見えなかったから。やっぱりいろんな世界っていうかね。すごい視野が広かったっているかね。

※なんか人生が全然、見方も違ってっていうかねえ。

※あたりまえのことをすごい。今まですごいあたりまえ過ぎて何とも思えへんかったけれど。これが一番幸せなんやわと思って。健康だって、あたりまえっていうかねえ。健康な時ってそんなに深く病気のこととか考えなかったけれど、やっぱり健康がほんまに幸せやし。

※なんか今まで、自分がねえ。もう30過ぎてんのに、これといってしてきたことって、あんまりないなあと思って。でも病院の看護師さんとかいろいろ見てたら、何かしてはるって感じがして。すごい自分はぼうっとして生きてきた感じがして。でも今は次郎に、自分の力全部そそいで、一生懸命していくしかないなあって。

※次郎が一番頑張っていたから。

※（次郎を）元気な子に近づけたい近づけたいってすごい思うけど、一つ良くなったらまた欲出てくるし。初めよく考えたら、だから障害をもってた子を差別してたんかなあって。自分の子を元気にねえ。考えたら、何で元気にならへんのとかいろいろ思って。それって障害者を差別してたのかなって。でも途中から、もうね。呼吸器さえとれて、首すわらんでも寝たままでもいいから、息さえしてくれたらもう命の危険はないから。もう家で育てて。寝たままでも、いいわって思えてるようになって。それまでは、もうちょっとでも元気になって。だから普通の子と同じように元気になって飛び跳ねて、幼稚園に行ってとか、いろいろね。……。今やったら、車椅子の子を見ても、やあすごい頑張ってるなあとか、見方がね。全然。前も差別してたつもりはないんやけど。やっぱり次郎生れてからの方が見方が違うっていうか。

　春子は、意識のない次郎から沢山教えられたことに感謝している。次郎との関わりの日々は、春子に自己の生き方を見つめさせると共に視野の広がり、あたり前のことの幸せ、健康の大切さ、障害に対する考え方の変化などの気づき、学びをもたらしていた。

3 死後の思い

(1) 結論を出すことの辛さ

春子
※結構、日頃毎日言ってる分、あの、看護婦さんから、今度こういう件で話し合いするんで、この部分どうしますか、話し合ってくださいって。やっぱりそういう、ねえ、話とか。日頃私の方が行く方が多いのと。お父さん休みの時は、だからそういう話を〔私の方が〕直接言われることが多いんで。そこで次郎見ながら考えてしまって。また帰って、今度こんな話あったわ。またミーティングみたいで、どうする？ とか。

※だから、こう、言われてやっと、やっぱり避けられへんなあって。だから、言ってもらわなかったら、たぶん、もうずうーっと、ねえ、話ししないまんまだったかもしれないなあって。その時だって、どうしたらいいか全然、わからへんやったし。なんか忘れた頃に。またちょっと子どもが、あの、調子が悪くなったら、すぐ後に、また一度会いましょかって感じで言ってくれはるんで。

※何にもない時は、年に1回くらい。あとは調子が悪い時に、ちょっと後で、あのー、お父さんの都合のいい時に話しましょうかって。今から考えたら、そういうふうに言ってくれはったから、そういう風に〔夫と〕話できたんかなあって。だから、先生に、〔チューブ〕抜けたらどうしますか？ とか、言いはるから、またそっから考えたり。たぶん、そういう風に何も言われへんかったら、親はなんにも、あんまり自分でそういうところに触れたくないから。子どもの死とか考えたくないし。どうなるんやろかとか、いろんな不安もちながら、してたかなあって。

※〔抜管の対応のことは〕もう何年も考えて。〔結論を出してから〕つい1年間は経ってるかも。

秋雄
※夫婦で自発的にそういう話を、持ち出すっていうことはなかったですね。病院から言われて。だから、多分2人とも心の中ではね。今回の結論をもってたと思うんですけど。それを親として口に出すことは辛かったですね。

※家内の方からそういう話をしてくる方が多かったですね。どちらかというとそういう話を避けていた面があると思うんですね。〔妻が〕話しかけてくれるとそれに対してはちゃんとそこでは話はしたんですけどね。私の方からそういう話をしたことはなかったですね。

　春子と秋雄は、抜管時の対応について悩みつづけてきた。次郎の死後、そのプロセスを振り返ってみると、看護師・先生らの働きかけによって、夫婦としてその苦しい現実と直面してきていたと感じている。春子は、答えてほしいが決して答えてはくれない次郎の姿を見つめ、悩んだ。そして、二人は次郎の治療に関する方針について、一つ一つ両親としての意思決定をして歩んできた。

(2) 共に考え続けて

春子

※〔話し合いの時には〕何人か担当の看護婦さんと、あと何名か、2〜3人はいつもいてくれて。で、あの、先生も、あの、次郎のことを考えて、親が出した答えがやっぱり一番。それを重視してくれはる先生だったので。で、夫婦でもやっぱり考えが違うやろから、違ってもお互いの意見を、一緒じゃなくって、違う意見でも言ってくださいっていう感じで。でまあ、先生としてはやっぱり親がこの子のことを思って考える答えが一番ベストでしょうっていう考えで。ま、そこでも親の意見が違ってもそれは当然だから、それはかまわへんって感じで。いろいろお話聞いてくださって。

秋雄

※〔次郎は〕確かに見た目は健常者とは違うんですけど。でも、その子の今の状態をそのまま認めてもらってるって。その子にとって今がベストな状態だっていうことをそのまま認めてもらってるから、親も今も状態を不満に思うんじゃなくて、認めてやれる状況をつくってくれてた。

※すごいねえ、プライマリーナースの人が。あのー、すごいねえ、心強く、傾倒してくれてて。なかなかこう、看護婦さんなりたての人とか、在宅を進める方向になる看護婦さんとか、多かったんですけど。その看護婦さんだけはね、一人、親が決める方針に、一番近い方向にもっていくのが、いいだろうって話して。非常に思いを強くもっておられる方がいましてね。その方がその、非常に良くしていただいて。その方が中心になってくれて。若い人だったんですけどね。いつでも強制するわけでもなく、一番いい方法を、見つけましょうねという方向でね。先生以上になんかよくしてもらって。

※先生があの、主導権とっているっていうか。まず、私達に対して、今の考えというのを聞きまして。家内と考えと私の考えと別々に言って。で、それに対して、まあ、看護婦さんも自分たちの忌憚のない考えを。時には、中には、あの、抜いた方がいいっていう看護婦さんもいらしたこともあったんですけど。で、あの、まあ、そういうのも忌憚のない話を聞いて。そしたら総合的にみて、ま、先生の所見も入れて。で、今回はこういう方針でいきましょうということで。

様々な次郎の治療に関わる意思決定、特に抜管時の対応について、春子と秋雄が悩み続ける日々。看護師間でも、「〔このまま〕抜管してもいいのではないか」というような様々な意見の相違があった。医師・看護師達は、まず夫婦間の意見の相違を当然のことと考え、春子・秋雄それぞれの率直な考えを傾聴する姿勢を示していた。特に担当看護師は、次郎にとって一番いい選択をという視点で共に考えつづけ、二人の意思決定を支えていた。

(3) 自然のままに

春子

※で、やっぱり1回目抜けた時に。もうすごい。主人はもうちょっと日にち経ってから見たんですけど。私はやっぱり、その、すごい姿をね。あのー、もうこのへんもね、血もいっぱいついて。とってはくれてた

んですけど。歯も、もうこじあけたっていうかグラグラになって。もう、そこんとこも血がね、にじんで。張り替えたテープも血だらけ。で、やっと落ち着いたっていう感じの見てたんで。もう、また次の時は、もうずっと意識がなくて自分で動けないから、〔口を〕こじ開ける感じになるだろうと言われた。えーっ、もうすごいむごいかなあーとかね。また何日か経ったら、いつもどおりのテープもきれいに張り替えて、血もお風呂できれいにとって。きれいな状態で、いつもの次郎に。休みの日とか主人とか、休みの日とか見てるんで。でも、瞬間見たら、なんかもうすごい痛かったんじゃないかなあっていろいろ思ってしまったら、やあ次入れられるかなーとか。ほんまは次郎は入れてほしいんかもしれないなあという思いと、痛いかなと。だからね、どっちを言ったら正しんかなっていうのはやっぱり自分でも、今でもはっきりこう答えはねえ、でもわからへんかなあとかねえ。「うん」って言うだけ言ってくれたら一番いいのにーとか思ってしまってねえ。次郎に頼るのはねえ、なんかねえ、悪いんだけど。……また悩みながら選ぶから、あのほんとにそれが次郎が望んでることなのかなあどうかなあって言うのはやっぱりいつも。うん、ね、こっちにしてくださいって言ってもほんまにそれでいいのかなあって。〔反対の方に決めても〕こっちにたぶん決めてもその思いはあるし。だから次郎に「うん」言うだけ言ってとか思ったり。無責任なんやけど。それで、結局こじ開けるのだったらかわいそうだから、万が一抜けたら挿管しないでくださいということで。で今回も送管しないで、マスクにしてくれたみたいです。

※ほんま良かったんか。6年間ねえ、結構しんどい、しんどい思いはあの子が一番ねえ。ここ入っているっていう自体も、苦しかったやろうし。寝たままっていうのもねえ、6年近くもなるし。やっぱりしんどくないって言ったらうそうそやろうし。だからほんまによかったのかどうかもねえ、次郎に聞いてみないとわからへんなあって。

秋雄

※たぶんねえ、今のその時のね、状態をそのまま継続できるんだったら、家内ともそのまま継続できた方がいいだろうと思ってたんですけど。もし何か事故があったら、無理やりまたもとの状態に戻すことだけは

止めよう、というのが総意だったと思う。もし〔気管チューブが〕とれたら、そのままにしておこうという。今の状況は、けっしてその楽な状態ではないことはわかってます。かといって、えー、無理やり、その状況を止める、という、ことまでも。そういう勇気もなかったですし。で、まあ、それもきっかけを求めていたっていうのもあるんですけど。もしも抜けたっていうきっかけがあったら、それは、たぶんね、その、人知の知れないところであってね。あのー、次郎自身が決めてやったのか、神様の限界かわからないんですけれども。ぼくらのどうしようもないところで決められたことだったら、それを無理やりもとに引き戻すことだけは、やめたい、というのが夫婦の総意だったんですけど。

　春子と秋雄は悩みぬいた末、抜管時の対応について、どの状況で抜管した場合においても再送管しないと決めた。春子は、次郎が過去に再抜管をした時の経験も含めて、次郎にとって痛いことをしたくない思いからであった。また、自然の経過にまかせることが、次郎に苦痛を与えないことにつながるとも考えた。一方、秋雄は抜管という状況の変化は人知の知れないところであって、無理やりもとの状況にもどすことだけは止めたいという思いをもち、それが夫婦の総意でもあったと認識していた。このように、日々答えてほしいが決して答えてはくれない次郎の姿を見つめ、悩みつづけていた春子と、次郎の痛々しい姿を直接目の当たりにすることの少ない秋雄では、意思決定の理由に関して、夫婦間での微妙な違いがあった。この5年間を振り返ると、春子にとっては、次郎の反応がない中でその選択が本当に次郎が望んでいることなのかと、親として悩みつづけた日々であった。春子は、その問いかけを次郎が亡くなった今も絶えず自分の中に持ちつづけている。

（4） 次郎の意思で生きた最後

春子
　※急やったんで、もうびっくりして〔病院に〕行って。呼吸器はずれて酸素入れてて11時間もったんです。先生も呼吸器はずれて11時間もおった子は初めてやって。先生、なんか〔私達が〕来るまでもたそうと思ったみたいで。
　※なんか今でもねえ、もう11時間も頑張って。だから皆に会うために頑張ってたんかなあって。よくわからへんけど。看護婦さんも朝からやったから、ナイト明けの看護婦さんも昼間の看護婦さんも、今度夕方替わる看護婦さんとナイトの看護婦と全員会えたんです。だから、すごい頑張ってくれたんかなあって。お兄ちゃんにもね会えて。お兄ちゃんは、一応会って、家に〔帰った〕。ちょっと会って。長引くかな〔と思って〕。ひょっとしたら泊り込みに時間が。この調子だったら息が。一瞬期待してしまてね。だからお兄ちゃんをいっぺん家に連れて帰って、着替えをとりに泊まる用意を。何日間か泊まるのかねえ言うて。ひょっとして息をするのを思い出したんかもしれないわって言うて。

　次郎の気管チューブが自然抜管をした。春子が秋雄と病院に到着した時には、次郎は酸素マスクだけで自ら呼吸を続けていた。家族が全員そろった後ホスピスの家族室に移り、次郎は家族に見守られ春子に抱かれながら息をひきとった。春子は、次郎が最後は苦しむのではないかと怖かった。しかし、その最後は寝ているようで心停止にも気づかない程だったので、春子は死が信じられない思いだった。すべての交代勤務の看護師達にも会え、春子は、すべての人に別れをするために次郎が自らの意思で抜管後11時間生き続けたと感じた。

（5） 自然抜管でよかった

春子
　※看護婦さんとかね、丁度、私もテープの〔張り替えを〕、行なった時に、

主人も張り替えているんですよ。すごい痰の多い時だったら、この辺すごくて張り替えてくださったりとか、やっぱり新人の方もされるんで、その時になる可能性もありますって言われてて。その時やったら看護婦さんがすごい自分のせいでなったと思ったら、その辺も先生も心配してくれはって。その看護婦さんも傷つく。ま、その場合も親がやったのと一緒やから、そういう風に思いませんって言ったんですけど。そのへんは先生がすごく心配して。でも、今回そうでなかったんで、まだよかったかなあって。

秋雄
　※いろいろ理由があったんですね。こう、自然にこうテープがゆるんで抜けた場合と、看護婦さんが看護中に抜けた場合と、先生がやった場合とか、親がやってる場合とか、どの場合は抜いて、どの場合はまたいれますかって、そこまで条件がつけられるんで、まあどの場合であっても、誰がやったとしても、自然に抜けたとしても、もし抜けた場合には、入れないという、そういう条件で。で、まあ今回の場合は自然抜管でしたので。

　気管チューブは、自然抜管と事故による抜管がある。次郎は自然抜管だったので、事故による抜管の場合と違い、傷つく人（看護師や医師等）がいなかったので良かった。春子も秋雄も次郎の死をこう受け止めている。

(6) 非現実感と喪失感

春子
　※まだピンときてない部分と日に日にねえ、やあ、いてないなあと思う部分と、まだなんか自分でもちゃんとあれかなあと思って。
　※今もなんか亡くなったのかなあって感じで。でもやっぱりいてへん。居てなくなるっていうのは、やっぱりねえ、すごいショックはショックですよねえ。
　※―〔兄は亡くなった次郎に会った時には〕もうわんわん泣いて。最後に会った時から、いつもと違うって思ってたのは思ってたみたいで。呼

吸器とれてたんで、いつもやったらバクバクするとかバタバタしているのにじっと座ってて手握ってたから。普段と違うのはわかってみたいやけど。やっぱりショックやったみたいです。
※〔兄は〕ただちょっとはっきりいなくなったことをねえ、わかっているんで。友達と結構遊んでいる時は元気なんですけど、まだなんか毎晩、ちっちゃい写真ねえ、こう抱いて一緒に並んで寝て。やっぱりいなくなったことだいぶショックやったんかなあと思って。
※ちょっと休みの日に遊びに連れてって行く時に、写真もって「次郎も一緒にいくわ」って感じで。もうなんか一緒に行くって感じみたいです。

　春子は、次郎の意識がなくなった時点が、次郎との予期的な別れの体験となっている。そのため次郎の死後1カ月後にもかかわらず子どもの死を受け止め、今までの自らの体験を語ることができる状態に至っている。にもかかわらず、やはり自分の側から次郎の存在がなくなったことによる悲しみは、厳然と存在している。同様に、次郎の兄は弟が亡くなったことを理解していると同時に、今も弟と一緒という一体感をもっている。

(7)　時間を経ても家族は家族

春子
※先に亡くなりはったお母さんとかも、来てくれはりまして。いろいろ話聞いてたら、やっぱり元気に走り回れなかった分、今頃きっと天国でみんなで同じ病室で走り回っているよって言ってくれはって。そうかな、そやねぇとか思って。皆きっと一緒に、次郎ちゃんのこと迎えに来て、むこうで走りまわっているって言ってくれはって。そうかな、そうやねって。何かすごいホッと。
※4人家族やったら4人家族でいつまでも減ってへんって言うてはったから。「5年経っても6年経ってもずっとやっぱりそれは変わらへんから、うん、大丈夫よ」って言ってくれはって。すごい励みになって。きっと走りまわってるよっていうのがすごいホッとして。

春子は既に亡くなった子どもの母親である仲間との会話を通して、次郎は家族の一員でありその関係はたとえ時を経ても変化がないのだと認識し、安堵した。

4 結び

(1) 意思決定の基本要因と我が子の生命に対する思い

母春子は、あくまで一貫して子どもの立場に身を置き、その思いを内側からとらえようと試み悩み続けてきた。次郎の「意思に添いたい」という思いにもかかわらず、春子は植物状態に陥った次郎からはもっとも単純な快不快の反応さえ推測できなかった。

このような状況下で、春子の次郎の治療に関わるすべての意思決定の根拠となったのは、回復の見込みがないならば「次郎に苦痛を与えたくない」という思いであった。春子は、次郎の意思がわからない中で、その日々の様子からその根本的な苦痛を感じとっていった。それは、人工呼吸器の装着によって生じる苦痛であり、春子には「無理に生かし続けることは残酷だ」と思われるような子どもの痛々しい姿であった。

ここから、春子と秋雄は、次郎に気管切開を含めて積極的な治療をしないという意思決定をした。また次郎に外泊をさせないという意思決定の根拠となったのも同様の思いである。しかし、春子は、次郎の気管に挿入した管が抜けた時にそれを再挿管するか否か、つまり抜管を機会に次郎から人工呼吸器を取り外すことについては、5年を経るまで意思決定できずにいた。

一方では、春子は、次郎が予後不良であるにもかかわらず、人工呼吸器が装着されていることについて、「器械によって人工的に生かされているのではないか」と疑問に思い続け、次郎が死に至るまで自問自答し続けた。他方、人工呼吸器を取り外すことは、次郎の死を意味する。春

子は、このジレンマに悩み続けた。これは次郎の生死に関わる決断を前にして、どうしても治療停止には踏み込めない春子の心情の反映である。

　このようなプロセスを経て、春子は次郎の生命を「自然のままに」任せる、運命の成り行きに委ねるという意思決定をした。つまり、「どのような状況で次郎の気管から管がはずれても再挿管はしない」という意思決定をした。春子がこの決断に至った最大の要因は、再挿管しないことが次郎の苦痛からの開放につながると考えたからである。次郎は過去に一度抜管したことがあったが、気管チューブを再挿入する際、硬直した口を無理に開かざるを得なかったために多量に出血した。その時の次郎の痛々しい姿を春子は目の当たりにしていたのである。同時に、その背景には、生きるということを自然な営みと捉え、たとえ次郎が死に至るとしても、この子は自分なりの生命を全うし、意味ある生を生き抜いたと考える春子の死生観があった。この春子の死生観は、意識のないままに闘病生活を続ける我が子の「今を生きる」姿によって形成され、強化されていったと推察される。

　抜管時に再挿管しないという決定的な意思決定の後、次郎の気管チューブは偶発的に抜管し、次郎は両親の意思決定通り人工呼吸器から開放されて、家族と共にホスピスで死を迎えた。このことについて、春子も秋雄も共に、次郎はわずか5年10カ月の短い人生ではあったが、この子どもに与えられた人生を全うしたと考えている。また、次郎が抜管後11時間も自力で息をし続けたという姿を目にして、両親はあたかも次郎が自らの意思で家族、医師、看護師など関係者すべてとの別れの時を創ってくれたと感じ、このことを自分の意思で生きたその証として受け止めている。この次郎の姿は両親の大きな慰めになったと考えられる。次郎が「他の人に迷惑をかけなかった」ということ、つまり、次郎の死の直接の原因は自然抜管であり、医師や看護師に責任はないという点でも、両親は次郎の死に至る経過を好ましいものとして受け止めていた。

　人の一生として次郎の生きた5年10カ月はたしかに短い。だが、その

間一日も欠かさず病院に通い続け、次郎の生死に関わる意志決定について悩み過ごした年月は、春子にとって必ずしも短いとは言えなかったのではないだろうか。

(2) 意思決定の当事者としての母親・父親

「次郎がうんと言うだけでも言って欲しい」という言葉に象徴されるように、春子は日々の関わりの中で必死で次郎の反応を読み取ろうとし続けていた。現実には、次郎が自分の意思を表示する可能性は全くなかった。それにもかかわらず、春子は一貫して子どもの意思を汲み取りたいと願い、次郎の痛みを我がこととして感じ取ろうと努力し続けた。その姿は、いわゆる二人称の関係に留まるものではない。限りなく一人称へ近づこうとする試みとして理解できるのではないだろうか。

この子どものような予後不良で意識がない状態の新生児・乳児の場合の選択的治療停止に関する意思決定について、意思決定能力をもたない新生児に代わって両親が子どもの代弁者たりうるのかという問題がある。一方で、「決定は両親のみに委ねられるべき類のものではない。両親は相矛盾する感情にさらされているはずだからである」[6]というように、両親の意思決定に批判的な見解が述べられている。その一方で、橋本は臨床心理士としての立場から、「結論から言えば、親が赤ちゃんを同一化しうるほどに親子の関係性が発達をとげているのならば、親は赤ちゃんのいのちに関する決定を行うことができる」[7]と最も代弁者になりえる条件を明確に述べている。春子の場合は、まさその条件を満たしていると言えるであろう。

一般的には、前述のように両親は子どもの代理人と見なされている。しかし、こうした事例では子どもは完全に意思決定能力をもたない。かつて一度でも意思決定能力をもち、自己の人生観の一端を表現した人物が、応答能力を失った時に、その当人に代わって生死の意思決定をすることと、まだ意思決定能力を形成するに至らない新生児の生死について

意思決定することとの間には、大きな差異がある。つまり、障害児の生命に関わる意思決定に関して、両親は子どもの代理人ではなく、まさに当事者である。

この春子の体験から語られ浮かび上がった春子の姿も、まさに意思決定の当事者としての母親の在り様なのではないだろうか。

(3) 子どもの死後も残る思い——人工呼吸器の停止という可能性

春子は次郎の死後も「次郎に長期間苦しみを与えたのではないか」と言う思いも残している。それは、春子が、人工呼吸器を装着したために、次郎が約6年もの間「寝たままの状態を余儀なくされた」ことに加え、人工呼吸器を装着するために気管にチューブを挿入すること自体が、次郎に苦痛を与えていたと感じていたからである。こうした点を考慮に入れるならば、次郎が自然抜管によって死に至ったこと自体の善し悪しを、改めて問う必要があるように思われる。春子の「自然に生命を全うする」という思いを尊重するならば、自然抜管によって死を迎えるまで次郎を人工的に生かし続けたことは、たんに次郎自身に不必要な苦痛を与えただけではない。春子と秋雄はともに障害新生児をもつという運命の与える苦しみを十分に経験した。しかし、5年という歳月は、両親特に春子にとってはあまりに過酷な試練の日々ではなかったのか。これは障害新生児とその両親に対するケアのあり方にも関連する論点である。

一般的に現在提示されているいくつかの倫理的意思決定に関するガイドラインに基づくならば、医学的に次郎の状態はクラスDではなくクラスC(D)と判断される。そのため、両親は医療者から自然抜管時の対応、つまり最終的に(D)の場合の選択肢しか与えられていなかったと推察される。しかし、母親の根源的な悩み、つまり母の悩みの中心が「人工呼吸器を装着していること自体が子どもに苦痛をあたえているのではないか」ということだと考えると、医療者は現在装着している人工呼吸器の停止という選択の可能性を両親に与えてもよかったのではないだろう

か。植物状態も含まれる患者が回復不能の状態に陥った場合、積極的な治療の停止は倫理的に容認されている。その理由は多くの場合、患者の苦痛の増強であり、その範疇に人工呼吸器の装着も含まれる。医療者は、春子と秋雄にこの内容を十分な情報提供をしていたのかという点にも疑問が残る。今回の状況は、ガイドラインに基づく、つまり子どもの疾患を基準とする治療の選択範囲設定の限界を示すものであると考えられる。玉井も国内のガイドラインの作られ方とその問題点として、ガイドライン自体とその使われ方の不備を指摘している[8]。医療者は意思決定当事者である母親がもっている根源的な悩みを把握すること、そのために母親のきわめて個別的な体験を理解しようとしなければ、本当の意味でこのような状況にある母親に対して必要なケアを提供していくことはできないのではははないだろうか。

　また、野村らの研究によれば、治療に関する意思決定への子どもの参加を巡る親の関わりは、子どもに対する「参加の働きかけ」から、治療の実施に対する子どもの納得の有無を確認する「結果の確かめ」へというプロセスを踏むことが明らかになっている。親が子どもに「結果の確かめ」を行う意味は、親が決意したことに関して悩んでいるためであり、親の決定が子どもにとって最善であったのかを、子どもの反応から親が評価しようとするからである[9]。この考え方に立てば、春子が次郎の死後も悩み続けていた理由は、「結果の確かめ」が不可能であったことに由来する。春子は自分が行った次郎の生死に関する意思決定について、それが果たして最善であったのか否かを、次郎自身に答えて欲しい。しかし、次郎にはどのような応答も期待できない。ということは、春子にとって意思決定プロセスは永遠に完結を迎えることはない。すなわち、春子は生涯にわたってこの点について悩み続けることであろう。

(4) 意思決定の当時者である両親へのケアの方向性

　子どもの意識喪失後の約4年間、春子と秋雄は悩み抜いた結果、抜管

後の対応について意思決定をした。言い換えると、結論を出すことの辛さを感じながらも、医師・看護師の働きかけによってその苦しい現実と直面してきたプロセスでもあった。

　この両親の体験から、子どもの生死の意思決定にとって苦しみを徹底的に苦しみぬく。苦しみを十分に経験したという思い、すなわち死に至るまでに思い残すことがない、というプロセスを経ることが重要であると考えられる。それは経験の充実という言葉に置き換えることが可能である。経験の充実は、時間の長短だけではなく、あくまでもその質が問われるものである。看護者は意思決定の当事者である春子と秋雄の経験の充実に共に付き合う、つまり、個々の個別的な体験に着目し、その両親の体験に沿った意思決定を支えていくことが求められるであろう。

　春子・秋雄はこれまでの体験を、医師・看護師達と共に考え続けてきたプロセスととらえている。それは、春子・秋雄がまず「子どもの今の状態をありのままに認めてくれた」と感じられるような子どもの状態を認める働きかけであり、「親が決める方向が望ましい」と両親を支持し、その中で「夫婦の意見が違っていてもいい」と春子・秋雄一人一人を尊重し、夫婦の中で起こりえる意見の相違を認め、「一番いい方法を共に考えましょう」という真摯な姿勢を示してくれたことであった。このような関わりが経験の充実に共に付き合うことであり、また、倫理的ジレンマがともなう両親の意思決定を支えていく上で重要なことであろう。

　また、春子のように意思決定プロセスが生涯に渡って完結しない事例では、その当事者である母親あるいは父親に対して子どもの死後も継続した精神的ケアが必要とされるであろう。

注

1 鈴木真知子「呼吸器を装着した子どもの生活場所に関する親の意思決定」『日本看護科学会誌』21巻1号、2001年、51〜60頁

2 三条裕子・木村登紀子「人工呼吸器を装着した児をもつ母親の体験—児の生命の意味に焦点をあてて—」『天使女子短期大学紀要』No. 14、1993年

3 三条裕子・木村登紀子「人工呼吸器を装着した児をもつ両親の体験—児の死を経て—」『日本人間性心理学会第16回大会発表論文集』1997年、56〜57頁

4 母親・父親の語りのインタビュー方法

　筆者は半構成的質問紙を用いた面接法により、1回約2時間の面接を合計3回施行した。1回目、2回目は母親を対象とし、3回目は母親と父親に対して同時に面接を行った。実施時期は、1回目1991年10月〜11月、2回目は2名(スーパーバイザーを含む)で1991年8月、3回目は子どもの死後1カ月を経過した1995年5月である。

　なお、面接の詳細は対象者の対象者の了解を得て、テープレコーダーで録音し、研究資料として保存した。本書に記載されている語りは、全インタビュー内容の約4分の1に相当し、主に意思決定に関わる内容を抽出したものである。

5 倫理的・医学的意思決定のガイドラインの要約(船戸文献より抜粋)

　病名によって4つの治療の段階を設けている(クラスA〜D)。クラスC(緩和的医療)とは「現在行っている以上の治療は加えないで、その生命力にゆだねる。ただし最高の看護に徹し、家族などとの時間を最大限に大切にする。同時に痛み、不快、痙攣などの児に苦痛を与える症状については積極的な治療を行う。心停止時の蘇生はしないで、自然経過にゆだねる。」クラスD(看取りの医療)は「現在行っている人工呼吸器を含むすべての医療を過剰医療として中止し、自然経過にゆだねる」場合である。更に(D)とは「原則として家族から安らかな見取りを希望し、児の状態が悪化し、死が免れないと判断したときに適応する」とされている。例えば、重症仮死(10〜20分以上アプガースコア0点)の場合はクラスD、脳死はクラスD、広汎性脳壊死はクラスC(D)、致死的奇形である無脳児はクラスD、ポッター症候群クラスC(D)、E・DトリソミーはクラスC(D)、その他の致死的奇形はクラスC(D)と分類されている。

6 中澤務・遠藤紀美恵訳「プライバシー権と生命の危うい新生児のためのケアを拒む権利」、玉井真理子編「重症新生児の治療停止および制限に関する倫理的・法的・社会的・心理問題」、成育医療研究委託事業研究「重症障害新生児医療のガイドライン及びハイリスク新生児の診断システムに関する総合研究」分担研究班(分担研究者玉井真理子)2001年報告書、42頁、2002年

7 橋本洋子「治療拒否をめぐって」『日本未熟児新生児学会雑誌』12巻3号、2000年、71頁

8 玉井真理子「誕生死の現在」第64回バイオエシックス懇話会発表資料、2002年、2頁

9 野村佳代「ハイリスク治療計画への意思決定における子どもの参加への親の関わりの過程―造血肝細胞移植事例を通して―」『日本看護科学会誌』23巻1号、2003年、57～66頁

参考文献

(1) 安藤弘美「児に代わり意思決定をする両親への関わりについて考える」『聖隷浜松病院看護部研究集録』2000号、2000年、226～229頁

(2) 船戸正久「命を考える 周産期と倫理―予後不良の児への対応 淀川キリスト教病院における意思決定のプロセス」『ペリネイタルケア』20巻11号、2001年、927～932頁

(3) 亀井智泉『陽だまりの病室で 植物状態を生きた陽菜の記録』メディカ出版、2002年

(4) 中込さと子「妊娠中に胎児の異常を知った中で出産を選んだ一女性の体験」日本助産学会誌、13巻2号、5～19頁、2000年

(5) 大久保功子他「出生前遺伝子診断により選択的妊娠中絶の語り―モノグラフィー」『日本看護科学会誌』23巻2号、2003年、1～11頁

(6) ロバート・F・ワイヤー『障害新生児の生命倫理 選択的治療停止をめぐって』学苑社、1991年

(7) 坂井昭宏編著『安楽死か尊厳死か』北海道大学図書刊行会、1996年

(8) 辻恵子「ダウン症児に続く妊娠・出産を選択した女性の体験」『日本看護科学会誌』23巻1号、2003年、46～56頁

9 自然の流れと生命の終止
──自発的安楽死擁護の試み

坂井　昭宏

1 安楽死是認論の台頭

　安楽死をめぐる昨今の論調には大きな変化が見られる。ロナルド・ドゥオーキンは、ジョゼフ・フィネリの後見人に指名されたエリザベス・デューの勧告、すなわち当人のリビング・ウィルなしに彼に対する免疫抑制治療を停止すべきであるという勧告を「尊厳の権利」(Right to Dignity)を根拠に擁護した。フィネリは当時56歳で4人の子供の父であったが、家族の申し立てによれば、心臓移植手術中の事故で脳に障害を受けて、6カ月の幼児の状態に陥ったのである。病院側は長期の膨大な治療費負担に耐えかねて、裁判所にフィネリを養護施設か自宅で治療する許可を求めた。
　裁判官は後見人を指名して、彼に患者の利益を検討して提案するよう

に命じた。フィネリが幼児の状態で生き続けるよりも死を選んだであろうとする証拠は何一つなかった。それにもかかわらず、後見人デューは「もしフィネリが彼自身で決定できるなら、死を選んだであろう」と述べたのである。「家族は後見人の勧告に驚き、裁判所はこれを斥けた。フィネリの家族は勝訴した。しかし、彼は勝ったといえるのか」[1]。

R. ドゥオーキンの真意は議論の運びから明らかなように、重度のアルツハイマー症患者に対する非自発的な延命治療停止を是認することにある。この種の見解はかつては急進的な功利主義者たちによって「生命の質」(Quality of Life)を根拠に正当化されてきた。これと同じ見解を、ドゥオーキンは「生命の尊厳」(Sanctity of Life)にも似た「尊厳の権利」に基づいて主張するのである。当然、多くの批判を免れないように思われる[2]。

また、グレゴリー・ペンスは医師ジャック・キヴォーキアンのジャネット・アドキンスに対する死の介助と、内科医ティモシー・クィルによるダイアンの死の介助を対比的に紹介した後で、「医師の介助による死」(Physician-Assisted Dying)を、(1)自己自身の人生に対する制御に基づく論証、(2)慈悲による論証、(3)経験的先例による論証によって積極的に擁護した[3]。経験的先例による論証が、オランダにおける積極的安楽死に関わる医療慣行とその法制化を意味することはいうまでもない。

「医師の介助による死は一種の無実の人間の殺害であり、殺人は不正である」。これがそのもっとも一般的な反論である。しかし、G. ペンスによれば、この反論は正しくない。第一に、不正なのは「人を殺す」ことではなく、「死を欲しない人を殺す」ことである。第二に、医師が末期患者の死を介助することと、患者を殺すことを道徳的に等価と見るのは理性的ではない。「死の介助という特定の行為が殺人か慈悲かは、ある特定の状況における患者の望みと決意に基づく」[4]。

このように、G. ペンスは医師の介助による死を道徳的に正当化する根拠を「患者の望みと決意」に求める。「患者の意思」に基づいて生命維持装置の撤去などが認められるなら、「医師の介助による死」も同じ理由で

道徳的に是認されるべきである、というのである。これは、ジェイムズ・レイチェルズの積極的安楽死擁護論を基本的に踏襲するものと見ることができる[5]。しかし、積極的安楽死には強固で根強い反論がある。「殺すこと」(Killing) ＝積極的安楽死と、「死なぬに任せること」(Letting Die) あるいは「死を許すこと」(Allowing Die) ＝消極的安楽死との間には道徳的に重要な違いがある、という反論である。

2 J. レイチェルズの等価テーゼ

J. レチェルズの積極的安楽死是認論の根拠は、彼のいう「等価テーゼ」(Equivalence Thesis)、すなわち「殺すこと」と「死ぬに任せること」の間には、道徳的に見て重要な違いはないという主張にある。「殺すこと」(積極的安楽死)はそれ自体として「死に任せること」(消極的安楽死)よりも悪いのか[6]。J. レイチェルズはこう反論する。

事例1 スミスはもし彼の6歳の従兄弟の身に何かあれば、莫大な財産を相続できる。ある晩、彼はその子が風呂に入っているところに侵入し、その子を溺死させ、それがあたかも事故であるかのように装った。

事例2 ジョーンズも、もし彼の6歳の従兄弟の身に何かあれば、莫大な財産を相続できる。ある晩、彼はその子が風呂に入っているところに侵入した。ところが、ジョーンズが浴室に侵入すると、その子が滑って頭を打ち、水中に落ち込むのを見た。彼が何もしないうちに、その子は溺死した。

さて、事例1ではスミスは子供を殺したが、事例2でジョーンズはたんに子供を死ぬに任せたにすぎない。彼らの間の違いはただこれだけである。もし「殺す」こと「死ぬに任せる」ことの区別が道徳的に重要である

と考えるなら、ジョーンズの行動はスミスの行動ほど非難に値しないことになる。しかし、本当にそういえるのだろうか。そうは思われない。彼らはともに同じ利己的な動機に基づいて、しかも子供を殺すという同じ目的をもって行動した。ジョーンズの「私は殺していない」という弁明は道徳的推論の曲解でしかない[7]。

多くの人がこうした考えを受け入れがたいと見るのは、「殺す」は「死ぬに任せる」よりもそれ自体として悪いかという理論的問題と、現実の「殺す」は「死ぬに任せる」よりも非難に値するかという問題を同一視するからである。実際、現実の「殺す」は明らかに悪であるのに対して、「死ぬに任せる」は人道的理由による医師の行為を除いて、ほとんど耳にすることがない。ここから、人々は「殺す」は「死ぬに任せる」よりもいっそう悪いと考える。しかし、前者には後者よりもいっそう悪いとされる何かがあるということは帰結しない。むしろ、行為者の動機が「殺す」と「死ぬに任せる」という二つの事例に異なった反応を引き起こす[8]。もしこの考えが正しいなら、積極的安楽死は消極的安楽死以上に道徳的に悪ではない。J. レイチェルズはこう主張する[9]。

他方、積極的安楽死反対論者によれば、消極的安楽死では医師は患者の死をもたらすことを何一つなしていない。患者は以前から患者を苦しめてきた病気で死に至るにすぎない。これに対して、積極的安楽死では医師は患者に死をもたらす何らかのことを行う。すなわち、医師は患者を殺す、と考えられる。しかし、J. レイチェルズによれば、消極的安楽死の場合に「医師は何もしていない」というのは正しくない。医師は「患者を死ぬに任せる」という重要なことをなしている。道徳的評価という観点から見るなら、それは一つの行為である。もし医師が通常の治療で回復可能な患者を「死ぬに任せる」なら、その必要のない患者を殺したときと同様に道徳的非難に値する。「何もなさなかった」という医師の主張は弁明にならない[10]。これは重要な論点であり、後にトム・ビーチャムが彼の見解を修正する機縁となる。すなわち、なぜ医師は末期状態に

ある患者を「死ぬに任せる」とき道徳的非難を免れるのか、という問いである。

ジョセフ・フレチャーは彼の論文「倫理学と安楽死」[11]で、ただちにレイチェルズに賛意を表明した。患者の死を早めるために「何も積極的になす」ことをしないから、その死に関する共犯を避けられるなどという考えは素朴で浅薄である。「何もしないこと」も「何かをする」ことであり、「他の何らかの行為を意思決定するのと同様に、それはどこから見ても行為の意思決定である」[12]。ピーター・シンガーも安楽死賛成論の立場から、J.レイチェルズと同様の議論を展開する。しかも、彼の挙げる事例は、J.レイチェルズよりもいっそう適切である[13]。これについては、T.ビーチャムの反論のなかで考察することにしよう。

しかし、こうした安楽死賛成論者の「殺すこと」と「死ぬに任せること」の間には道徳的に重要な違いはない、という主張は必ずしも説得的とは思われない。なぜなら、医師が昏睡状態にある患者の生命維持装置を除去して患者を死ぬに任せるとき、そのことによってただちに患者が死に至るわけではないからである。実際、カレン・クィンランは人工呼吸器の除去後ほぼ10年にわたって自力で生き続け、またナンシー・クルーザンは水分と栄養の補給を停止されたが、彼女の生命が途絶えるには2週間近くを要した。カレンもナンシーもともに彼女たちの身体的状態のゆえに死に至ったのであって、生命維持装置の除去がその直接の原因であるとは考えにくい。彼女たちの死の原因はそれぞれの病状の悪化という自然の流れにある。医師の行為は死期を早める一つの機縁であっても、死の直接的原因であると見なすことはできない。

したがって、T.ビーチャムによれば、「たとえ彼女[カレン]が死ぬとしても、彼女を殺すことによって死を引き起こした場合とは異なって、誰も直接に彼女の死を生起させたという理由で道徳的責任を問われることはない」[14]。事実、「回復途上の患者の生命を維持している人工呼吸器のプラグを引き抜く」ことは、「不可逆的昏睡状態にあり、回復不可能な

患者の生命を維持している人工呼吸器のプラグを引き抜く」[15]ことと道徳的に等価ではありえないのである。

3 T. ビーチャムの批判

　上述の二つの事例で、ジョーンズがスミスに劣らず道徳的に非難に値することに関して、T. ビーチャムはJ. レイチェルズに同意する。しかし、そこから彼のいう「等価テーゼ」、すなわち「殺すことと死なせることの区別に道徳的に重要な違いはない」を導き出すことはできないと反論した。法律はスミスだけに殺人罪を宣告するだろうが、道徳は彼ら二人の行為者による犯罪の実行と不作為の理由から、両者の行為を等しく非難する。ジョーンズの「生命を救う義務」は、スミスの「生命を奪わない義務」と同様に強制的である。「たとえ彼がこの少年に特別の義務を負うていなかったとしても、善行の義務はこのような場合に積極的行為を要求するからである」[16]。J. レイチェルズの二つの事例に道徳的に重要な違いが少しも存在しないのは、このように道徳的責任の程度が等しいという事実に負う[17]。

　さらに、T. ビーチャムによれば、「殺すことと死ぬに任せることの区別は、幾つかの文脈で無意味であるとしても、あらゆる文脈で無意味であることにはならない」[18]。たしかに、「殺すことと死ぬに任せることは道徳的に異なる」という我々の直観の基礎は「たんなる違い」にあるのではない。たとえば、ある場合には他人を殺すことは正当防衛によって、また他の場合には他人を死ぬに任せることは、彼との約束によって道徳的に是認される。こうした場合、行為を正当化するのは正当防衛と約束であり、こうした理由の有無に応じて「殺すこと」はある場合には正しく、他の場合には不正である。「死ぬに任せること」についても同様である。「ある行為が正しいか否かに関して違いをもたらすのは、それを正当化

する理由であって、たんにそれが属する行為の種類ではない」[19]。しかし、この「たんなる違い」とは異なる根拠が、「殺すこと」と「死ぬに任せること」の間には差異があるという我々の直観を道徳的に重要なものとする[20]。

　T. ビーチャム自身はこの論文で積極的安楽死に対して、(1)「楔あるいは滑りやすい坂論法」と(2)「規則功利主義擁護の最近の議論」に基づいて批判的な立場を採っていた。しかし、現在では、この立場を維持するのは困難である。B. フッカーは規則功利主義に基づいて自発的安楽死を擁護する。すなわち、功利主義者は人の自律を最高の価値と見なすから、自発的安楽死は人々の生命の終止に対する制御を可能にするという点で、個人の自律を増進させるに違いない。「人々の自律に対する関心は、明らかに自発的安楽死の側にのみ得点を与える」[21]。また、前述のG. ペンスは「滑りやすい坂論法」の論駁に一節を割いている[22]。

　さらに、上述のT. ビーチャムの反論はJ. レイチェルズの議論を十分の論駁したとはいえない。J. レイチェルズの疑問は「もし他の人間による一人の人間の生命の意図的な終結でないなら、治療の停止は一体何なのか」。消極的安楽死が医療慣行として認められているなら、積極的安楽死も同様に認めるべきではないのか、という点にあった。これに対して、T. ビーチャムは「不可逆的昏睡状態にあり、回復不可能な患者の生命を維持している人工呼吸器のプラグを引き抜く」ことを「ありふれた処置」であるという[23]。では、医師が末期患者の延命医療を停止することは、どういう理由で道徳的に正当化されるのか。T. ビーチャムはこの問題を掘り下げて考察しようとはしなかった。この点は、以下のP. シンガーの二つの事例から明らかになる。

　P. シンガーはJ. レイチェルズの二つの事例を以下のように修正して提示する[24]。

事例3　交通事故の犠牲者が数カ月間昏睡状態にあるとしよう。脳の大

部分に損傷を受け、回復の見込みがまったくない。患者は人工呼吸器と点滴による栄養補給によって生かされているにすぎない。患者の両親は長期間にわたる心身の負担に耐えかねている。医師はこうした事情を承知しているが、ある日、人工呼吸器のプラグが外れてそうになっているのを発見した。医師はこの状況を十分に考えた末に、プラグを差し込まないことに決める。

事例4 患者は事例3とまったく同様の状態にある。患者の両親は長期間にわたる心身の負担に耐えかねている。医師はこうした事情を承知している。呼吸器のプラグには問題がない。医師が何かをしないかぎり、この状態は長期にわたって続く。医師はこの状況を十分に考えた末に、患者に致死薬を注射する。

　もし事例3で、「医師は患者を殺していない。たんに患者を死ぬに任せたにすぎない」というなら、「なぜ殺すことは不正で、死ぬに任せることは不正でないのか」というもう一つの問いに答えなければならない。P. シンガーはこう切り返す。「無辜の人を殺すことを禁ずる規則はあるが、死ぬに任せる規則はない」という答えは、たんに慣習的に受け入れられている道徳規則を、あたかも疑う余地がないかのように扱っている。このように答えるだけでは、「殺すことを禁ずる道徳規則をもつべきか否か」[25]という問いに発展しない。

　こうした事例について考察を深めるなら、「殺すことと死ぬに任せることの間には内在的な道徳的違いはまったくない、という結論が導かれるのではないか」[26]。ここから、周知のように、P. シンガーは急進的な結果主義に立脚する規範倫理学の構築を試みた。

　したがって、T. ビーチャムはすでに確立された医学的慣行であるという事実に依拠せずに、「死ぬに任せること」(消極的安楽死)はどういう理由で道徳的に正当化されるのか、という問いに答えなければならない。しかも、その理由は「殺すこと」(積極的安楽死)を正当化する理由と異な

った理由でなければならない。そうでなければ、「なぜ殺すことは不正で、死ぬに任せることは不正でないのか」という問いに答えること、すなわち消極的安楽死を支持し、かつ積極的安楽死を道徳的に否認することはできない。ビーチャムはこうしたジレンマに直面していたのである。

4 T. ビーチャムの反省

　最近の安楽死に関する法的判断のなかで、T. ビーチャムが注目するのはカナダ最高裁のスー・ロドリゲス事件判決である。ロドリゲスは医師の自殺幇助を禁ずるカナダ刑法241条を打破しようと試みた。法廷は彼女を支持しなかったが、数人の判事は医師の直接的な介助によって死ぬというロドリゲスの目標の道徳的正当性に強い支持を与えた[27]。同様に、アメリカ合衆国でも少数ではあるが、「自殺幇助の禁止は違憲である」、「死を介助するある種の行為は殺人罪を構成しない」という意見もある。

　さらに、オレゴン州尊厳死法 (Oregon's Death with Dignty Act, 1994, 1997) では、医師が患者の要求で死の処方箋を書くことが認められた[28]。この法律に基づいて医師から致死薬の処方を受けた患者は、1998年24名、1999年33名、2000年39名であり、2000年には27名が医師の処方に従ってみずから薬物を服用し死に至った[29]。このような安楽死、正確には「医師の介助による死」に関する世論の動向に促されて、T. ビーチャムは従来の見解に反省を加えたのである。

　T. ビーチャムの反省の出発点は、J. レイチェルズに対する反論で示された彼の見解、すなわち「殺すこと」あるいは「死ぬに任せること」の正不正は、その行為を正当化する理由の如何に依存するという見解にある。ここから、彼は消極的安楽死を道徳的に正当化する理由は、同時に積極的安楽死をも正当化するが、その法制化を支持するほど強くはないとい

う結論に到達したのである。

　最初に、T. ビーチャムは医師が延命治療を中止するとき、患者は彼の病気や負傷に起因する自然の流れで死に至るのであって、医師が患者を殺すのではないという見解を批判する。「自然的原因が死を引き起こすという事実だけでは、誰かを治療しないことを正当化するのに十分ではない。マフィア氏が病院に来て、ある患者ポリスマン氏から故意に人工呼吸器を切り離した。この患者を人工呼吸器から引き離す行為は、患者が死ぬのを許す際に、医師が日常的になす行為と因果的に何ら異ならない。道徳的結論に到達するには、治療の不作為、人工呼吸器の除去、病気や負傷の存在以外に、この状況で幾つかの特徴が考えられなければならない」[30]。

　こうした状況で、医師の不作為を正当とするのは、「患者本人あるいは法定代理人による権限のある治療拒否である」。応答能力と法的権限のある拒否に直面して、治療を控えないことは医師にとって不道徳かつ違法であろう。医師の行為を「死ぬに任せる」というカテゴリーに分類し、マフィア氏の行為を「殺す」に帰属するものは、応答能力と権限のある治療拒否である。マフィア氏は人工呼吸器の切断によって患者をあの時ではなく、この時に死に至らしめたことに責任を問われ、医師も同様の責任を負うが、患者本人の治療拒否のゆえにその責任を免除される。

　T. ビーチャムのいうように、「殺す」と「死ぬに任せる」との区別は、伝統的には行為者の意図か因果性のどちらかによって説明されるべきだと考えられてきた。しかし、「患者―拒否説」(Patient-Refusal Hypothesis) は第三の道を提示する。「それは因果性と意図との重要性を低下させ、妥当な拒否に決定的な役割を与える」。しかし、「妥当な治療拒否」によって正当化されるのは「死ぬに任せること」、すなわち延命治療の拒否に留まり、「殺すこと」に及ぶことはないのではないか。

　J. L. バーナトらはこの見解を擁護した[31]。妥当な治療拒否が水分と栄養分の補給拒否であり、それが餓死を招くとしても、それはつねに対応

する治療の不作為を正当化する。しかし、バーナトらは「応答能力のある患者による援助の依頼は医師の介助による自殺、すなわち自発的な積極的安楽死の行為の正当化において果たすべき正当な役割をもたない」と主張する。善行原則が無危害原則を凌駕することはないと考えたのである。これは、T. ビーチャムとJ. チルドレスの『生命医学倫理』の立場でもあった[32]。

これとは対照的に、現在のT. ビーチャムは以下のように考える[33]。
(1)　医師は道徳的にも法律上も患者の治療拒否を尊重するように要求される。
(2)　医師は法律上は患者の死の介助の依頼を尊重するように要求されない。
(3)　医師がそうした依頼を尊重することを道徳的に要求されるか否か、道徳的に許されるか否かは、依頼の本性と患者医師関係の本性に依存する。

T. ビーチャムの念頭にあるのは、ジャネット・アドキンスとキヴォーキアンの関係でなく、ダイアンとティモシー・クィルとの関係であることは間違いない。「クィル博士はダイアンのことをよく知っており、長期にわたって彼女を診察してきた」[34]。他方、ティモシー・クィルは「死の医師」キヴォーキアンについて次のように述べたという。「自殺が彼が彼の患者ともつ関係の唯一の基礎であり、これは恐ろしいことである」[35]。

患者と医師は医師が患者を見捨てないという前提のもとで、何が患者の最善の利益であるを話し合う。医師はこうした職業上の責務をもつから、患者を助けるために道徳的献身をなしてきた。いくつかの事例では、患者の治療の拒否と死の介助の要求は一つの計画の部分として密接に結びついており、また多くの事例では医師はその計画に賛成する。ビーチャムによれば、「こうした仕方で、医師の介助による自殺あるいは積極的安楽死が、患者と医師の緊密な関係から自然に生じて来る」[36]。

こうした観点から医師の職責を見直すなら、もはや医師は患者を「死ぬに任せる」時いかなる責任も負わない、と主張することはできない。T. ビーチャムによれば、医師はつねに自己の決定とその結果としての作為あるいは不作為に対して責任がある。医師が患者の依頼に応じて死を介助するとき、医師は彼の死に対して責任がある。同様に、医師が患者の依頼を拒否するとき、彼の絶望的状況に対する責任を免れえない。重要なことは、医師の選んだ方策が彼が拒否してなさなかったものを含めて、十分な正当性をもつか否かである。むろん、医師はしばしば患者の要求を拒否するし、またそうする十分な理由をもつ。しかし、これは現在の関心事ではない。「問題は、医師が死の介助を求める患者の要求を合理的で正当であると心から信じ、またどのような援助を試みるとしても責任を免れないと考えるとき、医師は依頼に応諾することによって不正を犯すのか否かである」[36]。

　G. ペンスも同様の理解を示す。「オランダの医師は現代アメリカ社会の知らない仕方で生涯を通して継続的なケアを提供するから、患者の死の介助を親密で個人的な医師患者関係における医療的ケアの最終段階と見ている」。実際、医師が患者とこのような濃密な関係を持続するなら、患者が死ぬときに何もなさないことは「患者を見捨てることに他ならない」[37]。もはや無危害原則を不可侵と見ることはできない[38]。それは患者と医師との深い信頼関係を根拠に善行原則によって打破されることがありうるというのである。しかし、患者との緊密な人間関係に支えられたケアそれ自体は、医師にのみ限定されない。したがって、なぜ死の介助は医師にのみ制限されるかと問うことができる[39]。

　事実、J. ハドゥックは「私が死んだ方がよいとき、誰が私を殺すべきなのか」と問い、以下のように考察する。「死があまりにも遅いとき、医師はしばしば私を殺すための最善の候補者であるだろう。」しかし、多くの医師はあらゆる形での生命尊重を自己の原則とし、また人々も医師にそうあることを期待しているから、すべての医師が進んで死の介助の

要請に応諾するとは考えられない。さらに、現在では多くの人々は彼らの医師と意義のある人間関係をもたないから、医師の介助による自殺は、往々にして隔離され孤立した死、人生に意味を与える人間関係から切り離された死になりかねない。それはけっして最善の死ではない。したがって、ハドゥックによれば、「時には、家族の介助による自殺と介助を受けない自殺が、その最善の答えである」[40]。

5　坂は滑りやすいのか──道徳的是認と法制化の狭間

　人はたんに誰かを殺したという理由で、道徳的非難を受けるわけではないし、犯罪や不法行為で有罪とされるわけではない。殺人に対する正当な弁明には、正当防衛や緊急避難による殺人、合法的行為に従事している際の偶発的で過失のない殺人などがある。道徳的観点から見るなら、ある人の死を生じさせることが不正であるのは、人が彼の死を意図したからでも、彼の死の原因であるからでもない。それは彼に不当な仕方で害悪を生じさせるからである。したがって、医師による死の介助が不正であるとき、その行為を不正にするのは、彼の患者が不当に害悪を受けることである。もしある人が死を選び、これを個人的利益と見るなら、彼を援助して死をもたらすことは、「彼に利益を与え、彼の最後の重要な目標を達成させることである」[41]。

　D.ブロックは「どのような生命維持の停止も自殺あるいは自殺幇助であり、したがって不正である」という批判に対して、「患者の自己決定と幸福は、合理的には自殺と見なされうる事例をも含めて、彼あるいは彼女による生命維持治療の固辞が道徳的に容認可能であることを支持する」[42]と主張していた。今や、これを自発的な積極的安楽死に拡張することができる。実際、妥当な治療拒否に基づく消極的な「死ぬに任せる」は人々に害悪を与えず、彼らに不正を加えることはない。同様に、医師

の介助による自殺と自発的な積極的安楽死も死ぬ人に害悪を与え不正を加えることはない。「自殺を試みる人、積極的安楽死を求める人、生命維持治療を断念する人はすべて同じ状況にあり、生の終わりをもたらすのに異なった手段を選ぶにすぎない。彼らはすべて人生に荒涼とした可能性しか残されていないから、人生に別れを告げようとする」。

「殺す」と「死ぬに任せる」の区別に固執するJ.L.バーナトらに対して、T.ビーチャムはこう反論する。「ある人が治療を拒否するときに、その人を死ぬに任せることは道徳的に認めることができるが、彼らが自殺の介助を要求するときに、死を援助するために積極的な手段を講じることは是認できないと信じる人々は、「殺す」と「死ぬに任せる」が不正であることに、私が提示した説明とは異なった説明を与えなければならない」。バートナらの議論は論点先取の誤謬に陥っているのではないか、というのである[43]。

医師の介助による自殺と自発的な積極的安楽死の条件として、T.ビーチャムは以下の4条件をあげている[44]。

(1) 患者の状態が極めて困難であり、その負担がいかなる便益よりも重い。
(2) 苦痛緩和措置を十分に行うことができない。
(3) 医師のみが救済をもたらすことができる。
(4) 患者は十分な情報に基づいて依頼する。

他方、現在の法律と医療慣行は以下のように患者に宣告する。「もしあなたが生命維持治療を受けているなら、あなたはその装置を取り外すことができ、我々はあなたを死ぬに任せることができる。しかし、そうではないなら、我々はあなたが自然に死を迎えるまで、緩和治療を施すことしかできない」[45]。ビーチャムから見るなら、この立場は患者に彼の望まない人生を生き続けることを強制するから、患者の権利を侵害し、医師の信託的義務の遂行を妨げる。「もし生命を維持するための医療処置を中止する権利があるなら、なぜ医師の措置によって生命を中止する

権利は存在しないのか」[45]。この見解は、前述のB. フッカーの「規則功利主義に基づく自発的安楽死の擁護」やG. ペンスの「自己自身の人生に対する制御に基づく論証」と軌を一にすると考えられる。

　上述のように、T. ビーチャムは医師の妥当な治療拒否を受け入れる行為と、妥当な死の介助の要求に応諾する行為は、ともに特定の状況では道徳的に正当化できると主張する。同時に、この論証はオレゴン州尊厳死法のような「政策」を正当化するほどに強力ではないことを認める。では、このような道徳と法との乖離はどのようにして維持できるのか。ビーチャムによれば、「その要点は、人は法制化することは支持できない行為を、道徳的に是認できると整合的に判断できることにある」[45]。

　積極的安楽死に対する抵抗の支柱は、「くさび」論法あるいは「滑りやすい坂」論法にあった。すなわち、死の介助の特定の行為はある場合には道徳的に正当化されるかもしれない。しかし、「殺す」という医療慣行を認可することは、乱用と誤用という深刻なリスクを伴うから、結果として利益よりも害悪を社会にもたらすだろう。むろん、自発的安楽死の法制化後、ただちにこうした負の結果が生ずるというのではない。時を経て、徐々に増大するだろうというのである。このように、「滑りやすい坂」論法は道徳的抑制の進行的侵食に対する思弁的予測に依存する。この予測が正しいことは経験によって、我々の社会的実践経によって実証されなければならない。

　医師の介助による自殺と自発的積極的安楽死の法制化から悲惨な結果が帰結するなら、こうした慣行は法律で禁止されるべきであろう。しかし、悲惨な結果が起こるであろうという証拠は十分なのか。我々がその乱用を制御できないと考える十分な理由はあるのか。T. ビーチャムの指摘するように、最近の安楽死をめぐる議論では、この種の経験的な問題に何らかの実証的な回答を与えることが重要になっている。こうした観点から見るなら、オレゴン州の試みに非寛容であるべきではない。それは「リスクと利益の双方について我々によい視点を与える社会的試み」

(*ibid.*, p.40)だからである。事実、尊厳死法施行1年後の州当局の報告では、それを「乱用する動きをまったく発見できなかった」という[47]。

しかし、「滑りやすい坂」論法が法制化反対の確固とした理由を与えるとしても、自発的な積極的安楽死と医師の介助による死が道徳的に不正であることは帰結しない。そこから導かれる結論は、医師はダイアンやスー・ロドリゲスのような患者を合法的に援助できないということである。たとえ彼女たちが死の介助に値するとしても、そうすることは水門を開いて、殺されるべきでない人々を殺すことになるからである。言い換えれば、医師が患者の妥当な依頼に基づいて死の介助を行うこと自体が、道徳的に不正であるからではない。それに伴う付帯的結果のゆえに、もし死の介助という行為が法律で認められたなら、他の人々に危害を与える可能性がある、という理由によってである。

それゆえ、「滑りやすい坂」論法には正しい面と悪い面がある。正しいというのは、それがもっとも深刻な危険を指摘するからである。悪いというのは、少なくともある患者は死の介助に値し、彼らの医師は彼らを助けるとき、何ら道徳的に不正なことを行わないからである。したがって、「公共政策においては自殺の介助を禁止することが必要であり、同時にその行為には潜在的に遠く隔たった社会的結果以外に何ら道徳的不正はない、と認めることができる」[48]。T.ビーチャムはこう結論する。

6 むすび

以上、本章ではT.ビーチャムの最近の議論を中心に安楽死是認論を幾つか紹介してきた。本章がT.ビーチャムの立論を基本的に支持することはいうまでもない。「積極的安楽死を倫理的あるいは法理論的に容認することは容易ではない。しかし、このことは積極的安楽死はすべては倫理的に認められないということを意味しない。個々の具体的場面に

おいては倫理的に正当化されうる可能性は残されている」[49]。これは安楽死問題に対する筆者の以前の立場である。本章はそれを再確認し、自発的な積極的安楽死をT. ビーチャムとともに「医師による死の介助」に限定して倫理学的に正当化する試みであった。

　しかし、それには重要な留保が伴う。A. カプランは次のように述べている。「死を選ぶに当たって医師や病院など誰一人として必要としていない。いや、ひとかけらの科学技術の力すら必要ではない。……医師やほかの医療関係者による自殺幇助という問題は、責任の転嫁、罪の回避、自らの人生の処理の仕方を釈明する義務の回避といった観点から考えられるべき筋合いのものであって、死における介助の必要性とはほとんど関わりがない」[50]。死を選ぶのに、第三者を巻き添えにする必要はない。どれほど深刻な衰弱によって身体の自由が奪われているとしても、誰でも飲み物と食べ物をいっさい口にしなければ、いずれ死が訪れるというのである。

　他方、本章の冒頭で見たように、安楽死に関わる現在の議論はいっそう過激である。J. ハードウィクによれば、「安楽死や医者の介助による自殺に関する議論は、緩和できない苦痛や末期状態にある者に制限することはできない」。重度の痴呆症患者など、身体的苦痛もなく死期の予測もできない人がなす要求を考慮しなければならない。現在では、すでに確立した道徳的法的権利によって、「誰でも死ぬ方がよい思うときには、いかなる治療も強制されない」。しかし、「死ぬ方がよいと思う人は、必ずしも末期状態にあるとは限らない」。さらに、治療不可能な病気による死はきわめて緩慢であり、痛々しいほど人間性を奪い、経済的にも感情的にもコストがかかる。もし治療の拒否がつねに合理的に善い死を導くなら、医師の介助による自殺や安楽死に関してこれほど議論を沸騰させる必要はない。「死が遅いとき、我々は治療を拒否する以上に多くをなす必要がある」[51]。

　J. ハードウィクにとって、重要なのは「正しいときに死ぬこと」(Dying at

the Right Time)であり、死があまりに遅いとき、我々には「死ぬ義務」(Duty to Die)がある。高齢者が「私はまだ死ぬ準備ができていない」というは、死の義務を免れる口実にはならない。「死の準備なしにある年齢に、たとえば80歳に達することは、それ自体が道徳的な失敗であり、人生の基本的な有り様に触れることのない生き方の標に他ならない」。むろん、この義務は他から課せられる義務ではなく、自分の愛する者のためにみずから引き受ける義務である。「私が他に何を望むとしても、それ以上に私の愛する者に私の存在という重荷を免れさせたいと欲することを、私は容易に想像することができる」[52]。

　J. ハードウィクは個人主義的な観点から自律尊重原則に基づいて「死ぬ権利」を擁護するのではない。H. ラフォレットの指摘するように、これとは正反対の共同体論的な観点から「死ぬ義務」を強調することによって、積極的安楽死を倫理的に正当化しようとする[53]。これは新たな試みであるが、これ以上の考察は別稿に譲ることにしたい。

注

1 Ronald Dworkin, *Life's Dominion*, Alfred A. Knopf; New York, 1993, pp.232-33 ; 『ライフズ・ドミニオン』水島・小島共訳、信山社、1998年、381頁。
2 飯田亘之「人間の尊厳とその行方」『理想』No. 668、2002年3月、13-24頁参照。
3 Cf. Gregory Pence, 'Why Physicians Should Aid the Dying,' in Hugh LaFollette (ed.), *Ethics in Practice: An Anthology*, Oxford; Blackwell, 1997, pp.25-6.
4 *Ibid.*, p.25.
5 Cf. James Rachels, "Active and Passive Euthanasia," *The New England Journal of Medicine*, 292(1975), pp.78-80 & in Ton L. Beauchamp & Leroy Walters(eds.), *Contemporary Issues in Bioethics*, 2ed., California; Wadsworth Publishing Company, 1989, pp.245-48, & in Bonnie Steinbock and Alastair Norcross(eds.), *Killing and Letting Die*, 2ed., New York; Fordam University Press, 1994, pp.112-19;「積極的安楽死と消極的安楽死」、加藤・飯田共編『バイオエシックスの基礎』東海大学出版会、1988年、113-21頁。

6 Rachels, *ibid.*, in Beauchamp & Walters (eds.), *ibid*, p.246；同、『バイオエシックスの基礎』、116頁。
7 *Ibid.*, pp.246-47；同、117頁。
8 *Ibid.*, p.247；同、119頁。
9 J. レイチェルズは著書『生命の終わり』で、彼の「等価テーゼ」の詳細な正当化を試みているのが、ここではこれ以上立ち入らない。Cf. James Rachels, *The End of Life — Euthanasia and Morality*, Oxford University Press, 1986, chaps. 6, 7, 8；『生命の終わり——安楽死と道徳』加茂直樹監訳、晃洋書房、165-243頁。
10 *Ibid.*, p.247；同、120頁。
11 Joseph Fletcher, "Ethics and Euthanasia," in R. F. Weir (ed.), *Ethical Issues in Death and Dying*, New York; Columbia University Press, 1977, pp.348-59；加藤・飯田共編『バイオエシックスの基礎』東海大学出版会、1988年、135-148頁。
12 Joseph Fletcher, *ibid.*, in Weir (ed.), p.358；同、146頁。
13 Peter Singer, *Practical Ethics*, Cambridge University Press, 1979；『実践の倫理』山内・塚崎監訳、昭和堂、1991年。
14 Tom L. Beauchamp, "A Reply to Rachels on Active and Passive Euthanasia," in Ton L. Beauchamp & Leroy Walters (eds.), *Contemporary Issues in Bioethics*, 2ed., California; Wadsworth Publishing Company, 1989, p.250；「レイチェルズの安楽試論に応えて」、加藤・飯田共編『バイオエシックスの基礎』東海大学出版会、1988年、126頁。
15 Tom L. Beauchamp, *ibid.*, p.251-52；同、127頁。
16 Tom L. Beauchamp & James F. Childress, *Principles of Biomedical Ethics*, New York; Oxford University Press, 1977; 3ed., 1989, pp.137；『生命医学倫理』永安・立木監訳、成文堂、1997年、162頁。
17 以上のT. ビーチャムの議論をフィリッパ・フットによって敷衍することができるが、紙数の都合でこれ以上論及しない。Cf. Philippa Hoot, "Euthanasia," in *Philosophy and Public Affairs*, vol.6, no.2 (1977) & in Steven M. Cahn & Peter Markie (eds.), *Ethics: History, Theory, and Contemporary Issues*, Oxford: Oxford University Press, 1998, pp.791-95.
18 Tom L. Beauchamp & James F. Childress, *op.cit.*, p.137；前掲、『生命医学倫理』、163頁。
19 Tom L. Beauchamp, *op.cit.*, in Beauchamp & Walters (ed.), *op.cit.*, p.255；前掲、『バイオエシックスの基礎』、133頁。
20 *Ibid.*, p.253；同、132頁。
21 Broad Hoocker, 'Rule Utilitarianism and Euthanasia,' in Hugh LaFollette (ed.), *Ethics in Practice: An Anthology*, Oxford; Blackwell, 1997, p.49.

22 Cf. Gregory Pence, *op.cit.*, pp.27-30.
23 Cf. Tom L. Beauchamp, *op.cit.*, p.251；前掲、『バイオエシックスの基礎』、127頁。
24 Peter Singer, *Practical Ethics*, Cambridge university Press, 1979, pp.150-51；『実践の倫理』山内・塚崎監訳、昭和堂、1991年、199頁。
25 Peter Singer, *ibid.*, p.151；同、200頁。
26 *Ibid.*, p.152；同、200頁。
27 *Sue Rodriguez v. Attorney General of Canada*, September, 30, 1993.
28 アーサー・カプラン『生命の尊厳とは何か』久保・楢崎共訳、青土社、1999年、204-5頁参照。
29 『毎日新聞』2001年2月2日。
30 Tom L. Beauchamp, "Justifying Physician-Assisted Deaths," in Hugh LaFollette (ed.), *op.cit.*, p.35.
31 James L. Bernat, Bernard Gert, R. Peter Mogielnicki, "Patient Refusal of Hydration and Nutrition," *Archives of Internal Medicine*, 153(1993), 2723-28.
32 Tom L. Beauchamp & James F. Childress, *op.cit.*, pp.138-45；前掲、『生命医学倫理』164-73頁。
33 Tom L. Beauchamp, *op.cit.*, p.36.
34 *Newsweek*, March 8, 1993, p.46; Cf. Gregory Pence, *op.cit.*, p.30.
35 Tom L. Beauchamp, *op.cit.*, p.36.
36 Tom L. Beauchamp, *ibid.*, p.37.
37 Gregory Pence, *op. cit.*, p.30.
38 無危害原則が不可侵の地位を失うなら、善悪の判断は結果の比較考量による以外にはない。しかし、「苦痛を伴う生」(存在)と「苦痛のない死」(非存在)との比較考量は、死の当人あるいは彼の近親者という特定の視点なしには不可能であろう。F. フットの混乱はここに存するように思われる。Philippa Hoot, *op.cit.*, in Steven M, Cahn & Peter Markie (eds.), *op.cit.*, pp.785-89.
39 坂井昭宏編『安楽死か尊厳死か』北海道大学図書刊行会、1996年、288-89頁参照。
40 John Hardwig, "Dying at the Right Time: Reflections on Unassisted Suicide" in Hugh LaFollette (ed.), *op. cit.*, p. 62.
41 Tom L. Beauchamp, *op. cit.*, p. 38.
42 Dan Brock, "Death and Dying," in Robert M Veatch (ed.), *Medical Ethics*, Boston: Jones and Bartlett, 1989, p.345.
43 Cf. *ibid.*, p. 36.
44 Cf. Tom L. Beauchamp, *op. cit.*, p. 38.　すでに述べたように、(3)に関しては

検討の余地がある。
45 *Ibid.*, p.39.
46 *Ibid.*, p.40.
47 http://www.so-net.ne.jp/medipro/jamic/bn/9906/wnf/index.html
48 Tom L. Beauchamp, *op. cit.*, p.40.
49 坂井編、前掲書、290頁参照。
50 アーサー・カプラン、前掲書、284頁。
51 John Hardwig, *op. cit.*, p.55.
52 *Ibid.*, p.59.
53 Cf. Hugh LaFollete, 'Euthanasia,' in Hugh LaFollette (ed.), *op. cit.*, p.20.

III　原則の反省

10　健康をめぐる反哲学的考察

服部　健司

1　健康ということば

　いくつかことば'を想い浮かべてみる。犬、胃、糖尿病。これらのことばを聞いたことも使ったこともないという人は、この国ではごく例外的にちがいない。そして、いぬと呼んでもわんわんといっても、そうやって人が指さす対象は、動物学者がイヌ(Canis)とするものから外れることはまずなかろう。愛犬家はダルメシアンなどともっぱら犬種名を口にするだろうし、また類概念ゆえに犬そのものとでもいったものを直示できないにせよ、人はたいていその類に属する生き物を具体的に見分け、指し示すことができ、誤ることはめったにない。ところが、胃となると事情はすこし異なる。医学を学んだり、他人や自分の胃をじかに見たり、触ったりした経験をもつ人は、そういるものでない。それでも、人々は

傍らの人に語りかける、——胃が痛む、もともと私は胃が悪い、胃がよわっている。そうした語りが比喩や冗句でなく、検査や診断を受けた上で語られるものでもないことは、日常の経験が示すとおりである。

糖尿病はどうか。たいていの人はそれが病気の一つだということを聞き知っているし、患者や家族、健康問題に関心をもつ人々は、糖尿病についてより詳しく知っているだろう。もちろん現在、糖尿病の本態を知り尽くした者など一人もいない。それでも、本邦では医師法の定めによって、医師のみが、ある人が糖尿病かそうでないかの診断を下し治療することを許される。その際に使われる診断基準を定めたり改めたりするのは医科学者である。人々が日常感覚や直感で糖尿病の何かや診断基準、誰が糖尿病かを決定するのではない。いったい誰がいつどんな手続きでそうした特権的な権能を医科学者に与えたのか、人は問おうとすらしない。

では、犬や胃、糖尿病と同じかそれ以上、日常生活上ひんぱんに見聞きする健康はどうだろうか。犬を猫と見紛う人がないように、健康について私たちはすでに明晰判明にほど近い知をもっている、と言ってよいだろうか。多くの犬種があるように、健康も多様なのだろうか。胃に対してと同様、素朴ながらもほぼ一致した理解を共有しているだろうか。糖尿病の場合のように、専門家による決定を受動的かつ自動的に受け入れる立場にあるのだろうか。そして、もし専門家が健康ということばの内実を決定すべき立場にあると考えられるとするならば[2]、その専門家とはいったい誰、どんな専門職のことを指すというのか。

2 専門家による諸定義の隠蔽性

健康は、生活、保健、医療、福祉にあって根本概念の一つである。そうした大切なことばの内実を決定できる者とは誰なのか。この国で義

務教育を受けた人の脳裏に浮かぶのは、世界保健機関(WHO)憲章前文冒頭のあの定義にちがいない——「健康とは、身体的、精神的および社会的に十全に安寧なあり方であって、単に疾病に罹っていないとか、孱弱でないということではない」[3]。では、この定義を引けば、議論を切り上げることができるだろうか。それは、無理というほかない。

そもそも、WHOの定義そのもののうちに解釈の多様をゆるす要因がある[4]。それに、ごく近年アラブ諸国による提案を受けてWHO執行理事会から定義改正の発議がなされたという出来事[5]も——結果的には世界保健総会において採択されなかったとはいえ——当の定義が万全と受けとめられているわけでない事実を示している。では、WHOの定義の求心力や説得力がかしぎゆらいで、健康とは何かの理解が多様の中に浮遊してみえる事態は、何を表しているのだろうか。ただ単に、今日もはや政治上の権威による定義づけが実効性をもたないことを示すにすぎないのだろうか。それとも、健康概念自体がすでに無効もしくは無意味なものと化してしまっている徴なのだろうか。

健康概念を近年大きくゆるがせた医学上の理由の一つとして、疾病構造の変化が挙げられるかもしれない。つまり主要な死因が、結核などの感染症からいわゆる(消極的理由からあえて旧称を用いるが)成人病へと移ったことである。かつて多くの感染症の転帰は、治癒か死かであって、両者の差は歴然としていた。けれども、自覚症状を伴わずに発症し、慢性的に進行し、完全な回復の期待しがたいいわゆる成人病の場合、無病と病障との境界は不分明である。また、日常生活上は自立しているとしても、中高年齢者の多くが持病を有し、健康診断でなんらかの医学的異常を指摘されている。こうしたことが、旧来の健康像を突き崩し、ことばの使用の多様化や混乱を促した要因であるとしてみよう。それでは、健康概念とその使用の健全さは、専門家による新たな操作的な再定義によって回復されうるものなのだろうか。

なるほど、医学哲学から保健学、医療社会学といったさまざまな学問

領域で、WHOの磁力をのがれるような、健康概念に関する新しい定義やモデルが提出されつづけてきた。このことは、見かけ上の意味の多様性や浮遊とは別の次元で、健康概念がいまだ意味と力を保持していることの証なのだろうか。

　ここで、医学概論や保健学などの教科書を開くとしよう。それらの多くは健康への問いから書き起こされている。しかし、本当をいえば、そこでは何も問われてなどいないのだ。たいてい、そこには一義的な定義が端から用意されている。他者の説の引用や解釈あり、人生観をまぜいれた私見の述懐あり、とスタイルはまちまちであっても、いずれも、健康を規定済みであるかのように片づけている点、あるいは健康とは何かに決定的な答えがあるという想定に疑いをさしはさもうとしない点で同類である。そうした断定的記述は、健康とは何かがいぜん問題であることを飾り隠すはたらきをしている。

　もっとも、こうした著者たちは、定義による問題性の隠蔽自体について意図的自覚的であるわけでない。ただ、定義のその先、いわくところの健康を保持増進するための方法的、各論的な技術的‐実用的知の記述へと心はやらせているだけだ[6]。けれども、健康という目的表象がそのものとして主題的に検討されることのないままに次々と放出される各論的な諸報告は、実のところいったい何を実証し、何によって検証され、何を私たちにもたらしてくれるのか。健康とは何かという分母が通分されぬままに、健康増進のための方法論や健康度評価法といった分子ばかりが多々案出され、比較されてもいる、そうした百花咲き乱れる中で、断片的でも恣意的でもなく変易的でもないどんな意味、どんな知の構築が可能なのだろうか。いや、そもそも健康それ自体について私たちは何を知り、何を根拠に、誰にむかって、何を語ることがゆるされているというのか。

3 発見的な医科学的知と健康

　そもそも健康は医学用語なのだろうか。糖尿病の場合のように、医科学者がある特権的権能をもってその内実を決定する、そうしたことばなのだろうか。医科学者は、健康についてどんなことをどう知ることができるのだろうか。もちろん医工学技術の進歩、生物学的医学の発展を否定するつもりはない。生化学的、免疫学的手法や遺伝子解析によって、ヒトの生理や病理のメカニズムについて発見的な知は飛躍的に増大し続けている。けれども、それで健康についてどんな新たな医学的発見がもたらされたというのか、と問うてみたい。

　疾病には発見がある。不明だった病因や病態が解明され、診断技術が確立され、治療法が模索される。予防医学的対策が立てられる。症候群間の異同や関係が実証的に明らかにされて、疾病の分類体系がそのつど再構築されていく。しかしそれで、健康について一体どんな新たな知がもたらされるのか。それまで疾病ないし病的とされていた状態像が、一転して健康として再定義されることがあるとでもいうのか。むしろ逆の事態、すなわち、健康とみなされてきた状態像が、研究や技術の進歩によって、そうとはみなされなくなる状況の方が容易に想像されるのではないか。たとえば、仕事に生き甲斐を感じ、食欲も睡眠も十分で、余暇には家族と野外にでかけたり、ボランティア活動をし、健康を実感している人に、たまたま人間ドックで軽度高血圧症と（数年かけて進行してきただろう）大腸癌が見つかったとしよう。この人は健康(だった)と言われるだろうか。身内にハンチントン病の者がいるため検査を受けたところ、同病の遺伝子異常が見つかったジョンの場合は、どうなのか。後年必ず発病すると診断されはしたものの、現時点で彼はなんの症状も支障もなく生活を送っている[7]。

　そもそも、健康についての知とは、発見的な知なのだろうか。生物学的医学の営みによって、健康ということそのことがはっきりするのだろ

うか。たとえば癌抑制遺伝子の座と塩基配列が解明される、すると健康の何かが明らかになるだろうか。その種の研究で明らかにされるのは、どのような状態が正常とみなされ、それがどんな生体条件に支えられているかである。しかし、健康とは生体の構造と機能の正常のことだろうか。仮にそうだとすると、ある人を健康と言うためにはどれだけの医学の進歩、どれだけの検査が必要とされることか。遺伝子を調べるだけでは足りまい。医科学の成果をとりいれるならば、健康と言われるための条件はますますいっそう険しくならざるをえない。さらに奥へとゾンデをのばし、検査の精緻さを求めるほどに、その状態像はいわば消去法的に縮小的に、いわば除外診断的に規定されざるをえなくなるはずである。

　だが、実の事態は逆だ。研究者たちはこれまで、健康とは何かについての問いを放棄することなく繰返し問うてきた。しかも、しだいに後退的に、いよいよ消極的に尻込みをしながらではなく、かえって健康の何かを積極的に拡張的にとらえ直そうという試みてきた。これは一つのパラドクスと言える。しかし、このパラドクスは容易にほどける。健康の何かを問い直す論者たちの多くは、生物学的医科学の枠組を取り払ったその先のところで、価値中立的な事実としてではなく、すぐれて価値的なものとして健康を規定しようとしてきた。健康に積極的な像を与えようとするそうした動きにあっては、心身の或る状態をめぐる医科学的な評価はもはや大きな問題でない。そうした立場から問いただされているのは、あるべき生のあり方である。こうして健康への問いは、正常とは何かではなく、いつしか、豊かな人生とは何かをめぐる自己実現の達成ないしは幸福への問いへとすりかえられてきた。その当否をめぐる議論は後節で改めて扱うことにして、ここではもう一度、問いを確かめておこう。健康とは何かを決定する立場にあるのは誰なのか、その権能は何に根ざすのか——もし、医科学が健康の何かの最終審級でないとするならば。

4　健康の概念と構想と使用の場への問い

　ロールズ『正義論』を受けた一成書の記述を借りれば、正義の概念（concept）と構想（conception）との区別がポイントであり、〈正義とは何か〉に関わる前者が西洋世界ではローマ法の定式においてすでに決着をみているのに対して、問題は〈何が正義か〉といった判断基準や実現仕方に関わる後者の規定が確定していないことである[8]。では、同様に古い語源をもつ健康について、はたして正義と同じことが言えるだろうか。この図式を、ためしに糖尿病にあてはめてみよう。糖尿病の概念とは、インシュリン生成分泌不全もしくはインシュリン抵抗性によるインシュリン作用不足がもとで、組織の糖利用が制限され、高血糖が慢性的に持続し、結果として諸々の症状や合併症をひきおこす慢性進行性の全身疾患、ということになり、診断基準がその構想に相当するだろう。歴史的にみると消渇病、蜜尿病、糖血病と名称が変遷しただけでなく、前世紀末においてまだ腎臓疾患または血液疾患とみなされていたりと、疾病分類上の位置にも大きな揺れがあったわけだが、現在は基本的理解がほぼ成り立っていると言ってよいだろう。ところが、健康については構想はおろか、概念についてさえ、不定のままとどまっているようにみえる。この不定さはいったい何に由来するのか。

　ところで、健康にあっては、概念と構想という二層の区別だけでは足らず、もう一つの層別を行う必要があるのではないか。つまり健康ということばの使用仕方あるいはその文脈である。誰にむけて、誰のため、何のために当のことばが、誰によって発せられているのか――。ひるがえって犬の場合、このように三層に分けての吟味は不要だろう。定義にも外延にも混乱はなく、語の使用に錯綜はない。しかし、健康は（他にどんなことばがそうなのか、またその理由は何か、といった立ち入った考察をここでは措くとして）犬とはちがう。

　健康ということばの使用の場は何処かといえば――（現に今している）

健康の何かを問うことそのことを目的とした医学哲学的な探求を除くなら——、日常生活、個別的な健康管理、公衆衛生および医療行政という三つの場に区分されるだろう。最後者をさらに自治体ないし国レベルのそれと国際的レベルのそれとに細分することもできる。国際レベルでの語の使用は、多文化的で経済水準と政治体制に差のある世界諸国に通底させようとするため、いきおい抽象性とスローガン性とを同時に強く帯びることになる。WHOの健康の定義は所詮そのなかの一つであり、権威づけられた間国家機関が加盟諸国の行政府にむけて勧告のかたちで語る操作的なアジェンダである。こうした基本的文脈から切り離されてWHOの定義が解され、敷衍され、他の場で使用されるとすれば、錯誤のもとだろう。

　個別的健康管理の場というのは、管理される個人が匿名化されないような予防医学的な生活保健指導、臨床的な診断・治療、療養指導がなされる場のことであり、これをミクロマネジメントの場と呼んで、これを集団的匿名的なマクロマネジメントの場としての公衆衛生や医療行政の場から区別することができるだろう[9]。両者の間に絶対的な隔りがあるわけでなく、双方向的な影響関係があるのはいうまでもない。医療は社会的な営為であって、医科学や生物学的工学的技術のみによって支えられているわけでない。けれども、両者の間に開きがあることは否定できない。たとえば、マクロマネジメントでは乳児死亡率や受療率をもって地域の健康水準の比較をすることがあるが、こうした発想とことばの使用はミクロマネジメントでは決してありえない。

　すると、問題はさしあたり三つである。第一に、これら使用の場のちがいを越えて、同じ健康ということばが語られてきたことである。この層別を行わずに、健康の何かについての諸説が案出されてきたこと、そのことが、議論をいちじるしく不毛なものにしてきた当の原因なのではないか。そこで、第二に、これら三つの場のいずれが健康ということば本来の使用の場なのか。そして第三に、そうした多層的な諸使用ど

うしの関係性はどのようなものであるのか。

5 医療化の網状権力と健康

　これまでは、三つの問題のうち前二者が問われることなく、もっぱら第三点に関する論ばかりが重ね寄せられてきた。そうした論ではたいてい、ミクロマネジメントへのマクロマネジメントの浸透ないし侵食という図式が描示される。それは具体的には、感染症拡大防止対策上の生物学的かつ政治的な社会防衛的体制という図であり、医療経済上の破綻を防ぐということ以上に、社会全体の公益をはかろうとする国家の経済体制という図である。こうして政治経済上の計算、体制、技術、言説が、個別的な医療の場にまで下り、そこからさらに個々の市民の生活にまで及ぶというひとつの物語が展開される。

　たしかにこの図はある一面で的を射ている。たとえば、近年、成人になると罹って当然、という印象がいだかれやすいとして成人病という用語が廃され、代わって生活習慣病という新用語が行政によって提唱された。生活習慣を清く正せばその種の病気には罹らないという積極的な意味をこめたとされるが、めくり返せばそこには、病気になったとしたらそれは生活習慣を正さなかったからだ、という語りが隠れている。不可避な齢重ねのせいではなく、医療情報を受けとめ理解し、リスクのより少ない生活へと改め、それを持続するといった理性的な振舞いができなかったことが病因だ、というわけだ。こうして「疾病の自己責任」論が勢いをもつにいたっている。自己責任という語りにある曖昧さについては他稿で述べたいが、これまでにもすでに、こうした言説は、社会文化的背景や生計が生活習慣に及ぼす影響を軽視するものであり、ヴィクティム・バッシングにほかならない、との批判が多くの論者によって繰りだされてきた[10]。

そのことを措いて、ここで注目しておきたいのは、次の二点である。まず、「疾病の自己責任」論、自分の健康は自分でまもるものだという語りは、周期的な経済不況の度に繰り返されるものらしいということ。昭和39～40年の不況のさなかに提出された厚生大臣の私的諮問機関である医療費基本問題研究員の報告や、日本医師会「医療保険制度の抜本改正に関する意見」(昭和43年)に盛られた「疾病の自己責任」という言説[11]は、その後の景気回復とともに霧散してしまった。また、生活習慣を改めようという呼びかけは、ほかでもない、大切な市民一人ひとりの健康と幸福のためなのだ、という語りは、それが前景化することによって、社会の益をはかるためのアドバルーンであると同時に、国家の負担を低減することを目的としたマクロマネジメントの保護色にもなっている。もちろん、保護色を逸脱してマクロマネジメントの優位を強調する言説がないわけでない。自己責任論から医療費の自己負担増を当然のこととして導出する論者は必ずしも少数者ではなく、ある人々が病気——たとえば性感染症——に罹ったのは、自業自得だと冷笑的に公言してはばからない論者もいる。

こうして、当人の幸福と社会の益という語りの交差する点で、保健の道徳化が方向づけられる。ここで道徳化とは、単に健康を価値あるものとして賞揚することではない。健康が価値的であって、その追求は権利として承認される以上に、むしろ義務なのだという暗示的な語りが、明示的な権利の語りのいわば裏地に洗い落としがたく染みついているさまを意味している。ナチス政権下のドイツでは、実に先進的な保健施策がさまざまとられた[12]が、それは、健康がドイツ国民の権利だからというより、いわば義務だからだった。もちろん、健康とは何かを決定し、判定を下すのが国民であるはずはなかった。

しかし、フーコーが巧みに描いてみせてくれて以来、私たちの脳裡には、錯綜した網目構造に支えられた権力の解剖透視図が貼り付いている。その機能解剖図によると、18世紀の数十年のあいだに、広く人々にある

特定の仕草や習慣をすりこむ合理的な管理技術が磨かれた。しなやかで効率のよい調教技術をもつにいたった権力は、人々を単純に抑圧したり強制したりはしない。人々から一方的にそして粗野な仕方で何かを吸いあげ奪うのでもなく、むしろ自分のためになることをするよう煽りたて、資格や利益を与え、手際よく人々を有能で危険でない、生産的で従順なものに仕立てていく。人々は自らを駆って規範へと適合していくようになる。フーコーによれば、ドイツで、そうした規範化の最初の対象として選ばれたのは、まさしく医師たちだった[13]。

ただし新しい権力のかたちに特異的なのは次の点である。権力を握り行使する主体はもはや特定の誰かではなく、また権益の特定の誰かへの集中があるわけでない。それは分散しており、それぞれの結節点がこうした大きな網目構造を支え合い、強化し合っている。微視的にみればそこにあるのは一方向性の極性ではない。人は主体(sujet)でありながらつねに同時に臣下(sujet)である。なるほど確かに、なかでもとりわけ医師は、他の職種につく者が決してできないような仕方で、人々の身体を心理を行動を生活を観察し記録し、それらに介入し、つまりは医療化していったが、しかし行政権力機構にしっかり組みこまれ従属してもいた。フーコーは、19世紀にはじまる華々しい臨床医学の開花直前、極度に国家の統制下におかれた医学が18世紀ドイツに存在した事実を指摘し、以降の医療システムはその弱変化にすぎないとみる。19世紀のイギリスで、貧困階級の人々に労働にいっそう適した身体をつくりあげさせ、不衛生な生活環境を改善させることを通して、富裕階級の安全と健康を守ることを第一義的な目的とする医学が生まれるとしても、そうなのである[14]。

だがしかし、医療が治療的で、目前の個々の患者に益をもたらすものとしてありうるためには、かえって医療を直接的かつ個別的な、「私的で自由」なものにとどめおくことはできない。むしろ、個々の患者から得られた医学的情報が集約され、権威当局によって管理され、社会全体にむけられた医学的知の体系が構築される必要があり、そこから個々の

患者への還元が行われることになる。この循環は終わることなく続くだろう。この意味で「病気はつねに個人的な不幸とか苦痛とかより以上のものなのだ」。だとすれば、私的で個別的な医療と、当局により管理された社会的な医療、という「二つの型の医療をはっきり対立させ、そのどちらが先行形式で、どちらがその後に派生したものかと問うことは実りある問い方」とはもはや言えない[15]。では、フーコーに従うかぎり、前節のおわりに挙げた、健康ということばの使用をめぐる三つの問いは無意味で無効な問いだと言われることになるだろうか。

6　過剰な医療化のなかでの健康観の多様

　医療の実践は権力や管理技術と無関係ではありえず、そもそもそれ自体が医学的であるとともに政治的、経済的、社会的な営為である。18世紀を経て、権力は国民をただ統制し矯正するための暴力的な装置などではもはやない。それは同時に国民に恩恵をもたらすものとして、あるいは専門的な科学の装いで、穏やかさと合理性とを前面に表している。こうしたきわめて巧妙で洗練されたしたたかな権力のかたちが、反権力的な抵抗の力をくずしとろかしてきた。20世紀に入ると医療は、もっぱら臨床的であること、すなわち病障の治療にのみ関わる伝統的な狭い領分におさまることをやめて、保健衛生あるいは生活全般へとすっかり深く介入するようになる。以来、今日、医療化を免れた、医療とは無縁の領域が見出せないほどに、医学医療による管理、規範化が人間の生を覆い支配している。フーコーは無制約的な医療化の拡大について、非医療化された健康術を提唱するイリッチたちを一例として引きながら、反医学ですら、ある種の医学のかたちをまとわなければ成立しえない、と突いてみせる[16]。

　私たちは、なるほど確かに過剰なまでの医療化にからめとられている

と言えるかもしれない。実践においても、言説においてもそうである。医療行為は病院などの特殊な施設において行われる非日常的な行為に限られるわけではない。人生のあらゆる時点で検診が用意されている。この国の法規によれば、事業者は労働者に対して医師による健康診断を受けさせ、その結果を通知しなければならず、他方、労働者は健康診断の結果と保健指導とを利用して、健康の保持に努めなければならない（労働安全衛生法第66条）。「国民は、健康な生活習慣の重要性に対する関心と理解を深め、生涯にわたって、自らの健康状態を自覚するとともに、健康の増進に努めなければならない」（健康増進法第2条）。一部の、少なからぬ保健師たちは、人々の行動変容を目標とする健康教室で、生活習慣を改めさえすれば病気に罹らないかのような魅惑的な語りを繰りだす。そうした場では、病気は生活習慣の改善に失敗したことの報いや罰として意味づけられる一方、定めである死の不可避性は生活習慣改善への動機づけを殺ぐものとして隠蔽される[17]。他方に、何を食べれば健康によいのかを喧伝する放送や雑誌に見入る人々がいる。積極的に語られ、目指されるのは、より高い健康である。そこで、健康の言説は、社会的現象としての医療化の中にしっかりと嵌めこまれ、健康ということばの本来的な使用の場もそこを措いてはない、と思われるかもしれない。

　だが、しかし、健康のためのあるいは健康をめぐる言説と、健康ということばそのものの使用とは、分けて考えられなければならない。なるほど、健康をめぐる各論的あるいは方法論的、技術的な言説に限れば、そうした語りの吹出口は、社会‐医療複合体の諸結節点だと言われるだろう。もちろん、それら各論的な語りの中に健康ということばも当然、ふくまれていよう。だが、医療化言説に繰り入れられた健康ということば自体、その意味そのものを検討すれば、それがあまりに規定性に乏しく、規範性としてもかなりぼやけていることが直ちに見てとれるだろう。このことは、たとえば医学が占有物として手放そうとしない正常ということばと比較してみれば、いっそうはっきりする。なるほど、健康がす

ぐれて価値的であり規範そのものであることや、どうすれば健康になれるのか、健康であるためにはどういう生活を送らなければならないのかをめぐる科学的知と規範的な言説は、私たちの生き方をすっかりからめとり、そのかぎりでは、生活の医療化ならびに医療の道徳化とに成功したと言うことができる。けれども、私たちに健康とは何のことかを刷り込み刻印すること、そのことには成功していないと言われなければならないのではないか。現にすでにみたように、私たちは、健康ということばそのものを医学用語とは認めていない。もっと言うなら、そもそも健康とは何かについて私たちは共通の了解をもっていないようだ[18]。しかも、そうした健康観の多様は市井の人々のあいだにのみ見られる現象ではないようだ。疫学研究者や社会学者たちとて各々が、健康についてまったく多種多様な視点をもっている。人々の健康観を問いたずねた調査報告はこれまでに数多くあるが、その際、健康観を類型化するために用いられた枠組そのもの、質問票そのものに表わされた調査者自身の健康観からして、すでに多様なのだ[19]。

　そうだとすれば、健康ということばの使用をめぐる三つの問いは、フーコーの示してくれた、私たちの生を包みこむ医療化という透視図によって無効だとして斥けられるわけではなく、依然、生きた問いだと言うことができる。しかし、健康観の多様をふまえ、これらの問いに直截に切り込む前に、医学哲学上、健康概念がいかに捉えられてきたかについて一瞥しておくことにしたい。

　健康というすぐれて人間的なその概念の意味生成をたずねようとすれば、神話学、人類学などの成果にあたることが求められるだろう。けれども、実証的にではなく、論証的な手つきで反省的に問いを練り上げ、普遍と根拠とを希求することは古より哲学固有の仕事でありつづけてきた。とすれば、健康観の多様という事象が仮象であるかどうかということをふくめて、哲学が健康をどう論じてきたかを一瞥することは無意味であるはずがない。

7　健康概念をめぐる哲学上の議論の機軸

　現代の医学哲学上、健康概念をめぐる論争の嚆矢は、ボーズの手になる論文である[20]。その中で健康は記述的概念、つまり生物学的、医科学的対象であり、統計学的にまた定量的に規定可能な価値中立的事実的状態像として捉えられている。しかしこうした考えは、健康は脱価値的な事実ではありえず価値規範的であると考える立場からは、還元主義として批判される。たとえば検査値の基準範囲を決定することですら、すでに価値的である。それは単に算術的な作業ではなく、望まれぬ疾病や死を遠ざけて、生の維持延長に寄与する生体物質の測定値を決定することだからである[21]。

　この議論は別の変奏的フーガへ移行する。つまり健康は絶対的な仕方で規定されうるという立場と相対主義との対立である。あらゆる個別的特殊的文脈を貫くかたちで普遍妥当的に健康を概念規定できるし、またそうすべきだと信じる前者に対して、後者はあくまで歴史的、文化的、社会的文脈によって健康概念の規定は異なると主張する。一見、直感的ないし経験的には後者が正しく思われるが、それでは、地域間や世界的規模でみられる医療サーヴィスや保健政策上の目標水準の差を認めてよいか、という問いが待ち受けている。さらに、もし相対主義から出発しながら、人々の価値に関する主観的な直感や心理的好悪の傾向性から健康の何かを導出することを試みるとすれば、事実から価値を引き出そうとする、いわゆる自然主義的誤謬[22]をおかしているとの批判にさらされることになるだろう。

　そこで、健康概念を価値的とみなす論者たちにとって課題は、相対主義に陥らないようにしながら、同時にいかに価値を健康概念のうちに定位させるかであった。レノックスはこの課題に、生物学的な目的論つまり生命主義をもって応えようとしたが、サドは単なる生存には低位の価値しか認めず、より豊かで人間的な、道徳的自己実現に高位の価値をみ

て、独特の人間学的観点から健康を規定しようとする[23]。しかし、この試みは保健と道徳との混交として批判を受けるだろう。だが、そうした批判を受けるべきは一人サドばかりではない。これを明らかにするためには、健康を病障の対概念と捉える立場と、自足的な概念として捉える立場との相対に触れなければならない。前者が健康を病障の不在ないし欠如態と規定するのに対して、後者は病障の不在を健康の必要条件と時にみなしつつも、決して十分条件とはみない。十分条件は自己実現ないし充実した生の豊かさに求められる。こうした積極的健康観の上に、今日的な、単なる消極的な疾病予防から健康増進へと予防医学の本義の転換をはかろうとする、いわゆるポジティヴ・ヘルスの理念の原型[24]が位置づけられることは言うまでもない。この点では、神秘主義的あるいは超自然的、超越的な性格を帯びたホリスティック医学[25]も立場を同じくする。ここでは、健康であると言われるために、人は実存的次元における生き方、その生の「質」までも「全人的」に問われることになる[26]。サドにおいて同様、ここには明らかに、保健と道徳との混交がみてとれる。

　そもそも、健康を価値的概念とみるにしても、それが手段的価値すなわちより高い他の価値の獲得実現に寄与するがゆえの価値[27]なのか、それとも自体的にそれだけですでに価値的なのかについても議論があるが、健康を包括的全体論的にみる立場やポジティヴ・ヘルスの立場をとれば必然的に、後者の目的的価値としての健康観を選ぶことになる。だがしかし、全体論的かつ最上的目的としての健康というのは、平たくいうなら、もはや幸福の別名ではないのか。すなわち「実存の全体において、一切が希望と意志のとおりになっている状態」、「安寧の絶対的全体」としての幸福である[28]。

　きわめて粗雑に、健康概念をめぐる医学哲学的議論を素描してみた[29]。さて、健康が価値的であることを認めるとしても、幸福といい実存といい、こうして健康が医学的な経験の大地から飛翔することまでをも認めなければならないのだろうか。こうした健康概念をめぐる過剰なほどの

価値的ないし道徳的な語りに対して、すなわち健康論が道徳論に回収されかねない事態に対して、一種の揺り戻しとでもいうべき諸解釈が提出されることに驚きはない。ただその際、ともすれば生存の次元、身体の次元へと、健康概念が再び還しとどめられることになりかねない[30]。しかし、これは過度の退縮とはいわれまいか。私たちはいずれの側への過剰をも避け、道徳論と身体論とのあいだに健康論を位置づける方途をさぐりたい。しかしそれはいかにして可能なのか。

8 一なる健康概念

　これまでにさまざまな健康の概念規定が案出されてきたが、大づかみにするとそれらは前節に示したようないくつかの型に類別できる。今日では、客観的かつ価値的、包括的に健康をとらえようという傾向が顕らかだが、だからといって議論が収束し終焉したわけではない。それにしても、これまでの多くの試みはどれも、使用の場の違いを顧慮することなく論を展開しており、相対主義の立場を除くならば、一つの決定的な概念規定が可能であり、また規定しなければならないという構えをとっている。しかし、そうなのだろうか。こうした想定はどこからどうやって保証されるのだろうか。こうした構えからは、事実としての健康観の多様はどのように映るのだろうか。
　この問いに正面から向き合おうとする論考は少ないが、その中の一つにヌーデンフェルトによる短い一章がある[31]。彼は健康概念の多様の事実を認めつつも、それが単に見かけ上のものにすぎず、これら多様のうちには不適切なもの、あくまで個人的なもの、奇矯なものがあり、それらを除いてしまえば、たとえ部分的不一致があるとしても、諸規定には通底する核心的要素があると考える。彼は、保健福祉政策立案上利便な単純さ、人々の意思疎通上の効力、そして学問上の実りゆたかさという

三つの観点から、一なる共約的な健康概念の正当化を試みる。彼に従えば、ある特定状況下において中長期的な幸福に関わるような一切の諸目標を実現するだけの可能的能力を備えているとき、人は健康と言われてよい。個々人において健康とされる状態の内容もしくは水準の主観的具体的多様を包摂しつつ、同時に客観的普遍妥当的な抽象的定式を可能にするために、形式—内容という概念装置を用いる点で、彼の手法はきわめて伝統的だと言うことができる。ただその際、環境状況および生の目標という二変数を定式のうちにふくみもたせて、そうした変数のふれによって、健康と言われるための必要条件である能力の閾値を上下させる。こうして固定的で狭隘な規定性を脱しようとするところに、ヌーデンフェルトの仕事の特徴がある。

　それでもしかし、たとえばブリュルデにしてみれば、ヌーデンフェルトの定式は煎じつめると所詮、能力の有無多寡だけが問題という一次元的、直線的な単純モデルであって、そこからもれ落ちてしまう要素が多すぎる。ブリュルデによれば、健康は多次元的、積分的なものであり、それを一次元に還元しようとしたり、客観的な必要十分条件を外在的に定めようとすることは無謀な単純化でしかない[32]。そしてヌーデンフェルトの概念規定から主観的な安寧がぬけ落ちてしまっていることは、見過ごしえないことなのである。

　さて、こうしたブリュルデの主張の一部をもう少し強力に前面に押し出してみることはできないか。すなわち、ヌーデンフェルトをはじめ、これまでの幾多の健康概念規定の試みに欠けていたものは、いわば一人ひとりの生活上の実感ではなかったか。こうした主観的な実感から離れて概念的操作的に定式化しようとしてきたところに、ある決定的な陥穽があったのではないか。

　これまで健康の問いは、健康とは何かの問いであった。健康の問いはその客観的規定性への問いであり、決してことばの使用をめぐる反省的な問いではなかった。ここで私たちは次のように問うてみる必要がある。

健康概念を統一的に理解するという目標設定自体に無理や暴力性はなかったのか。むしろ、その多義性ないし曖昧性、そして多層性をそのままにすくいとり、各々の使用の本領と範囲と制約とを明確にすること、そのことをこそなすべきではないのか。

9　健康の実感と日常語としての健康

　健康概念をめぐる学的研究は、多く思弁的な欲求に駆られるままになされてきた。つまり、健康とは何かを一網のもと客観的にとらえ当てようという欲求である。その一方で、健康をめぐる言説は政治的経済的な関心から繰りだされ、過度な医療化を促すことになった。それらはいずれもが健康をひと色に塗りつぶそうとする試みである。もし、こうしたドグマティズムから健康概念を救い守ろうとするならば、私たちはまなざしを向け直す必要がある。使用と切り離された単なる思弁的な概念規定の試みから、また、マクロマネジメントやミクロマネジメントでの健康ということばの使用から、――日常生活での使用へと。
　ここで日常とは、死や病障を基点としないという意味である。こうした視座から健康をとらえようとすることは、一般的でないかもしれない。それどころか反撥をまねくかもしれない。健康の問いを病いの問いと背中合わせに論じるというのが、これまでの諸論究の定石であった。それは、医学哲学や医学倫理学が臨床の場を考察の地平としてきたことによる。というのも、医学はまずもって臨床医学だと考えられ、臨床医学は本来的に病障に向き合うものだからである。モルダッチの表現を借りるならば、病障は健康に対して経験的優位性を有しているのに対して、健康は病障に対してせいぜい論理的優位性を有するにすぎない[33]。すなわち、病障の身になってはじめて健康の何か、健康の有り難さが知られうるのである。健康の認識において病障は経験的に先行的条件である。た

だ、何が病障なのかという抽象的議論においてのみ、つまり病障を規範からの逸脱ととらえるかぎりにおいて、健康はその基準として論理的に優位性をもつのだ。かの言い回しをもじれば、病障は健康の認識根拠であり、健康は病障の存在根拠である。

しかし、そうなのだろうか。こうした見方は、医学哲学を臨床の地平に強く引き寄せとどめおくかぎりで可能であるにすぎないのではないか。はたして、健康とはまずもって臨床の地平で語り論じられるべき性格のものなのだろうか。

なるほど、病障の身になってはじめて健康の何かが分かる、という格言めいたノスタルジックな言説は、一半の真理をふくみもっているように感じられる。だが、病障の身にならないかぎり、健康とは何かが分かることなどありえないというのは本当だろうか。医療関連情報がこれほど詳富に流され、時々に健康診断の結果が告げられ、健康ということばを繰りだすマスメディアに煽りたてられ、私たちの多くは平素からしばしば、ときに強迫的なまでに、健康を意識させられている。こうした事態はマクロマネジメントやミクロマネジメントの、日常生活への侵襲と言われてよい。けれども、のぞきこんだ鏡の中に映る肌のつやに、ひとすすりの味噌椀に、仲間と飲みほすビールのジョッキに、排泄のせつなに、朝の光にゆれる緑の葉に、星空を背にした歩みの中に、なにげない日常の断面に、私たちはほのかに健康を感じもしている。こうした健康の直感は、なるほど無反省的で無自覚な、真剣みを欠くものだと言われるかもしれない。むしろ、単なる「思い込み」にすぎず、それどころか自分の身体に対する「無関心さ」の表現形であるとさえ言われる[34]かもしれない。

しかし、そう言って切り捨ててしまえるほどに、この日常的な健康の感覚は的外れでおめでたいものなのだろうか。むしろ健康とは、このような無反省的非規定的なふわふわしたものなのではないか。遠く離れて手紙をしたためながら、あるいはしばしの別れに際して、大切な人の健

康を祈るとき、その規定性のあいまいさは、無関心さを反映しているのだろうか。自分やその人が病障を負ってはじめて健康への思いがリアルさを帯びるとでもいうのだろうか。

こうした議論は水かけ論に終わるだろうか。それは、基点とする日常が、論者にとってどんなであるかに拠るかもしれない。けれども、少なくとも次のように言うことはできる。病障ある身になることが、健康を知るための契機となることはありうる、しかし、それが必要十分条件であるとは限らない。比較的多くの人々は自分たちが健康に生まれ落ち、育ってきたと考えている。こうした人々とて、やがては患い老い死すべき有限な存在者であるから、病障こそ〈本性上先なるもの〉なのだとしても、健康は〈我々にとって先なるもの〉と言えるかもしれない。この場合の健康は、未規定的できわめて素朴な、いつまで続くかわからない、偶さかな僥倖だろう。受動的かつ消極的な、つつがなさと言い換えられそうなこの健康を、原初的な健康と呼んでみたい。その必要十分条件を確定的に詰めることのできない原初的な健康は、あるいは気分であり、恐怖と区別される不安の様態に似た面をもつ[35]。

もちろん反対に、いかなる奇禍によってか、いずれの意味においても〈先なるもの〉として病障を意識せざるをえない人々が現にいることも確かなことだ。これらの人々にあって、健康は夢のようなもの、失われたもの、獲得したいと希う対象と言えるだろうか。こうした場合、健康はその語源である全体性、完全性とひとしく受けとめられているのかもしれない。このとき、健康はぼんやりした朧月のようなものではなく、何か能動的、力能的、生産的ものとしての形をもっているにちがいない。ヌーデンフェルトの視座はこれに近い。このとき回復を目指されているところの健康は、決して原初的な丸みを帯びてはおらず、切実な輪郭をもった、しかも理想的なものであるだろう。そのかぎりで、健康を失った者はふたたび健康になることはできない。医療が患者を原初的な健康に還すことはできない。回復された健康はもはや健康でない。けれども

その一方で、浮ヶ谷が報告しているように、慢性的病障をもちながら、「'病気であること'の部分化」をおこない、「'病気だけど病気ではない'という認識」を日常的に共にもつ人々がいる[36]。こうした人々は、原初的な健康と理想的な健康の欠落とを分有していると言えるのかもしれない。いや、それは一部の人々に限ったことではないだろう。私たちは、少なくとも死が確徴をもってほんのまぎわに迫りくるまで、ゆらめく蝋燭のあかりのような、偶さかなつつがなさを実感する時をもちつづけるにちがいない。それを私たちは、小康と呼んでいる。

　では、原初的な健康と理想的な健康と、そのいずれが健康の医学哲学において、本来的なものとして位置づけられるのだろうか。この問いに対しては、前者であると答えてみたい。用意した理由は単純なものである。臨床の場ないし病障の医学哲学にあって、より優先する概念は病障である。「高熱に喘ぐ患者の治療にあたる際、健康とは何かを知ることはまったくもって不要なのだ」[37]。そしてそこで望見される健康とは、健康の一つの亜型にくくり入れてもよいにせよ、すでに輪郭をもち、具体的個別的に限定可能であり、意識的であるかぎりで、どこかに力みがかった歪さを残し屈折しており、紙風船のもつ無垢な丸みのような全体性からはもはや離れてしまっている。ならばこそ、健康の何かは、まず臨床とは別の地平でこそ問われなければならない。

　では、理想的でない原初的な健康を、私たちはどうとらえているというのだろうか。ごく最近、江戸末期以降のこの国における健康の系譜学、健康観の変遷に関する意義ぶかい研究成果が相次いで公刊された[38]。これらの仕事によって、かつて以前に使われていた類義語とその意味、ケソンドヘイドないしヘルスという外来語の訳語として健康が定着するにいたるまでに、どんな訳が誰によって試みられてきたのか、健康という新語とともにどのような思想が導き入れられたのか、健康とそれ以前に使われていた類義語との断層はどこにあるのか、といった諸点を整理することができる。そこから健康ということばの移入が、原初的健康を封

印し、かわりに近代的な生物医学的、政治的な意味を積極的に浸透させていく役割を担っていたことを読み取ることも容易である。

だがしかし、今に生きる私たちの生活実感において、健康という二文字の漢字を当てられた外来語は、人々がかつて懐いていたであろう生の実感としての原初的健康像をすっかり駆逐し去り、医学的、政治的な概念として私たちの意識裡に深く刻み込まれたと言えるだろうか。そうではなく、むしろ、達者、元気、丈夫、まめで過ごす、つつがなさ、息災、といった人々の直観が、健康という新しい外来語の遺伝子の中にたとえ断片化されながらもしぶとく息づき、受け継がれてきているのかもしれない。もしも過度な医療化や政治的操作からのがれつつ、私たちの生の実感に適う健康の本質を追い求めようとするならば、むしろ幕末以前の文書に手がかりを求め、その成果を待たねばならないと言われるかもしれない。しかしそれ以前に、さしあたってこう言うことはできまいか。私たちの生の実感に適う原初的な健康は、日常のあいさつことばに表わされている[39]。

注

1 筆者がことばとその使用の問題に関心をいだくようになった契機は、医学生時代に出会えた師の学恩のうちにある。岡田雅勝「語る行為と人間存在について──私と他者との関係性において」『北海道大学文学部紀要』21-2、1973、97-120頁。岡田雅勝「超越的なものと言語批判──ポエジーの意味」『桟敷』7、1978、46-49頁。岡田雅勝「価値的なものと言葉の問題」『旭川医科大学紀要』5、1984、37-78頁。岡田雅勝「価値的なものの表現と医学」『医学哲学医学倫理』3、1985、30-40頁。
2 福田らは、広義の健康概念を「健康の定義」と「健康観」とに分節化する。前者は「専門家」の、後者は「素人」の考える健康概念の謂いである。前者は客観的だが、主観的な後者の方はさまざまな要因の影響を受けて多様である。福田吉治・長谷川敏彦「健康哲学と健康概念」(『地域保健』30(1)、1999、所収)、41-

49頁。
3 *Chronicle of the WHO* 1: 1947, p. 29.
4 解釈の多様の実例は枚挙に遑がないほどである。独異な解釈を一つ挙げるとすれば、「身体的、精神的というのは個々の人間」の健康、「社会的というのは集団」の健康を指す、という土屋の解釈だろう。土屋健三郎「指定発言 産業医学の立場から」(精神分析学振興財団編『企業と産業精神衛生』東海大学出版会、1992、所収)、85頁。
5 臼田寛・玉城英彦「WHO憲章の健康定義が改正に至らなかった経緯」『日本公衆衛生学雑誌』47、2000、1013-1017頁。
6 服部健司「根本的価値概念としての健康」『医学哲学医学倫理』16、1998、12頁。
7 J. M. Torres, The importance of genetic services for the theory of health: A basis for an integrating view of health, *Medicine, Health Care and Philosophy* 5, pp. 43-51, 2002.
8 川本隆史『現代倫理学の冒険』創文社、1995、8-9頁。
9 ここでの表現は、「ミクロな健康」「マクロな健康」という上杉の表現と類似してはいるが、意味するところは異なる。上杉は、健康と判断する主体が誰であるのかを基準として、これらの用語を案出している。上杉正幸『健康不安の社会学 健康社会のパラドックス』世界思想社、2000、第3章。
10 R. Crawford, You are dangerous to your health: The ideology and politics of victim-blaming, *International Journal of Health Services* 7, 1977, pp. 663-680.
11 野村拓「健康保障の体制 1 政府の医療政策の動向」(西尾雅七・坂寄俊雄編『人びとの健康と社会保障』法律文化社、1978、所収)、159-169頁。
12 米本昌平『遺伝管理社会』弘文堂、1989。木畑和子「第三帝国の「健康」政策」『歴史学研究』640、1992、1-9、58頁。また、本邦に関するものとして、藤野豊『強制された健康 日本ファシズム下の生命と身体』吉川弘文館、2000、を参照。
13 M.フーコー(小倉孝誠訳)「社会医学の誕生」(1977)(『ミシェル・フーコー思考集成Ⅵ』筑摩書房、2000、所収)、277-300頁。
14 同上。
15 M.フーコー(福井憲彦訳)「健康が語る権力」(1976)(桑田禮彰・福井憲彦・山本哲士編『ミシェル・フーコー 1926-1984』新評論、1984、所収)、122-141頁。(中島ひかる訳)「十八世紀における健康政策」(1976)(『ミシェル・フーコー思考集成Ⅵ』筑摩書房、2000、所収)、13-29頁。
個別的医療が先行形態であるとする上杉の論に対して、柿本はフーコーが言おうとしていたのはそれとは反対のことだと主張している。上杉正幸『健康

の逆説」、鷲田清一・小林昌廣・柿本昭人(鼎談)「〈臨床医学の誕生〉を読む」(TASC『談』編集部編『パラドックスとしての身体——免疫・病い・健康』河出書房新社、1997、所収)、207-208、233-255頁。

16 M. フーコー(小倉孝誠訳)「医学の危機あるいは反医学の危機?」(1976)(『ミシェル・フーコー思考集成VI』筑摩書房、所収)、48-68頁。この点は、近頃論議されることの多い代替医療の正当化あるいは正統化の手続きにかかわる問題にも重なるように思われるが、指摘以上に踏みこむことは本章の径行から逸れる。

17 服部健司「予防医学と臨床死生学とのあいだ——health education と death education の綜合の可能性—」『医学哲学医学倫理』17、1999、11-22頁。

18 保健師の竹熊美和と服部とが試みに実施した調査の結果を簡単に記しておきたい。関東圏内の三事業場に勤務する約千人を対象して、持病をもっていたら健康とはいえないか、長寿は健康の証か、自覚症状があっても健診で異常なしとされたら健康といえるか、人生や仕事上の満足感は健康の条件か、などといった八つの命題に対して支持・不支持を問うたところ、それぞれの回答割合はほぼ拮抗したかたちで二分していた。これらの回答に、性別、年齢、生活習慣、定期健診の結果(血圧や肝機能などの数値)などをつき合わせ、数量化理論II類(林知己夫)を用いて判別式を得たが、その判別式の正答率はたかだか五割にとどまっていた。服部健司・竹熊美和「主観的健康観の多様と健康管理における自律」『産業衛生学雑誌』39(臨時増刊号)、1997、389頁。

19 杉田秀二郎「健康観はいかに測られているか——日本における健康観の調査的研究に関する展望」『健康社会学研究』1、2000、59-76頁。

20 Ch. Boorse, On the distinction between disease and illness, *Philosophy and Public Affairs* 5, 1975, pp. 50-58.

21 J. Lennox, Health as a objective value, *The Journal of Medicine and Philosophy* 20, 1995, pp. 499-511.

22 G. E. Moore, *Principia ethica,* 1903, pp. 6-21.

23 R. Sade, A theory of health and disease: The objectivist-subjectivist dichotomy, *The Journal of Medicine and Philosophy* 20, 1995, pp. 513-525.

24 G. Newman, *The Building of a Nation's Health*, 1939.

25 中山和弘「ホリスティック・ヘルスの概念と問題点」(園田恭一・川田智恵子編『健康観の転換』東京大学出版会、1995、所収)、51-70頁。藤波襄二「ホリスティック医学の概念」(日本ホリスティック医学協会編『ホリスティック医学入門』柏樹社、1989、所収)、1-5頁。

26 園田恭一『健康の理論と保健社会学』東京大学出版会、1993。永田勝太郎・姫野友美ら「QOLとその臨床評価における意義と実施法」『臨床医薬』5、1989、

215-216頁。本宮輝薫「健康度のホリスティックな把握と評価」(園田・川田編前掲書、所収)、とくに58頁。
27 ウィルグースは、スペイスの詩の一行「健康は人生における最上の花ではなく、それを育み咲かせる土壌である」を引く。C. E. Willgoose, *Health Education in the Elementary School*, 1959.
28 I. Kant, *Kritik der praktischen Vernunft*, Akad.-Ausg. V, S. 124.
しかし幸福のような全体性概念あるいは理念は、カントの用語法を使えば、課題もしくは目標として想定するという統整的(regulativ)使用のみがゆるされるものであろう。だがしかし、これを構成的(konstituitiv)に使用し、健康状態が、いわくところの人間らしい生の実現への主体的態度あるいはQOLの高低が、幸福の程度が個々実際的に見定めはかられるものであるかのように思いなすならば、それはドグマティズムであり誤用ではないか。服部健司「根本的価値概念としての健康」『医学哲学医学倫理』16、1998、12-23頁。
29 より詳密な整理は以下を参照。服部健司「健康概念の使用の問題」『医療と倫理』1、1996、55-72頁。
30 北澤は健康を「個人が追求しようとする幸福や自己実現に伴うリスクに耐えうる身体条件」と定義する。また森下は、生命―生活―人生という密接に関係し合う立体的な三階層のうち、生命レベルでの(完全さの)規準として健康を定位づける。北澤一利「生きる目的のジレンマ―新しい健康概念構築に向けての試論」『北海道教育大学紀要』(第2部C)47(2)、1997、53-58頁。森下直貴「「健康」は「ウェルネス」か?―健康概念の全体的な枠組みに関する考察」『生命倫理』9、1998、19-28頁。
31 L. Nordenfelt, *Action, Ability and Health—Essays in the Philosophy of Action and Welfare*. 2000. Chapter 10, "On the multiplicity of health concepts", pp. 107-114.
32 B. Brülde, On how to define the concept of health: a loose comparative approach, *Medicine, Health Care and Philosophy* 3, 2000, pp. 305-308.
これに対して、ヌーデンフェルトは「オッカムの剃刀」を自説の後盾として掲げる。L. Nordenfelt, On the comparative approach to defining health: A reply to Brülde, *Medicine, Health Care and Philosophy* 3, 2000, pp. 309-312.
33 R. Mordacci, Health as analogical concept, *The Journal of Medicine and Philosophy* 20, pp. 475-497, 1995.
34 浮ヶ谷幸代「医療的言説に抗する身体」『現代思想』28(10)、2000、132-152頁。とりわけ143-146頁を参照。医学の専門家でない患者が生身の身体感覚や実生活を通じて医療的言説をずらしていくさまを、フーコーの投げかけた問いに応えるように書きこんでいる、浮ヶ谷のこの論考は、大いに注目に値する。
35 「不安を規定することの本質的な不可能性」については、たとえば、M.

Heidegger, *Was ist Metaphysik?*, Gesamtausgabe Bd.9 Wegmarken, 1976, S.111.
36 *34*を参照。
37 D. Callahan, The WHO definition of "health", in: T. Beauchamp and L. Walters (eds.), *Contemporary Issues in Bioethics*, 3rd ed., 1982, pp. 80-85.
　さらに一つ指摘しておけば、医療者は患者の診療録に健康ということばを用いない。
38 北澤一利『「健康」の日本史』平凡社、2000。鹿野政直『健康観にみる近代』朝日新聞社、2001。
39 本稿は年余にわたり、ようようにして書きまとめられた。構成上の必要から、数年前に発表ずみのいくつかの小論を部分的に採り込んである。また脱稿後に、健康について論じ語る場を授かり(『創文』および第22回日本医学哲学・倫理学会学術大会シンポジウム「健康概念の再検討」)、そのつど本稿を越えるよう努めた。そうした作業の成果の一部をふたたび本稿に還流させていただいた。服部健司「健康という語の混迷のなかで」『創文』458、2003、6-10頁。

11 関わりへの視座
——生命倫理をめぐる人間観の再検討に向けて

堀井　泰明

1　はじめに

　近年における医療技術の飛躍的な進歩と、医学を筆頭とする生命諸科学の革命的な進展により、人間とその生命をめぐる環境は大きく変わりつつある。ヒトゲノムは先頃解読が完了し、今後は遺伝子とその働きがさらに研究されるにつれ、人間の形成過程や病気の原因等が解き明かされることになる[1]。遺伝子に関する研究は着々と進められており、すでにいくつかの疾患については原因となる遺伝子が特定され、それにより発症前に遺伝子検査を施し、将来罹る病気を予測することが可能になっている。
　また、人間の誕生をめぐっては、出生前に様々な病気や障害を診断できるほか、生殖過程におけるいくつかの主要な箇所を操作できるように

なったことにより、夫婦以外の第三者が寄与しうる領域も大幅に拡大し、それゆえにかえってその領域をいかに限定し、当事者の人権を守るかが現在問われているのである[2]。あるいは、死をめぐっては、高度な医療機器の開発が進んだことにより、かつては亡くなっていたであろう多くの人命が救われ、現在ではより長期間にわたる人生が享受されている。しかしそれにより、脳死をどう位置づけるかという問題や、人間としての尊厳ある死とは何かといった問いが提起され、それらに対するあるべき方向性は漠然と示されつつあるものの、それを医療現場においてどのように実践してゆくべきかについては、いまだ試行錯誤している状態である。

2 生命倫理の隠れた問題

　複雑でセンセーショナルな先端医療と、それに付随する倫理的な諸問題については、社会的な関心も年を追うごとに高まりつつあり、多方面から議論が提出されるようになってきたのは大変喜ばしいことである。日々前進する医学と医療技術に対してその是非を問い、あるべき方向性を論ずることは、いわゆる科学と名の付く領域に対して人類が負っている債務に当然含まれる事柄であり[3]、しかも急を要する重要な課題である。しかし同時に、それを議論する際の足場とも言うべき人間観あるいは生命観といった点に関しては、われわれはどれくらい議論しているだろうか。ある医療技術について、それを利用してよいかどうか、すぐに倫理の問題に入る前に、「それに先立って私たちの内なる生命観を問うことが、まずなされねばならない課題」[4]と言えるのではないだろうか。われわれは何事かを論じる際には、必ずしもそれ自体が明確に意識されることは少ないにせよ、何らかの価値観や人生観を、自分の考察の足場として暗黙のうちに前提しながら論じるものであり、それは生命倫理に

ついて議論する場合にも当然妥当するものである。

　たとえば、生殖補助医療技術について厚生省(当時)が発表した大規模な世論調査によると、「女性は子供を産んでこそ一人前だと思う」、「年をとってから子や孫がいないのは不幸だと思う」、あるいは「結婚したら子供を持つのが当たり前だと思う」といった人生観や価値観を問うような質問に対する回答では、そもそも一般国民と不妊治療を受けている患者との間では明らかな相違が見られ、一般国民のほうが「そう思う」割合が高い。また、生殖補助医療技術そのものに対する受け止め方も、両者の間ではかなりの差があったという[5]。さらに、出生前診断について以前筆者が学生に対して実施したアンケート調査においても、「障害のあることは不幸だと思う」と考えている人ほど「出生前診断を受けたい」とか、「胎児に障害があれば中絶したい」と回答しており[6]、各人の人生観や価値観が具体的な選択に影響を及ぼしていることがわかった。

　人の生命に関する倫理的問題を論じる際には、すでに発生しているか、あるいは近い将来に起こりうる具体的な問題にまず対処するために、アプローチの仕方が帰納的であれ演繹的であれ、事例とそれに対応する原則や原理を考察しなければならないのは言うまでもない。しかし同時に、生命倫理を考えてゆく上で「一番求められているのは生命観であり、各個人がどのように自分の生をとらえているかという基本的な生き方の問題」[7]なのであるから、そのような漠然とした、しかし実は議論の隠れた前提となっている領域についても十分に目を向け、考察を深めてゆく必要があろう。そもそも、人の生死をめぐる問題は「社会的であると同時に、つきつめるところ、各自の死生観すなわち、各人がいかに生き、いかに死ぬかが問われる問題」[8]なのであり、「これを避けて生命倫理はない」[9]はずである。本章では、このようないわば「倫理意識の実在的な根」[10]とでも呼ぶべき、われわれの人間観あるいは生命観について、あらためて光を当てつつ、再検討を試みたい。

3 出発点としての人格論

　医療革命とそこから生じた様々な新しい倫理的課題に対して、それらを後追いしながらではあるが、具体的なケースを検討しつつ、何らかの方向性や立場を表明するうえで一定の貢献を果たしてきた理論は、いわゆる人格(パーソン)論であると言える。この人格論は、そもそも1970年代から80年代にかけて米国や英国、豪州といった英語圏において、医療および生命に関する倫理的問題を論じる際の一つの柱となった。代表者の一人であるトゥーリーによれば、「ある有機体は、諸経験とその他の心的状態の持続的主体としての自己の概念を持ち、自分自身がそのような持続的存在者であると信じているときに限り、生存する重大な権利を持つ」[11]とされ、自己意識のあることを人格の基本的条件とする立場である。

　こうした人格論に立てば、自己意識のない者については人格と認める必要がなく、その生存権も保障する必要性がなくなるので、人工妊娠中絶や重度障害新生児の治療停止、脳死状態患者の治療停止といったケースがこれにより理論的な一根拠を獲得するに至った。あるいはエンゲルハートは、人格概念を細分化し、一方では自己意識を持つ行為者を「厳密な意味での人格」としながら、他方では自己意識を明確には持たないか、あるいはまだ持つに至っていない人間については「社会的な意味での人格」[12]と規定することにより、前者が後者を保護する義務を負っていることを論じている。

　このような視点から、いかなる場合においても延命することを最優先とするような生命至上主義や、患者の意向を無視する医療者のパターナリズムに対する疑問があらためて提出され、「人間としての」尊厳ある生や死とは何であるのかという議論が提起されたのは大変意味のあることであった[13]。しかし同時に、こうした人格論は「人」と「モノ」、パーソンと非パーソンとを単純に二分するという根本的な性格を有するため、そ

の線引きの基準をめぐる果てしない議論が付きまとう上に、また、そもそも「私たちは、ヒトである非パーソンへの思い入れ(とりわけ私的関係に根ざす感情)を切り捨てがたい」がゆえに、この理論では「私たちの感情において重みをもつ存在者たちに、きめこまかな配慮をする道は開けてこない」[14]のであった。

　たとえば、不妊治療を終えた後に残った凍結胚を「自分の子」と呼ぶ患者夫婦の声や、子宮に戻す胚の写真をアルバムに入れて持ち歩き、「胚は我が子と同じ。『たくさん卵が採れたら一個くらい』というものではない」と語る患者の声[15]を、人格論によって簡単に排除してもよいのだろうか。あるいは、先端医療に携わる一カウンセラーの話によると、長男が重い遺伝病で、二人目の妊娠に際して羊水検査をし、同じ病気とわかったために中絶した母親は後になってから「知らないまま産んでしまえば、どんなに重い障害でも、障害の子が二人になっても育てられると思う。でも知ってしまうと、産む勇気がなくなってしまう」と語り、「(中絶を)忘れて、元気な時間が増えてゆく。すると、今度はうしろめたくなる」と複雑な胸のうちを明かすという[16]。

　このような事例が数多くあるがゆえに、医療の現場からは、人格(パーソン)論は「本来"倫理学的"検討には適さない事象に、"倫理性"を持たせようとしていることに問題がある」[17]という批判も出ており、この理論は「他の存在との相互作用を含んだつながりの中で変化する人間のあり方を考慮しない、きわめて静的な人間理解」[18]であると評価せざるを得ない。それゆえに人格論は、生命倫理を論じる上での一つの柱ではあるが、具体的な臨床の場面においても十分な説得力を有しているとは必ずしも言えないのである。

4 近代的人間観の特徴

　生きることは人間を存在者たらしめる原初的な契機であり、またそのありようは各人固有のものである。それゆえ生命に対する主張は、人権の最も基本的な要素であり、洋の東西を問わず普遍的に承認されている価値であろう。当然、生命倫理も各人の固有性を尊重し、その自由に敬意を払うことに基礎を置きながら、人格論と自己決定論を「骨格」[19]に据えて議論を展開している。しかし、そもそもその際にわれわれが暗黙のうちに議論の前提としている人間像、あるいは人間観とはどのようなものなのであろうか。

　近代の哲学が、諸科学に基礎理論的な次元を提供しながら、その飛躍的な発展に大きく貢献したことは言うまでもない。デカルトによるコギトの指摘(「われ思う、ゆえにわれあり」)以来、哲学は、思惟する自我の存在の明証性を基点としながら、もっぱらその自我の構造の解明に力を注いでゆく。そしてそれは、たとえばカントにおける重厚な超越論(あるいは先験)哲学[20]において一つの頂点を形成していったと言えよう。カントは人間の認識が成立する諸条件を考察することにより、、認識に先立ち主観に備わる構造を解き明かすと同時に、人間が必ずしも欲求や自然法則によってのみ規定されることなく、理性の課す道徳法則にも従えることを指摘し、そこに意志の自由を見出したのであった。他方、こうした哲学的態度は、思惟する主体とその対象とを切り離し、まさに主観と客観との対峙を前提とする自然科学の進展を大きく後押しすることにもなったのである[21]。対象を主体から切り離すことにより、対象を主体である人間の享受や利用、操作の対象としながら「近代化」[22]は推進されてきた。

　こうした近代的自我概念は、個人の固有な尊厳や不可侵性といった思想が社会に普及し根を下ろしてゆくうえで、結果的に大きな貢献を果たすことにもなったといえる[23]。米国の独立宣言(1776年)に始まり、二つ

の世界大戦を経た後の世界人権宣言(1948年)において明確に掲げられた、各人の不可侵な基本的権利としての人権は、この近代的な自我の確立なくしては到底定着してゆかなかったであろう。この人権や個人の尊厳といった思想が、現在の生命倫理の土台となっているのは言うまでもない[24]。

しかし同時に、まったく自由で孤立し周囲から切り離された自我は、その内的な根拠付けを失い、単なる空虚な形式へと姿を変えてゆくことにもなったのである[25]。たとえば、サルトルが「人間は自由の刑に処せられている」[26]と表現したように、自由で自律した近代的な自我概念は同時に、自らを超えた意味や価値となんら関わりをもたず、孤立し、ただ自分だけを基点にするような、閉鎖的で孤独な人間観を生み出すこととなったのである[27]。自己以外のいかなるものからも距離を置き、それらへの関わりを他律として恐れるあまり、自我はそれ自身の基底さえ失い、空虚な恣意や単なる自己主張に成り下がってしまったのである。

この空虚で足場を失った近代的人間が、たとえば20世紀において、自らの自由に対してどのように振る舞うに至ったかについては、社会心理学者フロムやリースマン(『孤独な群集』1950年)らによる詳細な考察を待つまでもあるまい。たとえばフロムは、その名著『自由からの逃走』(1941年)の中で、「自由は近代人に独立と合理性とを与えたが、一方個人を孤独におとしいれ、そのため個人を不安な無力なものにした」[28]と指摘する。そして実は、こうした人間観こそが、たえず私たちの議論の背景に潜み、隠れた前提として議論の行方に影響を及し続けているのではないだろうか。

5 他者へと開かれた存在

なるほど、自我とは、自由で自律したものであり、何ものにも還元さ

れ尽くせないものである。われわれは各々（おのおの）、端的に、今ここにいるこの「私」なのであり、この「私」を誰にも肩代わりさせることはできない[29]。

しかし、こうしたわれわれの自我のあり方は、単に自我そのものから導き出され、説明されるのではなく、まさに他者との出会いを通して発露し、実現してゆくものなのではないか。つまり、レヴィナスも指摘しているように[30]、他者を通して顕現する絶対的な外部性こそ、自我に先行し、自我の自同性を成立せしめるのである。自我は、他者との出会いを通して開示される、けっして掌握し尽くせないところ、もしくは絶対に未知なるものとして止まり続けるところと対峙することによって、自分と他者との存在論的な差異に気づきながら、自我となってゆく。言い換えれば、自我とは、他者との出会いに向けて、本来的に開かれている存在なのである[31]。

この「他者へと開かれた存在」としての人間理解は、たとえば「他者からの語りかけ」を生の始原に認め、「受動性に始まる生」あるいは「受け取りの生」として生命を描いた旧約聖書などに通じる人間観でもある。というのは、それは「この〈（主体としての）私〉の存在が〈この（客体としての）世界〉の存在以前につねに前提されているような態度の事実誤認をあばき、〈私〉以前に存在した〈他者〉の招きこそが自己を成立させていることに気づかせる」[32]ものであるからである。そしてそれにより、閉塞しかつ肥大化した自我を相対化させながら、他者との多彩で豊かな交わりの中にこそ、本来の居場所を見いだし発現するような人間像を描き出そうとするからである。

それゆえ自我にとって、他者への関わりは欠くことのできない本質的な契機であり、また、どのように他者と関わるかは、自己を実現してゆくうえで重大な問題なのである[33]。われわれは、具体的な誰かと向き合うことを通して、自分とは何者か思い知らされるのであり、日常の皮相な自己意識は、他者への具体的な関わりから触発される様々な思いを通

して自らの内へと沈潜し、そこで初めて自分という存在を真に主題化するのである。たとえば、われわれは誰かを拒んだとき、自分自身をも拒んでしまったことがないだろうか。自分の思いや判断に固執することにより心を閉ざしていた自分に後から気づき、他者を受け入れようとしない狭い自分に愛想を尽かしたことはないだろうか。逆に、受け入れようとしない自分の感情を乗り越えて、誰かをあるがままに受容することができたとき、一時の心の葛藤の後に、われわれはどれほどの充足感と解放感を味わえただろうか。誰かの存在を本心から肯定できるようになったとき、われわれはどれほどの驚きと喜びでもって、背伸びしたり自分を飾る必要など全くなかったことや、この空しくて小さな自分をも実はありのままに肯定してもよいことに気づいただろうか。

　それは言い換えれば、「人間という人格的存在は、根源的に他者——たんに目に見える他の諸人格だけでなく、彼らとの交わりを通じて人格が究極的に関わっている絶対的な価値を含めて——へと秩序付けられた存在」[34]であることを意味する。そして、人間が自らを実現するのは「自らをすべてのものの中心あるいは最高の位置にすえる——それは所有と支配の追及である——ことによってではなく、かえって自己を他者に与えつくすことによって」であり、かつ「それへ向かって自らを超え出ていくことにおいてである」[35]ことを、われわれに思い出させてくれるのである。

　この事実はまた、医療の基本である「ケア」においてその輪郭が際立ってくるようなものであると言うことができるかもしれない。たとえばメイヤロフは、ケアする者とされる者との関係を、自分と相手との間の差異の意識を当然含みつつも、あるがままの相手にかけがえのない価値を見い出そうとすることにより、互いの独自性こそが互いにとって不可欠な存在になるとして、「差異の中の同一性の関係」[36]と呼んでいる。そして、「私は、自分自身を実現するために相手の成長をたすけようと試みるのではなく、相手の成長をたすけること、そのことによってこそ私は

自分自身を実現する」(傍点原文より)[37]と語り、「他の人々をケアすることをとおして、他の人々に役立つことによって、その人は自身の生の真の意味を生きているのである」[38]と論じている。

6 結び——関わりへの視座

　現代の医療や医療教育において見落とされがちなもの、また、今後あらためて強調されるべきもの、それは他者への関わりなのではないだろうか。すでに論じてきたように、われわれの自我とは、本来的に他者との関わりに向けて開かれているものであり、その関わりの中で熟成してゆくものである。他者の存在を受容することは、自己を受容することにつながり、また、自己を受容して初めて、われわれは自己実現、すなわち本来の「自由」な自分になるのである。「人は他者との関わりの中でしか、自分を大切にするという気持ちが生じない」[39]のであり、自分と他者との関係を断ち切ったところでは決して生じず、自分を受け入れ、大切にするというこの気持ちがなければ、他人を受け入れ、大切にできるはずもない。よって、具体的な生身の人間と出会う医療の現場において、とりわけそれを職業とする医療関係者の養成[40]においては、何にもまして他者と関わることの大切さが繰り返し強調されるべきであり、また、その意味が、関わる人自身の自己実現との関連性の中で十分に説明されるべきであろう。

　たとえば、終末期医療に携わるある医師は、亡くなっていったある患者との関わりを通して「たとえ自由に身動きできない状態の中でも、また特別な目的など持たなくとも、その日が来るまで、日々の生活が穏やかに過ぎて行くことや、その中の小さな変化に喜びを感じながら生きること」、そして「誰かの力を借りなければ生きてゆくことのできない状態でも、その人の心の有り様によって、周囲に安らぎや生きる勇気を与え

ることもできるのだということ」を教えられたと語っている[41]が、まさにこのような患者との関わりこそが、医療者の視野を広げ、その人間観を深め得るのだということを、養成する現場では繰り返し説かれるべきである。

　人の生と死に関する議論も、まず、他者と関わることの重大な意義を確認することから出発するべきであり、かつ、その関わりの可能性をより豊かにする方向へと向かうべきであると思われる。たとえば、終末期医療においては、ホスピスの思想に見られるように、患者の延命を絶対視するよりも、患者本人とその関係者が残された時間を互いに深く共有し合いながら関わり合い、納得のゆく過ごし方ができるような環境を整備することこそ、最も優先されるべき事柄であろう[42]。ホスピスで夫を看取ったある女性は、最期まで付き添うことのできた看病が「私が私を知る」行為となったと語りながら、「最愛のパートナーを失ったこの大きな空洞をどう表現すればいいのだろう。けれども、一方で、不思議なほどの優しさに包まれてもいる。私の手の先、足の先の細胞の隅々にまで、夫から注ぎこまれた優しさと愛情があふれ、夫の口からこぼれた数え切れないほどの『ありがとう』が満ちているからだと思う」といい、「そして、もちろん、一年経っても忘れずに桜の枝を送ってくださるような、そんな医療と医療スタッフに、出会えたからである」[43]と語っている。ターミナルケアは、そのありようによっては関わる者すべてに癒しと、生の深遠なる慰めをもたらすものであり、それゆえ成人期あるいは老年期だけに限らず、乳幼児期におけるターミナルケア[44]も現在早急な確立を求められているのである。

　人の誕生をめぐる倫理的問題については現在様々な議論が交わされているが、たとえば出生前診断については、障害児のいる家族の様子や、その家族が児との関わりの中で経験したことについて十分な情報[45]を社会に伝えることが必要であろうし、また社会の側もそうした声に耳を傾けながら、実際に関わりを持ってゆくことが必要であろう。家族による

と障害児は「存在そのものがまわりの人の価値観を変えてしまう」[46]というが、われわれも具体的な「誰か」に関わることによって、またそれによってのみ、己の人生観を問えるのである。それはまた、「関係性こそが人間として大事なことなのだとわかれば、人は変わる」[47]ことを意味する。

あるいは、胎児に障害や異常があり出生後まもなく死んでしまうことが予想される場合でも、やみくもに中絶を勧めるのではなく、家族がその児にきちんと関わりながら別れることができるような「看取りの医療」[48]が、妊婦とその家族にとって大変意味のあるものとなるはずである。たとえば、出産時に子を亡くした親の多くは、抱えきれない悲しみと絶望、孤独感を引きずりながらも、時間とともにその子から教えられた大切な「何か」に気づき、その小さな気づきを集めることにより癒され、心の中でその子の命がもう一度生まれたと感じるのだという[49]。

また、ヒト胚をめぐる様々な研究やその実践が議論されているが、少なくとも受精卵を自分の子として、すなわち他者として関わろうとする人がいるかぎり、その胚が当事者の人生と自己理解を形成する上で必要不可欠な契機であるがゆえに、胚を人として承認し[50]、その利用には極力慎重にならなければいけないのではないだろうか。いずれにせよ、他者へ関わることと、それがわれわれ人間の自己理解と自己実現に対して有する重大な意味を確認することこそ、進むべき道を示す大事な「ハンドル」[51]として、生命倫理および医療教育を論じる際に今後も繰り返し強調され、またその考察が深められてゆかなければなるまい。

注

1 2003年4月20日付『朝日新聞』。
2 厚生科学審議会生殖補助医療部会議事録を参照されたい。

3 科学そのものの問題については以下参照。村上陽一郎『科学・哲学・信仰』第三文明社、1977年。村上陽一郎『近代科学と聖俗革命』新曜社、1976年。中谷宇吉郎『科学の方法』岩波新書、1958年。A. N. ホワイトヘッド(上田他訳)『科学と近代世界』松籟社、1981年。K.Rahner, Naturwissenschaft und vernünftiger Glaube, *Schriften zur Theologie*, Bd.15, 1983, S.24-62.

4 ホアン・マシア『生命の未来学——バイオエシックスを超えて』南窓社、1987年、15頁。

5 厚生科学研究費補助金厚生科学特別研究、主任研究者矢内原巧『生殖補助医療技術に対する医師及び国民の意識に関する研究』平成11年4月。

6 拙論「生命倫理の根本問題——出世前診断をめぐって」、『人間学紀要』第28号、上智人間学会、1998年12月、79-102頁。また、玉井氏によると「治療や予防の対象とすることは、その対象となるものを『そうであってはいけない』と否定する価値観が支えている」といい、出生前診断を肯定する論理の中にも障害に対する否定的価値観が内包されているという。玉井真理子「『障害』と出生前診断」、石川・長瀬編『障害学への招待』明石書店、1999年、第4章、123頁。

7 迫田朋子「メディアからみた生殖医療——社会的合意は成立するか」、『医学のあゆみ』Vol.204, No.13、2003年3月、1097頁。

8 島田燁子『生命の倫理を考える——バイオエシックスの思想』(増補改訂版)北樹出版、1995年、166頁。

9 同上。

10 加藤尚武『バイオエシックスとは何か』未来社、1986年、18頁。

11 M. トゥーリー(森岡訳)「嬰児は人格を持つか」、加藤・飯田編『バイオエシックスの基礎』東海大学出版会、1988年、102頁。

12 H. T. エンゲルハート(久保田訳)「医学における人格の概念」、同上『バイオエシックスの基礎』、28頁。

13 米国の生命倫理学者マコーミックによると、生命の絶対不可侵を主張する生命至上主義も、それとは正反対なプラグマティックな合理主義のいずれも「生命の盲目的崇拝に根付いていて、それは、死をまったくの絶対的悪であり、生命を絶対的な善と見なす態度である」という。それに対して、ユダヤ・キリスト教的態度は本来その中間にあり、身体的生命の価値も、無前提に絶対なのではなく、神と人への愛という「より高い価値」との関係の中で理解されるべきであると主張する。R. マコーミック(初見訳)「生かすべきか、死なすべきか」、『神学ダイジェスト』第61号、上智大学神学会、1986年12月、73-83頁。その他、B. ヘーリング(田淵訳)『生命・医・死の倫理』サンパウロ、1990年。

14 田村公江「『パーソン論』をめぐる使用上の注意」、加藤・加茂編『生命倫理学を学ぶ人のために』世界思想社、1998年、112頁。ドイツの代表的な生命倫理

学者の一人であるショッケンホフは、以下の論文の中でパーソン論的な二分法を批判し、人格的尊厳とその生命・身体との統一性を論じている。E. ショッケンホフ(丹木訳)「人間の尊厳とその生物学的な自然本姓」、『神学ダイジェスト』72号、上智大学神学会、1992年夏、65-79頁。
15 2001年10月24日付『朝日新聞』。
16 2002年9月25日付『朝日新聞』。特集「患者の選択 支え寄り添う——先端医療現場のカウンセラー」で取り上げられた臨床心理士玉井真理子氏の話より。出生前診断や中絶に対する当事者の体験談等については以下の文献が触れている。清野喜久美「月寒グロリアクリニックの実践——与えられた小さないのちを救いたい」、『助産雑誌』Vol. 57, No. 3、「特集 中絶のケア」、2003年3月、31-36頁。横尾他「出生前診断へのニーズをもつ人々の不安に対する助産婦の支援活動」、『周産期医学』Vol. 32, No. 1、「特集 周産期とこころのケア」、2002年1月、43-46頁。永田雅子「親子を抱える環境をつくる」、『助産婦雑誌』Vol. 56, No. 5、「特集 障害児のノーマライゼーション」、2002年5月、22-27頁。中込さと子「妊娠中に胎児に『予想外の出来事』があった女性たちの体験」、齋藤有紀子編『母体保護法とわたしたち——中絶・多胎減数・不妊手術をめぐる制度と社会』明石書店、2002年、141-151頁。朝日新聞社会部編『どうするあなたなら——出生前診断——読者の手紙から』1998年8月発行、103頁、非売品。大野明子『子どもを選ばないことを選ぶ——いのちの現場から出生前診断を問う』メディカ出版、2003年。
17 佐藤孝道『出生前診断』有斐閣選書、1999年、194頁。
18 浜野氏はパーソン論的視座の問題点としてこれに加えて、原子論的な人間理解と、精神と肉体を分離し、前者の優位を受容する悪しき二元論的人間理解、の三点を指摘し、それに対して実際の人間は様々な関係性の網の目の中に生きていることに注目し、「物語を紡ぐ存在としての人間」観を提唱している。同氏の主張は筆者も深く共感するものである。浜野研三「物語を紡ぐ存在としての人間——パーソン論に代わるもの」、前掲『生命倫理学を学ぶ人のために』、119-128頁。
19 加藤尚武「現代生命倫理学の考え方」、前掲『生命倫理学を学ぶ人のために』13頁。
20 カント『純粋理性批判』、1781年、『実践理性批判』、1788年。
21 前掲、ホワイトヘッド、村上、参照。他に、K. リーゼンフーバー『中世哲学の源流』創文社、1995年、「第IV部 自然と存在」参照。
22 関正勝「生命倫理の課題と一つの視点」、『日本の神学』28号、1989年、9-24頁、参照。
23 ホセ・ヨンパルト『人間の尊厳と国家の権力』成文堂、1990年、稲垣良典「人

権の哲学的基礎」、『理想』577号、1981年6月、23-35頁、参照。
24 星野一正『医療の倫理』岩波新書、1991年、第5章、ビーチャム／チルドレス（永安他訳）『生命医学倫理』成文堂、1997年、第2章、および、仁志田博司編『出生をめぐるバイオエシックス』メジカルビュー社、1999年、第1章参照。
25 この点については以下の文献が詳しい。K. リーゼンフーバー「自由な自己規定と意味への関わり」、『理想』492号、1974年、78-95頁、および、同『中世における自由と超越——人間論と形而上学の接点を求めて』創文社、1988年。
26 サルトル（伊吹訳）『実存主義とは何か（サルトル全集第13巻）』人文書院、1987年（改訂重版）、29頁。
27 拙論「自由に関する一考察——カール・ラーナーを中心に」、『カトリック研究』第66号、上智大学文学部、1997年6月、31-56頁。関連する文献として、M. Müller, Freedom (Philosophical), in: *Sacramentum Mundi*, vol.2, London, 1973, pp. 352-361; K.Rahner, *Gnade als Freiheit*, Freiburg, 1968; R.Guardini, *Freiheit, Gnade, Schicksal*, München, 1979.
28 E. フロム（日高訳）『自由からの逃走』東京創元社、1965年、4頁。
29 前掲拙論「自由に関する一考察」、および、永井均『〈私〉のメタフィジックス』勁草書房、1986年、K. Rahner, *Grundkurs des Glaubens*, Freiburg 1984、ラーナー（百瀬訳）『キリスト教とは何か——現代カトリック神学基礎論』エンデルレ書店、1981年、その第1および第2課程参照。
30 レヴィナス『全体性と無限——外部性についての試論』、1968年。特にその「第三部 顔と外部性」。この点に関して斎藤慶典「他者と倫理——現象学における他者問題の諸相」、『現象学と倫理学』（日本倫理学会論集47）慶應通信、1992年、119-137頁、を参照。
31 拙論「他者とは何か——K. ラーナーによる隣人愛の考察から」、『人間学紀要』第27号、1997年12月、5-24頁。その中で他者の問題史を扱い、代表的な文献を挙げておいた。それ以外にも以下参照。R. グァルディーニ『出会い』（『現代キリスト教思想叢書 第13巻』所収）白水社、1974年、R.Guardini, *Welt und Person*, Würzburg, 1940; K.Rahner, *Hörer des Wortes*, München, 1963; A.Tallon, *Personal Becoming*, Washington D.C., 1979; J.B.Lotz, *Ich-Du-Wir*, Frankfurt a.M.,1968; G. Siewerth, *Grundfragen der Philosophie im Horizont der Seinsdifferenz*, Düsseldorf, 1963; J. B. Metz/H.Vorgrimler (hrsg.), *Gott in Welt*, Bd.1, Freiburg, 1964.
32 関根・竹内「旧約聖書——『生かされてある』生」、関根清三編『死生観と生命倫理』東京大学出版会、1999年、第1章、14頁参照。
33 拙論「ありのままの自分を愛するために」、『シオン短期大学研究紀要』第37号、1997年12月、47-56頁、および、ハビエル・ガラルダ『自己愛とエゴイズム』講談社現代新書、1989年、同『自己愛と献身——愛するという意味』講談社

現代新書、1992年、を参照。その他、A. デ・メロ(中谷訳)『ひとりきりのとき人は愛することができる』女子パウロ会、1994年。

34　前掲、稲垣「人権の哲学的基礎」、31-32頁。
35　同上。
36　ミルトン・メイヤロフ(田村他訳)『ケアの本質——生きることの意味』ゆみる出版、1987年、186頁。
37　同上、70頁。
38　同上、15頁。
39　齊藤俊郎「非行少年への『いのち』の教育」、鈴木編『生と死から学ぶいのちの教育(現代のエスプリ394号)』至文堂、2000年5月、162頁。
40　代表的な参考文献として以下参照。寺本松野『魂にふれるケア——看護の精神と実践』看護の科学社、1995年。菊池多嘉子『看護のなかの出会い』日本看護協会出版会、1987年。真壁伍郎『看護しつつ生きるとは、なに』日本看護協会出版、1986年。
41　山崎章郎『僕のホスピス1200日——自分らしく生きるということ』文藝春秋社(文春文庫)、60頁。他に、医療者から見た患者との関わりの意味を論じた文献として、森田愛子「看護職として重度身体障害者を支援し続けることの意味」、『看護学雑誌』64/4、(特集:病・障害と生きる——患者からのメッセージ)、2000年4月、328-333頁。
42　「関わり」を中心にすえた終末期医療の報告あるいは記録として、以下の文献を挙げたい。石垣・内富編『特集 癒しの原点としての"つながり"』、『ターミナルケア』Vol.7、No.4、1997年、268-305頁、1999年。高木慶子『死と向き合う瞬間』学習研究社、2001年。ウァルデマール・キッペス『スピリチュアルケア』サンパウロ、1999年。鈴木秀子『死にゆく者からの言葉』文藝春秋社、1993年。デーケン『死とどう向き合うか』日本放送出版協会、1996年。藤井理恵・美和『たましいのケア——病む人のかたわらに』いのちのことば社、2000年。
43　河辺貴子・山崎章郎『河辺家のホスピス絵日記——愛する命を送るとき』東京書籍、2000年、280頁。
44　及川監修／田原編『予後不良な子どもの看護(小児看護叢書5)』メジカルフレンド社、2000年、特にその第4章「死にゆく子どもの家族へのケア」以下参照。当事者の声として、流産・死産・新生児死で子をなくした親の会著『誕生死』三省堂、2002年。
45　当事者の話を中心にした資料として以下の文献を参照。「特集 病・障害と生きる——患者からのメッセージ」『看護学雑誌』64/4、2000年4月、294-333頁。全国キリスト教障害者団体協議会編『喜びのいのち:出生前診断をめぐって』新教出版社、2000年。野部・加部・横尾編『障害をもつ子を産むということ』、

中央法規、1999年。日本ダウン症協会編『ようこそダウン症の赤ちゃん』三省堂、1999年。玉井真理子『障害児もいる家族物語』学陽書房、1995年、先天性四肢障害児父母の会編『これがぼくらの五体満足』三省堂、1999年。玉井邦夫『瞬間をかさねて──障害児のいる暮らし』ひとなる書房、1994年。日本ダウン症ネットワーク『みんな大すき』かもがわ出版、2002年。

46　前掲『子どもを選ばないことを選ぶ──いのちの現場から出生前診断を問う』、85頁。家族からの同様の指摘は、森岡編『現代文明は生命をどう変えるか』法蔵館、1999年、64頁、も参照。

47　DPI日本会議・第6回DPI世界会議札幌大会報告集『世界の障害者──われら自身の声』現代書館、2003年、237頁。セッション「生命倫理──遺伝学と差別」での安積遊歩氏の発言から。

48　1999年4月3日に日本カトリック医師会公開シンポジウム「出生前診断──Part II」における淀川キリスト教病院産婦人科部長の椋棒正昌氏の講演から。同氏は「出生前診断とキリスト教主義病院」と題した講演の中で、末期重症新生児に対する「看取り医療」の重要性について語っている。『日本カトリック医師会会誌』第38号、6頁にその記録が掲載。

49　前掲『誕生死』、213頁。

50　村松聡『ヒトはいつ人になるのか──生命倫理から人格へ』日本評論社、2001年、その第三章および最終章参照。松村氏は「人格は他者との関係である」という立場から胚の問題を論じており、ヒトの胚に一人の他者をみる人々がいる限り、ヒトの胚もその人々の人格を形成する大切な要件であるから、われわれはヒトの胚を人格として承認すべきであると論じている。

51　ホアン・マシア『(改訂増補)バイオエシックスの話』南窓社、1985年、2頁。

12 看護倫理の新しい波
——チャンブリスによる倫理の社会学的探究

小野　滋男

1　はじめに

　倫理の社会学的探究とは何を目指すもののだろうか。結論を先取りすると、行為の主体としての自律した人間を仮象と見なし、倫理や道徳の本拠である社会的・集団的共同生活の構造や機能に向かい、社会的存在としての人間が共存している様(実態)を知ることで、共存の原理や規範を探ろうとすることである。本章で論じる看護の世界においても、あるいは現実のどの世界をとってみても、はじめから自律し、その意味ですべての行為に主体的かつ自由に関わることのできる人間など見あたらない。我々はそれぞれ「自分(たち)は何ができるか」を問い、実現できるものを求め歩くものである。もとより、現実を明らかにすることだけがすべてだというのではない。我々の生活にあらかじめ与えられている様々

な条件を疑い、現状を変える営みもまた社会的活動に含まれる。

　看護の内的属性と見なされ、「アメリカの看護の現代的メタファー」[1]とされるケアの重要性、あるいはその根源性については、これまでギリガンを始め多くの人々によって語られてきた[2]。ケアに焦点を当てることで、看護は全人的な関わりとして了解されてきたし、看護特有の倫理的問題もこうした経験に基づくものと理解される[3]。しかし、ダニエル・チャンブリスは『ケアの向こう側』[4]で、ケアの「理想」を無にするが如きルーチン化——本書の第一章は「不幸のルーチン化」と題されている——といった看護の現実を露わにし、ケアとは無縁の甚だしくおぞましい世界を描き出す。「一般人（門外漢）にとっては身の毛のよだつ奇怪な物語も、ここでは専門家という種族の商売となる」[5]。「看護」のイメージ[6]、例えば、「マザリング」、「平等」、「良心」、「親密さ」などといった、人に好感を与えるイメージとは裏腹な現実がここにはある。このようなことを背景にして、看護における倫理的問題に一石を投じたチャンブリスの試みを眺めていくことにする。

　ダニエル・チャンブリスは、『ケアの向こう側』で何を描こうとしたのか、表題の意図を多少なりとも探ってみよう。ケアの向こう側にある世界とは、既に見たようにケアとは無縁の看護の現実を示す世界であり、著者の意図はこうした現実の世界を描くことで、最終的にはケアの実現を阻害する原因を探ることにある。このような事情を解明することなしにケアを主張したり、また従来の支配的原理とされるものの代わりに中心に据えてみても、非現実的な戯言に等しいとされるのが落ちであろう。だが、ケアを頭ごなしに非難し退けるのでは、結局は自明な前提を立てそこから始めるのと同じことである。また、看護の現場では、たとえ理想論だといわれようともケアが重視されているのは事実だし、職務を超えて、そこに人間の本来的な意味を見出そうとするのも、あながち空論とも言えない。そうであるなら、まずはこの現場での営みをつぶさに見て、ケアの実態なるものに目を向けることから始めるべきであり、著者

の意図は、いうならば、ケアが実践される場に立ってその問題点を突くところにある。

2 組織化の時代とナースの日常

　チャンブリスは著作の副題「病院、ナース、倫理の社会的組織化」に示されているように、病院をフィールドとしたナースの日常生活を観察し、また社会組織としての病院をも視野に入れた「倫理」の理論化、体系化を試みる。それはあくまで、社会的現実の問題であり、心理的な面を伴う問題である[7]。そこで扱われる倫理とは、論理を追うだけの原理的で抽象的な議論ではなく、むしろ組織構造論的な把握を要求する類の、すなわち、支配の構造や経済的な問題などを含むかなり広範な概念となろう。
　現代のナースにとって、倫理とは、自分たちとは関わり合いの薄いあるいは無縁な言葉として響いているかのように思われる。それは、ナースの仕事が元来倫理的なものと無関係である、という意味ではない。むしろ逆に、その仕事自体が倫理的あるいは道徳的な色の濃いものだということを、ナース自身意識しているし、また世間からもそう見なされてもいる。こうした見方にもかかわらず、医療現場では、倫理的な問題に判断を下す権限はナースに与えられておらず、実際のところ、ディレンマを感じても、これに対処する機会や場面も与えられていない。「原因が何であれ、多くのナースは、事実、フラストレーション（欲求不満）や失望を感じている。そして、それは明らかに道徳的な表現で受け取られている。ナースたちが自分の職務と見なしているものを権力者によって妨げられる状況では、倫理的なナースになれるはずがない」。
　チャンブリスは「組織化の時代における看護と倫理」（本書の序文）という表現を用いて、ナースたちに無力感を抱かせ、使命感を削ぐような社会組織（病院）における支配構造の存在と圧力（あるいは暴力）を指摘する。

「看護倫理の中核である**全人的なもの**としての患者の幸福に肩入れし、その全力をもってしての傾注は、医学の支配や現代の医療センターの財政的管理的な命令のもとで葬り去られている」[8]。そうした事情から、ナースは苦悩したり葛藤することをやめ、明らかに生きやすい仕方を選ぶが、その一方で、関わりを持てない脱力感と無力感が彼らを覆う。ナース自身が自らの職業を、「より世俗的な道具主義的な(instrumentalist)見方」で見ているという指摘ほど、こうした事情を反映するものはない。

　タージアンも評価するように、チャンブリスが「システム的要素」に注目したことは非常に重要である[9]。なぜなら、看護の倫理的問題はシステム的であって、個人的な葛藤の問題ではないからである。例えば、倫理的問題に直面しているナースの代わりに、他のナース以外の職種のものをそこに配置しても、やはり同様の問題に直面する、とチャンブリスは調査に基づき報告する[10]。こうした問題だけでなく、様々な軋轢を生み出すシステムへの着目が重要である。ナースは、毎日、様々な現実の場面に遭遇し、何とかやりくりしている。その軋轢とは、「医師の指示、患者のニーズ、家族の要求、法規制、病院の管理体制、また自己の身体的、感情的限界など」が挙げられる[11]。このような軋轢の結果、ナースが道徳的に間違った決定に従わざるをえないばかりか、実際の現場において存在する倫理的問題を認識できない場合があるという、衝撃的な報告すらある。看護婦が、看護の臨床現場に存在する倫理的問題を認識できない場合がある[12]。さらにテクノロジーの開発、多様化する患者グループや経済的束縛などにより、ナースの役割がますます困難になっている。また、支援の欠如、時間的圧力や組織内での序列制度などの職場環境についても、倫理的問題解決を妨げるものとして挙げられる[13]。　看護の領域においても、現代社会特有の問題が浮上する。「組織化の時代」が示すものは、高度に発達したテクノロジー支配の構図であり、看護も他の領域と同様それから免れることはできない。また、知的活動を環境に適応するための道具とする見方、つまり概念や真理などは、生活過程での

障害を取り除くための道具に他ならないと考える「道具主義的な見方」は、確かに効率的に生活を送るには適しているであろうが、その障害となるものの原因であるとか、それを生み出すさまざまな関係には注目せず、また問題ともしない。それは、ナースがたんなる日常業務の一環としてケアを行うというルーチン化によっても明らかなことである。ケアの軽視といわれる状況も、このことを反映している。医療現場におけるシステム的要素への着目は、少なくともこうした時代に特有な状況を把握することからもたらされたといってよい。それは、問題を生み出す実際の社会的、構造的状況に言及し、それを暴露するものである。

3 科学的倫理理論への経験主義的アプローチ

「システム的要素」に着目し、問題を生み出す構造的状況に目を向けることは、チャンブリスによると、従来の個別の倫理的なディレンマを語るだけの倫理から脱し、新たな視点を見出すことを意味する。彼は「倫理的なディレンマを語ること」は、そもそもこの問題を生みだした構造的状況から注意を逸らすことだという[14]。チャンブリスは、倫理的なディレンマを語るだけの倫理の典型を医療倫理のうちに見ている。そこでは、重要な決定は医師一人が行い、他の者の力を借りることはない。何をなすべきかを一人の人間が決定しなければならないディレンマが、この特徴とされる。

従来の倫理が問題とされ、克服されるべき他の理由はその規範性にあり、社会組織の上でいえば、その最上位に君臨する医師による倫理の押しつけが医療に関わるそれ以外の人々を無力化する。チャンブリスは、「**倫理**は、一般に、ある職業集団による道徳的原則の成文化をいう」と述べるが、医療倫理はまさにこれに当てはまる。こうして、一度規約なり決まりが我々の前に示されると、それが地域や社会にとって有意義な目

的のためにつくられ、奉仕するものとなる反面、当該職業集団の地位確認や組織確保の手段となるだけでなく、集団の強大化を進める手段にもなりうる。

　医療倫理の影響力は、当該問題の解決に及ぶだけでない。道徳的な価値を成文化するということは、議論をその独特な用語の枠にはめる、という社会学的効果を持ちうる。「用語は議論のために設定される命題をコントロールする」。だから、ある倫理学の用語が採用されると、引き続き議論はその領域に特有な専門用語に適したものとならなければならない。こうして、生命倫理学の用語の使用は、一般的な原則を頻繁に引用することで、「その道徳的議論をより抽象的にし、権利一辺倒でかつ個人主義的にする。また、それを個別で不連続な事例中心なものにする」。チャンブリスはビーチャムとチルドレスの『生命医学倫理』[15]に見られる生命倫理学の原理主義的傾向に対して異を唱える。例えば、自律(尊重)の原理や正義の原理は、確かにきわめて重要な原理ではあるが、勤務する職場の現状、医療界での身分関係、職務の限界等々、従属的な立場に終始するナースの実態から見て、つまり、基本的に権限をもちえないものにとって、自律的な行為であるとか公平さを追求することなど無益な議論であろう。

　チャンブリスが倫理学、特に生命倫理学を批判する根拠は、上述の通り、それが原理主義的考察を主眼とする限り、現代を貫くシステムを見通せず、その問題性にも到達しないという点にある。彼は現実の生活において、「何をなすべきか」"What shoud be done?" を問う前に、「何ができるか」"What can be done?" が問われねばならない、と述べる。哲学や倫理学の抽象的な議論では、ナースたちが自分たちのかかえる悩みや葛藤から解き放たれることも、懸命な努力が報われることもなく、もとより救われることもないであろう。「権限もないのに、どう行動すべきだというのか」という叫びは、単に「すべし」と要求する倫理へのもっともな反発である。

しかし、チャンブリスは生命倫理学の功績は問題を明確化し、どのような選択肢があるかを告げることにあると指摘し、あくまで看護に焦点を合わせて、もっと経験に即する形で生命倫理学の具体的問題にアプローチすることで、その時、議論も自ずから変わっていくかもしれない、という。

(1) 議論が仮想のシナリオから現実の場面設定へと進展すること。従来の倫理は、現行の秩序や制度をただ抽象的な原理にもとづいて説明したり整理したりするだけで、そこに潜む問題を引き出すことはなかった。だが、それは経験的な意味での医療現場の実態なりその日常が、我々には知られなかった今日までの話であって、ようやく現在、病院生活の社会的、心理的な現実が明らかになったといえる。そこで初めて、現実の場面が目の前に現れるということである。
(2) 倫理学が形式的な個人主義から、より広範な組織構造的な認識へと進展すること。「看護の問題は、特にナースが働くその組織の構造を反映している。また、看護における倫理を真剣に議論するならば、それがどのようなものであっても、こうした現実を取り上げないわけにはいかない。ナースが直面している倫理的な難問を顧みるとき、我々は必然的に組織内での生活がどのようなものかを知らなければならない」[16]。
(3) 最後に、経験的な研究によって、倫理学は自律的に生きる少数の人々についてのみ語るものから、組織の中で働く比較的権限のない多数の人々について語るものとなること。

　そこで必要なのは、政治的駆け引きであり、政略的に物事を見る姿勢であろう。組織の中で、ただシステムの中に組み込まれるだけで、運用者の命ずるがまま従順に従うことよりも、なすべきことを行う中で、実践的で、しばしば政治的な問題を、「やっかいなシステムを丸め込み、

騙し(ペテンにかけ)、しつこく悩まし」ながら取り扱うことである。具体的には、フローレンス・ナイチンゲールが実例として挙げられる。彼女はなすべきことを行ったが、解雇もされなかった[17]。「彼女は、組織内の弱者の典型的なヒロインである」[18]。

チャンブリスは、確かに生命倫理学の功績を認めたが、しかし、それは自律的な主体として自らを認識でき、また実行できる少数のものに妥当する倫理と考えられた。「何をなすことができるのか」が問われて初めて、ナースたちの現実の問題となりうる。つまり倫理的な問題を経験的に尋ね検証することは、現実の社会的状況をつぶさに眺め、さまざまな角度から見ることでもある。政治的に対応しなければならない、システムの状況とか、看護に見られる特有の現象、例えば、その最たるものである「性」の問題——看護職に就いているものの大多数は未だに女性である——であるとか、また、職務としてのケアそのものの持つ極めて人間的な内容であるとか等々、倫理学の硬直した原則主義では迫ることのできない実態が、こうして明らかになった、といえるであろう。

チャンブリスは自らの仕事を、「ナースがその日常業務の中で、倫理的問題をいかに明確化し、それに答えるかを、詳細に、そして申し開きできる程度に一般化して記述すること」であると明確に述べている[19]。

4 看護の役割と倫理学の関係

チャンブリスは看護の役割と倫理学との密接な関係について述べている。まず、看護特有の役割とは、ケア——患者を思いやること——と、プロフェッショナリズム——専門職として振る舞うこと——と、従属的な地位(立場)に置かれていること——病院という組織内で従属者として働くこと——などの組み合わせを必然的に含むが、ナースたちは自分たちの仕事がいくつかの相反する命令(imperative)を受けるものとして理解

している。これらの命令は、ナースが何をすべきかを述べているという意味で「指令的」(pre-scriptive)であると同時に、ナースが実際になしていることを表すという意味で「記述的」(descriptive)である[20]。指令的な意味での命令は、決定権をもたず自主的に判断し行為することなど及びもつかないナースにとって、ただ一方的な命令にすぎず、指令に含まれる行為の是非や有様などを考え検討することなども、彼らの埒外である。そこで記述的な意味での命令が問題となる。この方法以外に、彼らの実態を把握できるものは容易に見あたらない、というのも事実だろう。命令が記述的であるとは、実際に課された義務を遂行するその行為を事実に基づいて描くことであり、ナースに関していえば、上司(医師や病院の幹部や同業上司など)の命令に服する従属者としてのナースの現実が、こうした支配関係を含んだ形で描かれる。

　チャンブリスが医療倫理学の原理を看護に適用しない理由は、ここで明確に示されている。それは、既に見たとおりだが、医師が「意思決定」を行い、それに対してナースには決定権がなく、ただ従属的に命令に従うだけの立場、実行するだけの立場に置かれている、ということである。個人的な信念に反するのは言うに及ばず、様々な思いや判断を断切ってまでも、あるいは道徳的に不正であると感じたとしても、指示されるがままに治療行為にあたらねばならない。「ナースたちには、どこまで選択できるかを考える時間もなく、現行のルーチンを変える力もなく、またその状況から逃れる自由もほとんどない」。

　医療倫理は比較的権限を持つ人が直面するディレンマを扱うが、看護倫理はナースも含めて、もっと権限のない人々が被る苦悩を考慮しなければならない。そこから、チャンブリスは看護倫理を次のように考えている。「看護倫理は無力な人々の倫理である。つまり、決定する人ではなく、立会人の倫理であり、選択者ではなく、実行者の倫理であり、人目に付かない仕事をする人の倫理である。また、それに従事している者は、圧倒的に女性ばかりであるので、看護倫理はいっそう人間関係の倫

理である」[21]。あくまでナースが実際にしていることを表す、この記述的な姿勢こそが、看護倫理の本質を言い当てるものであろう。

チャンブリスの考える看護倫理は、まさしく記述する倫理である。だが、そこにも問題はないのだろうか。つまり、医療の世界で支配的とされた医療倫理やそれと密接に関連する生命倫理の問題点が指摘され、それがナースの倫理的問題に当てはまらない理由と事情が認められたが、それに代わる形で導入された記述的な倫理に関してはどうなのかという問題である。

そこで、伝統的な倫理学の分類と考察内容を見ることで、チャンブリスの試みを方向付ける。フランケナは倫理学を分類して、3種類の「道徳に関係する思索」を挙げている[22]。

(1) 歴史的または科学的な記述的経験的探究
(2) 規範的思索
(3) 分析的、メタ倫理的な思索

チャンブリスの記述的な仕方は、第一の記述的経験的探究に合致する。フランケナは、記述的経験的探究を、消極的な意味で「道徳に関係する思索」に含める。その理由は、「ある心理的人類学的理論は規範的及びメタ倫理的な問題に対する答えに関係していると考えられるから」であるとする。記述的経験的な探究(思索)の目標は、「道徳現象の記述とか説明、あるいは倫理的問題と関係する人間本性の理論を立てること」であるが、このことは、他の二つの問題(思索)の前提条件と見なされる。フランケナによると、「倫理学は第一に規範的理論の概要を与えることに従事し、それによって何が正しく、また何が行われるべきかについての問題に答えるのを助けてくれるものである」、から、記述的経験的探究は、明らかに規範的な判断に向かう。

ピーパーは、倫理学の方法にふれ、記述的方法と規範的方法の二つを示している。ピーパーによると、記述的方法とは、描き出していくというやり方を特徴とする。それは、「ある一定の社会や共同体の中に事実

として存する行為の仕方や振る舞い方を探究することで、そこでどのような価値観念が通用し、何をふさわしいことだと要求することが通用しているのかを明らかにする」[23]。この価値観念は共同体の中で道徳の規準を形成する。つまり、成員が何らかの実践について判断する規準が形成され、成員自らによってその効力が承認される。

フランケナもピーパーも、道徳的な行為について考察する中で、記述的探究や方法が、結局は、規範的な探究や方法に収斂することを、暗に認める。例え事実を問題にするにしても、それは生のまま出会われるのではなく、「つねに特定のすでに構成された関連と秩序(たとえば自然、社会、歴史、国家)のうちで出会われる」から、こうしたもの(関連や秩序)は、人間の行為を規定する[24]。だが、我々の行為を規定するもの、例えば国家のような経験的な事実をまとめ上げる統一的な全体も、最終的な本拠ではないゆえに根拠づけが必要となる。それは、規範が妥当するための根拠が問い尋ねられねばならないということであり、倫理学の根本的な問いとはまさしくこのことを意味する。例えば、フランケナは義務論者と功利主義者の間の論争を引き合いに出し、両者とも道徳的であることが合理的であることを証明しなければならないと述べている[25]。また、ピーパーも規範的方法が認められるのは、批判的方法としてだけであると言う。そして、「規範的なやり方をする倫理学は、行為の道徳的判定可能にする諸基準を、あらかじめ先取りしてしまうことなく、開発しなければならない」と、述べる[26]。記述的な方法は、描き出していくというやり方から、事実として存在する行為の仕方や振る舞いを探究することだとされたが、このことは規範の理論的検討にとって重要な意味を持つだろう。なぜなら、日常実践という領域から問いを発する以外に実際通用している規範を明らかにできないし、また問題状況をつかむこともできないからである。それゆえ、チャンブリスがナースの日常生活を、つまり「実際にしていること」を記述することで、命じられている立場にある人々の現実を描き出す以外にないという考えに至ったというの

も当然というべきであり、ナースを無力化させる規範も解明される。

5 看護倫理(理論)構築の課題と展望

　看護倫理理論の構築が、これからますます求められてゆくだろう。これまで、看護倫理は看護実践のための理論が認められなかった、あるいは成立するに至らなかった理由を述べて、これを主題とするとともに、そうした理論の中身を問い、他のサイエンスや科学的倫理理論の援用とそれへの批判を媒介にして、独自の倫理を探究する、といった試みの中で考えられてきた[27]。この独自性の主張は、看護職に従事する圧倒的多数が女性であることに結びつけられ、ケアの倫理として展開されるようになった。

　ケアリングを看護倫理の基盤であると見なし、看護倫理の独自性を主張する立場(フライやハントなど)と、そしてそれを認めない立場(ヴィーチやクーゼ、あるいはタッドなど)との論争[28]は、ともかくケアの倫理に多少なりとも言及しよう。チャンブリス自身、ケアの重要性を否定するどころか、それをナースであることの中心であると見ている。「**ケア**は、看護自体を定義づける主要語(key term)であり、ナースが自分たちの職務として何を考えるかを決定的に規定するものである」[29]。

　ギリガンやノディングズはこのような考えと性的なもの、すなわちナースの大多数が女性であることを結びつける。「実際に出会う人々へのケアに基づいた倫理観は、男性と比べて女性特有のものであり、いやそれどころか望ましいものである」[30]。だが、それは実際の行動に基づいて言われたものだろうか。むしろ、ナースたちが話したことに基づいており、言うならば、「そうあって欲しい」という願望を込めて語られることさえ否定できない。「実際にしていること」を描く代わりに、「そうしていると思っている」ことを、現実のこととして記述することがある。

それは、次の二つの事情から考えられる。

　まず、問われない前提としての自己意識の確実さ、つまり、「私が私をどう思っているか」が今描かれるすべての出発点となる場合であり、他のものをその意識の下に従属させる、一種の強者、支配者としてのものの見方である[31]。他の一つは、従属する者としての弱者としての立場からであり、「そうあって欲しい」という気持ちを抱かざるを得ない厳しい状況にいる場合であるが、例えばナースのように弱者として見られても、職業的役割もあって他者（患者）に対して指令的に語ることもできる場合も含まれる。その意味では、ナースの二重性は、規範的な判断の余地を残しているといえる。

　だが、「病院内での道徳的問題についてのナースの見解を形づくっている」のは、つまり、ナースの倫理観を形成するのは、ケアリングの概念的な規定でも、世間からそのように受けとめられている印象でもなく、また彼らのものの見方や道徳観でもない。それは、看護という仕事の性質から形成され、すでにナースの役割と倫理学との関係において見られたとおり、「ケアリング」という看護の性質、そのような仕事に対する過小評価、さらに女性への役割付与などもその要因と考えられる。「看護は、本質的にではなく、経験的に女性の職業である」[32]。したがって、ケアは、あくまでナースの実状を捉えるなかで問題とされねばならない。それが、「ケアの向こう側」という表題の意味するところである。チャンブリスがケアを重要視することと、それを倫理的問題の中心に据え、そこから道徳的理想や善を説明することとでは、まったく事情が異なるのである。

　チャンブリスは「ケアリング」をイデオロギー的な言葉であり、看護の理想を語るものと見ている[33]。この考えは、ケアリングを看護倫理の倫理的基盤とする考えには繋がらない。なぜなら、これに則る限り、「ケアリングは実際的な看護判断や看護行為で機能する価値ではなく、あくまで理念にとどまる」からである[34]。理想的な目標であるうえに、それ

は医療現場において厳しい現実に直面している。「看護と社会がヒューマンケアという理想を掲げ、看護の現場においてこのようなケアを維持しようとすることが、今日重大な局面に立たされている」[35]。その理由として、医療におけるテクノロジーの拡大や、治療の激増、しかも採算を度外視した過激な医療テクニックの激増などがあげられる。

　看護が置かれている状況の説明から、例えば、フェイガンの揚げる五つの要因、つまり、看護の使命(ケアギビング)、看護にふさわしい経済システム、性(女性の問題)、抑圧、そして専門職の地位に対する先入観[36]などから、また、看護におけるテクノロジーの介入についての精緻な分析(ドロートとリアシェンコ)[37]から考えてみて、こうした状況下で、ナースは理想的なケアを実現するとは言い難いし、何より実践の場での困難が彼(女)らの意気を阻喪させ、無力感を浮かび上がらせる。テクノロジーの進展が人間の介在をますます増大させる、という指摘もあるが[38]、テクノロジーの功罪を問わず、ケアの場所を確保するような小手先の対処では、現代の根本的な危機には立ち向かえない。ともかくこのような状況の下、自分たちの意見が意思決定に反映されず、ディレンマを抱えるナースにとって、こうした原因となっている現実の制度、システム、法の検討と改善は早急の課題である[39]。

　チャンブリスのいう「ケアの向こう側」の意味を探り、本章をまとめることとする。彼の定義した看護倫理は、まさしく組織に属する人々の置かれた状況と等しいものであった。ナースにとって、倫理的問題の多くを生み出しているのは、病院という組織であり、問題はこの組織を離れて生じてはこない。「病院という組織は、単に道徳的危機の背景となるだけでなく、その組織形態が危機を積極的に作り出している」。看護倫理の社会学的探究とは、病院という社会組織の構造的状況に焦点を当てることであった。また同時に、看護の倫理的問題は制度上の問題であり、個人のディレンマではなく、実践上の困難を含む問題である、という二つの経験的な観察から、探究は始まる。

まず、制度的な側面からいうと、倫理的問題と見なされるものは、単に偶然的に起こるのではなく、構造的な問題である。それは、「組織や仕事の特性が問題を生みだしているのではないか」、との発言からも明らかである[40]。制度に起因する限り、問題は個人の側にではなく、システムの方にあるから、ただ個人の考え方を変えても解決できない。その意味で、ケア・アプローチは道徳的に不充分である。つまり、制度的に対処する方法も戦略もない無力さゆえに、個人的な人間関係に訴えるが、そこを唯一の生存場所にするだけでは問題は解決しない。それは、「何をするべきか」という問いではなく、むしろ「ケアするものとしての私は、どのようにケアされる人と交わる（接する）べきか」という問いに答えようとする[41]。そして、人間関係を重視するケアの提供者にとって、もっとも大事なことは、ナースと患者の出会いにおいて、人間関係を重視し構築しようとする気質や美徳を発達させることである。だがしかし、自分たちの行為を反省し、患者のためになすべきことをしようと努めるなら、つまり、「できること」を求め、その実現を図ろうと望むなら、「システムと闘う」こと以外に方途はない。

　第二に、個人のディレンマではなく、実践上の困難を含む問題であるという観察から、ナースは端的に意思決定者ではなく、そのような自由に判断でき行動できる者でもない、ということが示される。ディレンマをいえるのは、比較的自律した人々であって、実際に実行「できない」者にとって、ディレンマを感じることは殆どあり得ない。ナースは従属的な立場（地位）にいる。

6　結び──看護から政治へ

　チャンブリスの結論は、「倫理についての社会学的見解、すなわち、病院内の倫理的問題は集団間の利害の相違を反映する」[42]ということで

ある。それは、政治的衝突を意味する。それは単に思想間の競り合いではなく、「様々な目的や手段を持つ人々の競り合いである」。政治が人間集団における秩序の解体と形成をめぐっての、他者とともに行う営みであるなら、ただ状況の中に住まうだけではなく、我々は自ら参与する者となるべきである。

　生命倫理学へのアプローチにおいて述べられたように、組織の中で働く比較的権限のない多数の人々について語る「倫理学」には、政治的な駆け引きと、政略的に物事を見る姿勢が必要である。具体的には、ガイドライン、政策、法律を変えること、また、現場で実際に問題を引き起こしている医療職間の職務分掌や分業などの検討[43]に関してである。看護においても、「政治と倫理は絡み合う」[44]のである。アメリカのヘルス・ケアにおいては、「倫理学は(強く道徳的観点から考察する)政治学に取って代わられている」[45]といわれているが、社会はすでに従来の原理や理論によっては説明しきれないほど、拡大し分業化し加速度的に動いている。

　「ケアの向こう側」とは、医療現場の驚愕させる現実・実態を描いているだけではない。もはや内面的な意味を示すだけのケアの倫理は問題外であり、道徳的問題は今や「外面化(具体化)され、そして議論を要求する実践的な政治の問題になる」[46]。それは、何ができるかという現実的問題として理解されるべきもので、それゆえ、「倫理学はアプローチ方法を変えるべきである」[47]というチャンブリスの言葉は、看護倫理の方向を示唆するうえできわめて重要である。

注

1　マーシャ・ファウラー「社会倫理と看護」(坂川雅子訳)、アン　J.デーヴィス監修『看護倫理理論・実践・研究』所収、55頁。「奉仕の精神は現在、アメリ

カの看護の現代的メタファーである『ケアリング』と『患者の代弁』という概念に表れている」。ケアは、看護の仕事において主役を演ずる一方、そのディレンマも指摘されている。「ケアリングを拒絶する社会において、ケアを行うよう[ナースは]命ぜられている」(Daniel F. Chambliss, *Beyond Caring*, p.63, これは、Susan Reverbyの言葉の引用)

2　Carol Gilligan, *In a Dufferent Voice: Psychological Theory and Women's Development.* Harvard University Press (Chicago & London), 1982, p.25ff. 邦訳『もうひとつの声』岩男寿美子監訳、川島書店、1986年。有名なハインツのディレンマに対して、ジェイクとエイミーという11歳の少年と少女の判断が示されたが、それは、性役割についての固定観念をはっきりと示し、男性と女性の対立を表すものとされた。ギリガンによって示されたケアという女性的な原理は、これ以来現在まで、看護倫理の独自性を示す根拠と見なされてきた。また、L・コールバーグ『道徳性の形成認知発達的アプローチ』(永野重史監訳)参照。山岸明子による付論「コールバーグ理論の新しい展開——主としてギリガンの批判をめぐって」も問題を理解する上で有用である。ケアについての議論は、他に、ノディングズ、フライ、クーゼなどが代表的である。

3　例えば、アニタ J.タージアン「看護実践で遭遇する倫理的問題点」INR日本版編集委員会編『臨床で直面する倫理的諸問題キーワードと事例から学ぶ対処法』所収、早野真佐子訳、105頁参照。

4　Daniel F. Chambliss, *Beyond Caring Hospitals, Nurses, and the Social Organization of Ethics.* The University of Chicago Press (Chicago & London), 1996. 邦訳『ケアの向こう側』浅野祐子訳、日本看護協会出版会、2002年3月。チャンブリスの引用またはその所論をまとめた場合、nurseは、訳者もあとがきで述べているように、「看護婦」から「看護師」への国家資格の名称変更に則りそのまま「ナース」とした方が、訳者のみならず筆者自身も妥当と考え、「ナース」と記した。ただ、チャンブリス以外の引用の場合は、これに当てはまらない。

5　Chambliss, *ibid.*, p. 12. 邦訳、19頁。

6　クレア M・フェイガン『フェイガン リーダーシップ論』竹花富子訳、43頁以下。また「看護」は「階級闘争」も暗示する。つまり、男女同権を求める女性の闘いだけでなく、社会の中で、認知や是認を求め、もがき苦しむ大多数の弱者の立場を代表し、さらに、医療社会で圧倒的に権力を振るう集団に対してもである。

7　Chambliss, *op.cit.*, p.6. 邦訳、10頁。

8　*Ibid.* p.3. 邦訳、7頁。

9　タージアン、前掲論文、106頁。

10　Chambliss, *op.cit.*, p.91. 邦訳、125頁。

11 *Ibid.* p.93. 邦訳、127頁。
12 タージアン、前掲論文、103頁。
13 同、106頁。
14 Chambliss, *op.cit.*, p.92. 邦訳、126頁。
15 Tom L Beauchamp & James F Childress, *Principles of Biomedical Ethics.* 2ed., Oxford University Press (New York)、1977; 3ed., 1989, p.137ff. 邦訳『生命医学倫理』永安・立木監訳、成文堂、1997年、162頁。
16 Chambliss, *op.cit.*, p.4ff. 邦訳、8-10頁。
17 *ibid.*, p.7 and p.88. 邦訳10頁及び117-118頁。
18 *Ibid.*, p.88.
19 *Ibid.*, p.9. 邦訳、12頁。
20 *Ibid.*, p.84 and p.88. 邦訳、112頁及び117頁。
21 *Ibid.*, p.87f. 邦訳、116頁。
22 W. K. Frankena, *Ethics.* Prentice Hall (Upper Saddle River)、19732, p.4f. 邦訳『倫理学 改訂版』杖下隆英訳、培風館、1975年、6-9頁。
23 アンネ・マリー・ピーパー『倫理学入門』越部良一・中山剛史・御子柴善之訳、文化書房博文社、1998年、1-2頁。
24 同、112頁。
25 フランケナ『道徳についての思考──倫理と合理性』飯田亘之他訳、東海大学出版会、1995年、41頁。
26 ピーパー、前掲書、2頁。
27 セアラ T. フライ「看護倫理の理論化に向けて」(坂川雅子訳)、アン J. デーヴィス監修『看護倫理──理論・実践・研究』所収、76頁。また、ジーン・ワトソン『ワトソン看護論──人間科学とヒューマンケア』稲岡文昭、稲岡光子訳、参照。
28 Cf. Win Tadd, *Ethics in Nursing.* 1998, p.11f. ここで、タッドは、二つの観点について述べる。タッドは、ヴィーチの言葉を引き、独自性、独立性に疑問を呈する。「看護倫理という術語は、看護に関して道徳的にユニーク(独特)なことが全くないのと同様、それ自体疑わしい」。これに反対するのが、ハントである。Geiffrey Hunt, *Ethical Issues in Nursing.* 1995, p.1
29 Chambliss, *op.cit.*, p.63. 邦訳、85-6頁。
30 *Ibid.* p.81. 邦訳、108頁。Cf. Nel Noddings, *Caring A Feminist Approach to Ethics and Moral Education.* 1984, p.8 and p.19. ノディングズはケアリングに基礎づけられた道徳的な態度決定の過程には、抽象化よりも具体化の過程が要求され、このケアリングを基盤とする倫理学は女性特有であるとする。
31 奥村隆『エリアス・暴力への問い』勁草書房、2001年、102-103頁参照。

32 Chambliss, *op.cit.,* p.82ff. 邦訳、109-112頁。
33 *Ibid.* p.68. 邦訳、92頁。
34 フライ、前掲論文、80頁。これは、ケアを理念と見るワトソンの考えに言及したもの。ワトソン、前掲書参照。「理論的にも、経験的にも、ケアに関する概念は、単に看護行動に関するなんらかのカテゴリーやクラス(類概念)によって特徴づけられるものではなく、理想として特徴づけられるのであり、ケアしたい人間やケアをしている人間(看護婦)が、行動を起こす以前に抱いているものである」(同書、46頁)。
35 ワトソン、同書、44頁。
36 フェイガン、前掲書、49頁以下。
37 テリーサ S.ドロート、ジョーン・リアシェンコ「テクノロジー時代における倫理的看護」(坂川雅子訳)、アン J. デーヴィス監修『看護倫理――理論・実践・研究』所収、121-135頁。また、ワトソン、タージアンなどもテクノロジーの変化や進展によって、看護という職業、領域も大きく変化したと指摘している。
38 タージアン、前掲論文、107頁。「これらのテクノロジーは、人間による監視を減少させるどころか、これまで以上に要求する」。
39 Helga Kuhse, *Caring:Nurses, Woman and Ethics.* Blackwell(Oxford)1997, p.203.
40 Chambliss, *op.cit.,* p.90. 邦訳、123-24頁。
41 Kuhse, *op.cit.,* p.147.
42 Chambliss, *op.cit.,* p.118. 邦訳、159頁。
43 Kuhse, *op.cit.,* p.205f.
44 Chambliss, *op.cit.,* p.184. 邦訳、250頁。
45 *Ibid.* p.94. 邦訳、128頁。
46 *Ibid.* もっとも筆者は、倫理理論のもつ批判的態度による打開を検討すべきだと思う一方(「行為の道徳的判定を可能にする諸基準を、あらかじめ先取りしてしまうことなく、開発しなければならない」。ピーパー、前掲書、2頁)、フランケナが主張するように、規範倫理学の一面的理解だけではなく、その統合性にも言及すべきだと考える。
47 *Ibid.* p.184. 筆者はチャンブリスのアプローチの適切さを認めるとともに、政治だけでなく、経済的な視点から看護倫理理論の形成が必要ではないかと考えている。その意味では、帰結主義的アプローチが浮上してくる。こうした特徴を持つクーゼの所論についての検討は、今後の課題としたい。

付記　本稿は拙稿「看護倫理の新しい波——チャンブリスによる倫理の社会学的探究」(『北海道医療大学看護福祉学部紀要』No.9，2002年）を加筆修正したものである。

13 パターナリズムの問題と医療の将来

岡田　雅勝

1　権利の問題

　医療では、患者の〈人間として尊厳を最大限に尊重されるような権利要求〉が現実に実現されるのか、という最善の医療の在り方が問われているが、その問題は極めて難しい問題である。しかし、在るべき医療の問題としてこのことが問われ、医療が目指す倫理として提出されてからもう久しいが、これまで二千年何百年の間、西欧圏の医療を支配していたのは、ヒポクラテスの医の倫理であった。その間ヒポクラテスの医の倫理を基礎として、さまざまな人たちによって医の倫理が示されてきた。たとえば、パシーバルの医の倫理、フーフェラントの医の倫理、オスラーの医の倫理など、数多く挙げられる。さらには1948年第2回世界医師会総会がジュネーブ宣言を出して医師の在るべき姿を掲げた。その内容は

どれもが基本的にヒポクラテスの医の誓いを受け継いでいた。「私は第一に患者の健康について考慮を払う」、「受胎の瞬間から人命を最大限尊重する」、「患者の信頼にこたえて秘密を尊重する」というのであった。これらの医の倫理はどれもヒポクラテスの医の倫理を守り、人間の生命の尊さを主張したものであった。しかし、ここで考えなばならないのは、人間の権利を真に尊重し、具体的に権利の要求を主張することについてである。

　西欧の歴史において、近代以降革命あるいは戦争で目的になったことの一つには、人間の自由と平等を獲得することがあった。戦争や革命が起こるたび、人々は人間の権利として自由と平等を叫んだ。そしてそれはフランス革命において人権宣言という形をとなってあらわれた。西欧近代において、人々の生きる権利が過去これほど叫ばれた時はなかった。この延長にあるのが現代である。現代ほど生きる権利を主張している時代はない。それだから、この主張は西欧を越えて世界中において主張されている。現代は一人一人の基本的人権を擁護しようという叫びのただなかにある。その叫びは世界中の社会の各層から起こっている。その叫びに理念を与えているのが、世界人権宣言である。世界人権宣言は、人間として在るべき生き方を示しているのだ。

　世界人権宣言で記されている人間の生き方は、基本的人権として記されている。基本的人権の内容は、西欧の近代以降さまざまな形で主張され、それの実現が目指されたものである。今この理念の実現が医療の世界でも目指されている。医療は生老病死、そのすべてに関わりを持っている。しかし、どんな人間でも一生を健康で生涯をおくれるわけではない。

　すべての人は病や老化に至る可能性があるものとして生きいている。生きている限り、どうしても人は医療にかかわらなければならない。病気になるのは誰にとっても快いことではない。大抵の人は止む得ず病院に行く。そればかりではなく大抵の人は悩みながら行く。その病院がイ

ンヒューマンな態度で患者を取り扱うとすると、どうであろうか。私たちは基本的人権があると主張して、病院へ行くのではない。病の癒しをするために、不安を抱きながら病院に行く。こうした患者の不安な心理状況に応えなかったのが、これまで病院であるという批判が起こってもう久しい。

　医療の倫理の基本として、医師がはかない人間の生命を救済するのに、〈人間の尊厳に対して共感と敬意をもって正当な医療に仕えるべきであること〉を主旨とした人間愛(フィラントロピアン)と技術愛(フィロテクニア)との融和に基づいた医の愛(メディカルフィリア)を基調に、医師の職業倫理の指針が示されていた。この精神は今日までも継承されている。その意味では、医療の基本精神は現在も変わらない。しかし、今日強調されているのは、医師―患者関係であり、患者の〈人間としての尊厳を最大限に尊重されるような権利要求の実現の問題〉であり、したがって、患者の最善の受益に資するような医療の具体的な在り方が問題になっている。

　インフォームド・コンセントの問題は、その中心問題の一つである。〈インフォームド・コンセントとは、自分の価値と人生の目標に基づいて、患者が医療の内容を決める権利があるという考えである〉(「インフォームド・コンセントに関するアメリカ大統領コミション報告」、1983年)に見られるように、医療の在り方が変わった。医師―患者関係の在り方が変わり、患者の権利が強調されたのである。いままで聖域であった医療に医師―患者関係の根本的な見直しが求められている。

　それでは医療が何故聖域でなくなったのか。その見直しの一契機になったのは、ナチスによる極悪非道な振る舞いであった。その残虐さが暴かれ、1964年にナチスの非道な人間実験を繰り返さないため、〈ヒトにおけるバイオメディカルな研究に携わる医師のためのヘルシンキ宣言〉が採択された。この宣言も、基本的にジュネーブの精神を受け継いでおり、ジュネーブ宣言に則り、医師の研究の在り方を提示しようとするも

のであった。そこには、「ヒトにおけるバイオメディカル研究の目的は、診断、治療および予防の方法の改善と病気の原因についての理解でなければならない」、「ヒトにおけるバイオメディカル研究は患者のための診療および治療を目的とする医学研究と、それの本質的目的が純粋に学術的で、研究の対象とされている被験者にとって直接的診断的と、治療的価値にかかわらない研究とを区別しなければならない」として、医療に直接関わりのない研究に関する研究の指針がかかげられている。そして、どちらの研究であれ、医学研究の被験者に対して、その研究の目的、方法、予想される利益と危険性を知らせ、研究への参加を被験者の自由意思として、いつでも被験者が撤回できるインフォームド・コンセントの概念が導入されたのである。

2 基本的人権の擁護の叫び

　しかし、このヘルシンキ宣言を契機に、患者の権利、病気にさいして治療を受ける権利への要求は一層強くなっていった。それは多様な人種を抱え、また医学研究が強力に押し進められているアメリカにおいてまず問題になってきた。アメリカは第2次世界大戦後、経済的に急速な発展を遂げ、資源も豊富で、世界で最も豊かな国となった。しかし、社会の底辺には、非常に多くの貧困階級がいたし、アメリカの国家の理念は民主主義をかかげ、民主政治を建前としていたが、社会は数多くの不平等問題を抱えていた。その社会は人間疎外の問題を抱えていた。国家の理念と社会との矛盾が一連の市民運動を引き起こした。市民は民主主義の実現を求め続けた。人種的な不公平が公民運動を引き起こし、文明に対する抵抗がビート族を生み出し、貧困とスラムの解放への要求となり、政治的、経済的、社会的な諸機構の民主化や巨大化する官僚体制への抗議がなされた。こうした市民解放運動が起こったのは1960年代から70年

代であった。

　1960年には、黒人学生から人種差別への抗議運動や大学の官僚体制への抗議運動が起こった。そして、マーティン・キングの指導する公民運動が展開され、人種差別主義との激突が起きた。1964年には、ベトナム戦争反対の学生運動、抗議運動が起こった。1965年には、その運動は抗議から抵抗の運動と変わって、ベトナム戦争反対運動、人間性の解放を求める運動がさらに強まった。公民運動では抗議のフォーク・ロックソングが流行した。1966年には、キングが暗殺され、さらにケネディ大統領が暗殺される。そしてエスニックが立ち上がり、〈第3次世界解放戦線〉ができ、少数民族の解放を求める要求がなされた。1968年には、ブラックパワーが表面化し、黒人解放運動が起こり、白人排斥運動へと展開した。また、全国的にヒッピーが出現するようになった。1969年には、女性解放運動が激しさを加え、〈ウーマンパワー〉が主張され、フェミニズム運動が高まった。彼(女)らは女性の従属に反対し、男性優位反対、白人優位反対を唱えた。またウッドストックにロックフェスティバルが開かれ、50万人の大集会となり、解放区〈ウッドストック・ネイション〉がつくられた。さらに反戦デモに200万人が参加した。1970年には、ベトナム反戦はエコロジー運動にも火を点けた。妊娠中絶の自由、強制的断種の撤廃、就職や昇進の機会均等等、少数民族の権利や少数民族の尊厳の保証を求める運動が展開され、ウーマンリブ、ゲイリブ運動や性的差別、性解放を求めるとともに自然環境保護運動が高揚した。このように、アメリカのさまざまな階層から解放を求め、人間の生きる権利を要求する運動が起きた。

　この間、このような解放運動の高まりとともに、さまざまな医療不信を引き起こす人間実験が暴かれることとなった。非倫理的なモルモット事件が告発され、1968年には、パップワースが英米の医学雑誌の論文を調べ、闇に葬られた失敗例──研究目的のため、静脈撮影や動脈撮影をしたということ、精神遅滞者に放射性物質の注入をしたことを指摘した。

また、梅毒研究を暴いたタスキギー事件(この事件は、梅毒の非治療の経緯をみるために、400人の黒人の梅毒患者を治療しないままにして、1932年から何十年にわたり、身体的、精神的状態を観察した事件)が発覚した。この事件発覚は40年後の1972年である。同様に、ニューヨーク、スタンテン島のウィロウブルックで、精神遅滞児の住宅棟5,000人(3から10歳児)に肝炎ワクチン開発の実験として、ワクチンが投与されたことが判明し、さらに、1962年に、フレッチャー報告として知られるニューヨークのユダヤ人の慢性病棟事件が明るみにされた。これは癌ワクチンの開発を目的として、病棟の患者に癌細胞を免疫と抵抗力を試すために接種した事件である。また、1973年には、25州44ヵ所の刑務所で、〈ビタミンC欠乏の人体への影響の研究〉のための実験や、癌細胞を注入し、その対抗反応を観察したり、プルトニウム溶液の注入、生殖器への放射線照射、細菌兵器の実験など、多くの非道な実験が報告された。また医学研究と新薬剤に関する臨床研究など被験者の臨床的実験も報告された。

　加えてアメリカでは、高度な先端医療技術の開発が進められていた。一つには、精神外科の行動コントロールの研究であった。ミシシッピー大学の精神外科医アンディーは、「すべての異常行動は構造的異常な脳組織が原因で、それの処置は異常な脳組織の外科的処置によって可能」として研究を推進し、さらにエガス・モニスは、「前頭葉の諸部分を破壊することによって狂人の精神生活を変えることができる」としてロボトミー手術をすすめた。しかし、手術により合併症を引き起こし、感情変化、知能低下、癲癇等が起こった。

　こうした人体実験横行の暴露に加え、生命維持装置の開発は、延命と同時に安楽死や尊厳死などの問題を引き起こした。さらに生殖の問題、体外受精、妊娠中絶の問題が起こった。1967年には、南アフリカではクリスティアン・バーナードによる心臓移植が行われ、臓器移植の是非が問われることとなった。そして1968年には、臓器移植に対処するため、死の判定基準の作成にとりかかった。ハーバード大学医学部での特別委

員会が死の判定基準を公表し、脳死を死の判定に新たに加えることによって脳死論の議論を呼び起こした。

つまりアメリカの社会のさまざまな状況によって、人間の生きる権利への要求が問われ、人間性解放の叫びが一挙に高まったのである。この叫びはラジカルとなり、医療に向けられた。そして、従来のヒポクラテス的な医の倫理は問い直された。ヒポクラテス的なパターナリズムに対する批判が起こり、医療の倫理に対して新たに真剣な取組が要求された。さらに、高度に発展した先端医療技術に対応するために、バイオエシックスという新たな学問が成立し、それに本格的な取組がなされた。そのために民間の研究所ヘイスティングセンターが1969年に設立され、1971年には、ジョージタウン大学のメディカルセンターにケネディー研究所が設立され医療倫理への本格的取組がなされた。バイオエシックスは、アメリカの社会の各層から起きた人権擁護の叫びを医療にも適用しようとする要求だった。これほど徹底した人権の要求は、かつて歴史上なかったと言えよう。

3 患者の権利とパターナリズム

アメリカにおいて、医の倫理としてヒポクラテスの医の誓い、およびその現代版であるジュネーブ宣言はもう適用できないということは明らかであった。医師が、恩恵の原理によって、患者に対して、信頼して医師に治療を任せなさいという権利を医師に認めるわけにはいかないという批判がなされ、新たな医の倫理綱領の研究と作成が要請されたのである。新しい医師の倫理綱領への要求は、まず市民側よりも医師側からだされた。

1973年に、アメリカ病院協会は「患者の権利章典」をだした。アメリカ病院協会は、「患者の権利を尊重することが、より効果的な患者のケア

および患者と医師との病院組織により大きな満足に貢献するという期待」をもって患者の権利章典をだした。これにより、従来の医師—患者関係が新たな関係を迎えることとなった。

その詳細は省くが、医の倫理の原則として、〈医師は、人間の尊厳に対する共感と敬意をもち、誠実さと正義とを貫き、法を尊重し、患者に関する最善の利益を擁護し、医師の使命と責任を自覚し、社会の福祉や改善へ努力すること〉が要旨となっている。

その内容は、
(1) 患者は思い遣りのある、丁重なケアを受ける権利がある。
(2) 患者は自分の診断・治療・予後について完全な新しい情報を自分に十分理解できる言葉で伝えられる権利がある。
(3) 患者は、何らかの処置や治療をはじめる前にインフォームド・コンセントを与えるのに必要な情報を医師から受ける権利がある。
(4) 患者は法の許す範囲で、治療を拒否する権利がある。
(5) 患者はプライバシーについてあらゆる配慮を求める権利がある。
(6) 患者は自分のケアに関係するすべての連絡や記録が守秘されることを期待する権利がある。

以上は、患者の人間としての尊厳を承認し、擁護することを述べたものである。無論、新たな医の倫理が設立されたと言っても従来のヒポクラテスの医の倫理が全面的に排除されたのではない。この医の倫理は、基本的に患者の人権が尊重されている点が重要なポイントである。医師の恩恵の原理、つまり患者が医師の恩恵に従って治療を受けるという従来の医療とはこの点が根本的に異なるのである。

アメリカでは、従来のパタナーリズムに期する医の倫理について徹底的に議論され、それに代わってインフォームド・コンセントを医療の全面にだし、患者の人権の擁護、患者の自律性が主張された。パターナリズムは、「個人に対して、その人の利益に干渉することである」とされた。したがって、パターナリズムは本来してはならぬ、個人の生きる権利の

干渉であり、それゆえパターナリズムは自由の干渉とされた。自由の干渉には強制が伴う。強制によって個人のもつ人権が侵害され、個人の〈善、幸福、欲求、利益、価値、福祉〉などが脅かされる。パターナリズムは原則として医療において排除されるべきであるとされたのである。

4 パターナリズムの原理と患者の自律性の尊重
──恩恵の原理と自律性の原理

　パターナリズムの問題は、つまるところ患者の善のための問題であり、医師─患者関係を中心とした医療に携わる人たちのすべてが──医師を含めたヘルスケアの人たち、患者、その家族、代理人などの人たちが──臨床の場において医療行為の選択にさいして、患者の善ないし恩恵に関する問題に資するような行為の選択を倫理的に正当化できるかという問題にかかわっている。それゆえ医療行為を正当化する先だって、この問題の解決にはつぎのような点が問題になる(E. Pellegrino & D. Thomasma, 1988)。

　つまり〈患者にとって善とは、あるいは恩恵とは何か〉、〈誰がそれを決定するのか〉、〈どんな基準と手続きによって決定するのか〉、さらに〈それは患者の善、または恩恵は患者の医療についての要求と一致するのか〉、〈あるいはその決定にあたって、それは医師がよい治療と判断と一致するのか〉、〈あるいはその決定にあたって、一体医師と患者、あるいは家族と一致するのか〉などの問いが問われている。こうした問いには、直接に〈善とは、恩恵とは何か〉という問題や、患者の人間性の問題にかかわり、人間の自律性の尊重の問題にかかわっている。

　ジロン(Raanan Gillon)は、「医療の倫理の最も共通したものは、患者の最善の恩恵になると考えられるものをしようとする欲求と患者が欲していることをしようとする欲求との葛藤から生じる。その葛藤は、一方では恩恵であること、つまり善をすべきだとする原理と他方では人々の自

律を尊重すべきだとする原理との葛藤である」(Gillon, 1985)。つまりいま述べた問いは、ジロンが指摘しているように、その根底に西欧の倫理理論にみられる恩恵の原理と自律の原理との葛藤が問題とされているのである。

古来、医療では、恩恵の原理が中心的な倫理問題とされ、患者は病という害悪から保護され、癒され、健康を取戻すか、あるいは以前よりも回復した状態になり、苦痛、不安、疾患から救われることが医療の任務とされている。いいかえれば、健康が善であり目的とされ、それゆえ、患者の尊厳を基調として、恩恵の原理に基いた医療行為が医療関係者の任務とされてきたのである。しかし、今日問題となっていることは、ただたんに医師の恩恵による治療ではなく、患者に治療権を与えよということであって、この要求は先端医療の高度な展開とともに高まってきた。たとえば、人工妊娠中絶、体外受精、遺伝子治療、クローン人間、臓器移植などの生命コントロールの問題や精神外科手術、電気療法などの行動コントロールの問題などがある。こられの問題は、医師だけの判断とか責任において対処できない倫理的問題であり、それゆえ医師だけに任せるべき問題ではない。

患者の自律の要求は、さまざまな要因が重なっているが、多様な価値観に生きる人々における、個人の自由と自律との強調であり、古来の職業倫理のパターナリズム的な医の倫理の伝統モデルに対する批判であった。この要請に基づきここ30年間においてこれまでメディカルエシックスに修正がなされてきた。バイオエシックスの展開に先導的役割を果たしてきているジョージタウン大学ケネディー研究所のペレグリノーは、「ヒポクラテス的エートスの特徴であった医師の優しいパターナリスティックなイメージはいたるところで攻撃にされされている」と述べたほど、これまでの医の倫理は徹底的に批判された。つまり現代の医の倫理は、医師―患者関係における道徳的コンセンサスの喪失から始まったのである。

5 パターナリズムの制約——自己決定権の主張

　パターナリズムとは何かについて多くの議論が交わされてきたが、それをごく簡単に述べれば、そのプロトモデルとして医師-患者関係が父親-幼児関係、ないし父親(両親)-子供関係とのアナロジーにあるという想定に基づいて、父親の子供に対する恩恵の行為を医師-患者関係に見るのがパターナリズムである。しかし、パターナリズム的行為は、今は医療において排除しなけばならない行為である。医師-患者関係において恩恵の原理に基づいて行為することはパターナリズム的行為となる。パターナリズム的行為が是認されるのは、ごく少数の場合だけである。その典型的な臨床の症例として、急性の精神的に後遺症を伴う外傷を受けた者、または昏睡状態にあるなど、意識喪失に陥っている者、あるいは精神錯乱にある者などがあげられる。これらの患者は、医師-患者関係においては、父親と幼児との関係とアナロジーに取り扱われ、医師は自分の責任において自分の職責を果たせばいいのであって、自分の治療行為を正当化する必要はない。これがいわゆるパターナリズム的行為であって、医師に委ねられた義務である。このようにパターナリズムは大きく制約され、パターナリズム的行為だけが認められることとなるが、その行為も正当化しなければならない。

　正当化の対象となるパターナリズム的行為は、また父親-子供とのアナロジーにおいて取り扱われる医師-患者関係である。幼児がもっぱら受動的な立場にあるのに対して、子供は一応自分で欲求をもち、自分で自分の行為を選択できる能力をもっている。こうした能力がある子供を患者とのアナロジーにおいて、医師が患者の受益のため、患者の意思を無視することがパターナリズム的行為とされる。それゆえ、パターナリズム的行為とは、医師が患者のインフォームド・コンセントで承認された患者の自己決定権を無視し、治療にあたる行為である。その場合、患者は何らかの強制ないし束縛、干渉を受ける。それゆえ、パターナリズ

ム的行為には、非難が伴うゆえ、医師は患者に対して自分の治療を正当化することが必要とされる。パターナリズム的行為に対する正当化の理由づけはパターナリズムの定義づけよって微妙に違いがでてくる。

ドワーキン(Gerald Dworkin)はパターナリズムを「行為の自由の干渉であり、それは強制されている当人の福利、善、幸福、欲求、利害または価値にもっぱら関わるという理由によって正当化される」と定義している(Satorius(ed.), 1983: pp.19-34)。

ブカナン(Allen E. Buchanan)は、パターナリズムを「行為の自由の干渉、または情報の自由の干渉であり、あるいは間違った情報を与えるか、または与えないで強制的に決定すること。ただしそれが当人の善のためになされるかぎりである」(Ibid.: pp.34-60)と述べている。

さらにチルドレス(James. F. Childress)によると、パターナリズムの「第一の特徴は他人の恩恵を目的としたもので、利他的な恩恵である。第二の特徴はある状況のもとで他人の欲求、選択、行為を受け入れることを拒否することである。パターナリズムは他人の欲求、選択、行為を当人自身の恩恵のために受け入れたり、承諾したりすることの拒否として定義される」(Childress: pp.12-13)。

またペレグリノーによれば、パターナリズムの中心となる考え方は、「医師が患者の恩恵について患者よりも優れた識見をもっているということ、あるいは医師の職務が患者自身の価値の体系から言えば、善ではないとしても、医療に関して善であることをする義務を負っているということにある」(Pellegrino, 1988: 7ff)とされる。

こられのどの定義にも共通しているのは、患者の最善な恩恵というのが目的となって、インフォームド・コンセントなしに患者に対して治療するという点である。インフォームド・コンセントの無視は、患者の自己決定権の干渉であるが、それぞれの見解は具体的な点ではまた微妙に違っている。たとえば、ドワーキンは患者の自由を無視し、医師が自分で〈よし〉とする処置を強制することである。ブカナンは情報の干渉に強

調点をおいている。これは医師が患者に間違った情報を与えるか、まったく情報を与えず強制的に治療することである。カルバーとガート (Culver & Gert, 1982; 岡田監修訳、1984年) はパターナリズム的行動として「患者の同意を得ず治療すること、プラシボの薬を与えること、患者に十分な情報を与えないこと、患者に治療の選択権を与えないこと、患者を強制入院をさせること」などをあげ、パターナリズム的行為の定義を「医師の行為が患者に対して受益をもたらすことが前提とされるが、パターナリズム的行為には患者に対する何らかの道徳規則違反が伴っていること、しかも患者には同意する能力があるにもかかわらず、同意を得られないままに治療することである」。

カルバーとガートは、患者の自律の干渉として、道徳規則違反という条件が付け加えられている。それに承諾あるいは同意を与える能力のある者だけに対して、パターナリズムの正当化の行為を見ている。したがって、彼らは、パターナリズムとパターナリズム的に正当化可能な行為とを区別している。医療は、パターナリズム的行為が正当化可能と言える場合にも厳密な条件が付されるほどにパターナリズムが排除されて、インフォームド・コンセントを医療の全面に打ち出し、患者の人権の擁護、患者の自律性、いうなれば患者の自己決定権が主張されたのだった。

パターナリズム的行為も正当化はそれほど単純ではない。精神遅滞者、精神病者、昏睡状態にある者として判定できる症例は問題がないように見えるが、無能力者の判定はそもそも相対的であり、その都度の症例にそくして判定される問題である。たとえば、薬の取りすぎによって一時的に無能力に陥った者もいるし、エホバの証人のように、宗教的信念によって輸血を拒否する者は、インフォームド・コンセントに応じないが、決して無能力であるのではない。その他の特殊な例を含めて、一様に非自律的で、無能力者であるため、同意を与える能力に欠けるという一般的な基準を定め難く、そこに問題を残している。

また、パターナリズム的行為の正当化は功利主義の理論を取り入れて

おり、干渉ないし強制がなければ、患者に害悪が及ぶ可能性が大きいと言い、害悪の大小の蓋然性に関し選択を考慮し、あるいは害悪と受益とを計りにかけ、患者の受益のために最小の害悪を選択すると言うが、これもまた一般的な基準を打ち立て難い。情報の干渉に関して情報を与えないことが与えることよりも害悪が大きいという医師の判断を正当化する基準も立て難い。

　情報を与えることが害悪であるという判断の根拠は、大抵の場合情報を与えれば少なくとも患者の病状が悪化し、失望し、場合によって自殺するというのである。しかしこれは精神科医の不当な一般化に過ぎないと言えるし、医師による患者にとっての害悪の大小、あるいは害悪と受益とのバランスの判定はきわめて面倒な問題と言えよう。医師が直面するのは大抵患者の健康に関する問題であるが、その他患者の人生に対する価値評価にも関わっている。しかし、患者の人生に関しては医師の医学上の熟達は直接関わらない。それゆえ、人生の価値に関する医師の判断が適切かどうかはオープンな問題である。

6　医師のこれからの任務

　今日医師に対して、あるいは医師の医療行為に対して、多くの非難が浴びせられて、現実には違法行為、医療過誤の訴訟が多くなり、患者からの自己決定の権利の要求がなされ、その要求が通り（西欧諸国の歴史的経緯やアメリカ社会でさまざまな市民運動などを通して）、医師の自己裁量権が著しく狭められ、これまでの医師の恩恵の原理、つまりパターナリズムの適用範囲は大幅に限定されてきている。

　しかしながら、健康こそ医師が仕える第一の任務であるし、医師は癒しを自分の最大の職務としていることは古来変わっていない。その意味では、インフォームド・コンセントに応じた医療行為においても、患者

の受益のためにする行為も広く取ればパターナリズム的行為であるし、また正当化が必要とされているパターナリズム的行為も、大変面倒な問題を抱えている。それにしても問題の根源は医師に課せられている癒しという職務の遂行にある。つまり医師の職務本来の目的は患者の癒しに最善を尽くすことにある。したがって、医師はたとえ患者の欲求を無視しても、熟達した技術と豊かな経験から患者の受益のために、良心的に職務を遂行することが義務づけられている。

　今日医師のパターナリズム的行為に対して、厳しい批判が浴びせられ、パターナリズム的行為には正当化が要求されているのが現実である。人々は医師の行為がたとえ良心的であったとしても、医師の行為を信頼していない。それほどにアメリカの社会が複雑になっており、その上道徳的価値が多元化して、これまで医の倫理では人々が医師を信用できない状況になっている。つまり、アメリカの社会では、医師‐患者関係において、両者に共通の道徳的価値が見出せないというのが現実である。ペレグリノーは、現実が「信頼というよりも、法が医師‐患者患者関係を支配し、訴訟と法廷が倫理的議論の解決のための競技場となっている」と述べている。パターナリズム的行為の正当化の議論も、こうした現実を反映しており、法廷での医師と患者とがともに自分たちの立場を主張する場となっていることの反映である。

　ここで、医療とは何かを根本から問い直す必要があろう。患者の権利はどんな意味においても尊重されなければならない。患者の権利は歴史的経緯として獲ちとられ、それに基づいてアメリカでは従来の医療が批判され、新たにバイオエシックスが生れた。従来の医の倫理は恩恵の原理を主張したが、まさにそのことによって患者の自律性が無視されてきた。そこで患者の自律性を主張する自律の原理がそれに代わって主張されたのである。

　しかし、自律性の尊重も医療にとって大切なことであるが、同時に人間とは何か考えることが医療にとって最も大切なことである。人間とい

うこの有限な存在が生をどのように考えるのかが問題である。患者の立場から見てもただ生を長らえればいいというのではないだろう。人間は価値に生きる存在である。価値が大切であることは言うまでもないが、一人一人が何を価値するかが異なるし、どの価値が優れた価値であるかを判断するの大変難しい。それゆえ、医療はこうした各人がもっている価値観を最大限に考慮すべき方向に向っていかなければならない。

引用文献

James F, Childress, *Who should decide*? Oxford University Press, 1982

Charles M. Culver, & Bernard Gert, *Philosophy in Medicine*, Oxford University Press, 1982.; 岡田雅勝監修訳『医学における哲学の効用』、北樹出版、1984年

Raanan Gillion, Autonomy and consent, Michael Lockwood(ed.), *Moral Dilemma in Modern Medicine*, Oxford University Press, 1985.

Edmund D, Pellegrino, & David C, Thomasma, *For the Patients Good*, Oxford University Press, 1988.

Rolf Satoius(ed.), *Paternalism*. University of Minnesota Press, 1983.

あとがき

　「バイオエシックス」(bioethics)という言葉はどう訳したらよいのだろうか。エシックス(ethics)は普通には「倫理学」だから、「生命倫理学」と訳すのが正しいように思われるのだが、筆者がバイオエシックスの勉強を始めた頃、つまり1980年代の中頃には「生命倫理」と呼ばれることが多かったように思う。環境倫理や情報倫理という言い方についても同じことだが、生命倫理という言葉にはどこか呼び捨て風のニュアンスが伴い、この学問領域を小馬鹿にしているかのような印象がつきまとう。「私は生命倫理を倫理学とは認めていません」。これは私が北海道大学文学部に着任した当時、ある年長の教授が私に言った言葉である。
　たしかに、バイオエシックスの黎明期には、この学問領域は医療、医学および生物科学研究に関わる諸問題にアドホックな解決を与えるに留まっていた。つまり、それらに関する議論を通底する理論的根拠に乏しく、何ら体系性をもたなかったから、そうした処遇を受けるのもある意味では当然であったのかもしれない。また、この専門領域を患者の権利運動の理論的表現と見る見方では、その学問的な体系化という試み自体が考慮の埒外におかれることであろう。
　しかし、本書でも繰り返し論及されているT．ビーチャムとJ．チルドレス『生命医学倫理』(Tom L. Beauchamp & James Childress, *Principles of*

Biomedical Ethics, 1977, 2nd., 1983, 3rd ed., 1989)の四原則、またそれを簡略化したT．エンゲルハート『バイオエシックスの基礎づけ』(H. Tristram. Engelhardt Jr., *The Foundations of Bioethics*, 1986)の二原則による体系化の試み以降は、生命倫理も生命倫理学と呼ばれるにふさわしい内実を備えるに至ったように思われる。

このような体系化の試みは、この新たな学問領域の独立性と自律性を確保し、独自の内容をもつ教育課程として成立させるためには不可欠の作業である。しかし、同時にエンゲルハートに見られる「自律(尊重)原則」偏重の傾向は、「生命倫理学」の学としての普遍性よりも、むしろその地域性を暴露したようにも見える。すなわち、この種の「生命倫理学」が成立し有効に機能しうるのは、徹底した自由主義および個人主義の定着した現代アメリカ社会のみであって、それ以外の地域に関しては必ずしも妥当とは言えないというのである。こうした論調は、本書を構成する幾つかの論文にも顕著である。本書には『バイオエシックスの展望』という表題を付したが、それは上述のような一つの学問体系としての生命倫理学の成立とその限界を見定めた上で、今何が可能なのかを問い、その行く先を展望するという意味においてである。

他方、生命倫理および環境倫理を嚆矢として、〜倫理(学)という名称が広く巷間に流布するようになり、現在では〜倫理(学)のインフレーション的状況が生じている。ある出版社のある叢書(企画)には、ビジネスの倫理学、看護の倫理学、教育の倫理学、科学の倫理学、経済の倫理学、マスコミの倫理学など十数冊の書名があげられている。これをどう判断するか。倫理学研究の発展と見るか、あるいは衰退の兆候と見るか。研究者の間で大きく意見の分かれるところであろう。しかし、我が国に伝統的な古典中心の倫理学研究が、そうした書名に示されるような時代の要請に何ら応えて来なかったこと、また応える能力をもたなかったことは、少なくとも事実として認めざるを得ないであろう。むろん、〜倫理学のインフレをもって、我が国おける倫理学研究の発展の証拠と見るよ

うな楽天的な見方は厳に慎まなければならない。倫理学研究者の一人として の筆者の自戒である。

さて、旭川医科大学名誉教授岡田雅勝先生は、巻頭の「バイオエシックス懇話会について」にあるように、長くバイオエシックス懇話会を主宰され、また日本医学哲学倫理学会副会長を務められるなど、北海道における生命倫理学研究の発展に多大な貢献をなされた。岡田先生は筆者にとって北海道大学大学院文学研究科の先輩に当たるので、ここでいつもの習慣に従って岡田さんと呼ばせて頂きたいのであるが、岡田さんはたんにバイオエシックス懇話会の各研究会毎の発表者を決めるなど、その企画を担当されただけではない。岡田さんは旭川医科大学に勤務されていたのであるが、バイオエシックス懇話会は札幌市で、北海道大学、北海道医師会館などの会議室で開催された。年数回ではあるが、岡田さんは研究会が開催される度に、旭川から特急を利用して札幌に来られ、研究会が終わると最終の特急でふたたび旭川へ帰られたのである。いうまでもなく、北海道と東京圏あるいは関西圏では交通事情はまったく異なる。岡田さんは十年以上の間、この労苦を少しも厭うことはなかったし、札幌市で研究会を開催するということ自体が、岡田さんの発案であったという。岡田さんが「北海道における生命倫理学研究の発展に多大な貢献をなされたと」いうのは、まさにこうした意味においてである。

岡田さんのこうしたご苦労をねぎらい、また旭川医科大学定年退官を記念するために、本書は企画された。したがって、本来は平成13年3月までに刊行する予定であったが、本書の刊行は種々の事情で大幅に遅延せざるを得なかった。その根本原因は最初の企画提案者の無責任の一語に尽きるのであるが、本書が新たに新進の研究者の論稿をも加え、当初の計画よりもはるかに充実した内容をもって上梓されるに至ったことは、編者の一人としてまさに悦ばしいかぎりである。

また、本書の執筆者の大部分はバイオエシックス研究会のメンバーであるが、竹田扇(東京大学大学院医学系研究科)、西川祐二(秋田大学医学部)、

服部健司(群馬大学大学院医学系研究科)の三氏は何れも旭川医科大学のご出身であり、在学中に講義演習等で岡田さんの薫陶を受けて、専門の医学研究の他に、哲学・倫理学に対する関心と理解を深めたと聞いている。筆者は本書の編集作業中に繰り返し三氏の論考に目を通したが、その卓抜した議論の展開と論旨の明快さに爽快な知的興奮を覚えざるをえなかった。また同時に、三氏の論稿を通して、岡田さんの北海道訛りの残る訥々とした語り声が聞こえてくる思いでもあった。本書の編集という作業を通して、かつて激しい議論と痛快な酒食をともした先輩のご苦労に報いることができることは、後輩として望外の喜びである。

　上述のような事情で、本書の刊行は大幅に遅延した。そのために、当初の予定通り原稿を提出された執筆者の方々には、校正の折りにかなりの加筆修正をお願いすることになった。また、そのために校正の作業にも予想外の時間を費やすことにもなった。岡田さんを初め、早くから原稿を書き上げ、また辛抱強く本書の刊行を待たれた執筆者の方々に、衷心よりお詫びの言葉を申し上げる次第である。

　本書の編集に際して、旭川医科大学助教授松岡悦子さんには各執筆者の連絡など細かな仕事を、天使大学講師堀井泰明さんには最後の段階で索引づくりという面倒な作業に協力して頂いた。編者の一人として両氏に心からのお礼の言葉を申し上げたい。

　最後に、東信堂社主下田勝氏には三十年来の友情を口実に、ふたたび難しい仕事を押しつける結果となった。下田氏のご厚意に感謝の言葉を惜しむつもりはないが、今のところは「借りは返す」という空証文で勘弁して欲しい。

　　　平成16年3月、編者を代表して

　　　　　　　　　　　　　　　　　　　　　　　　　坂井　昭宏

岡田雅勝先生略歴及び主要著訳書一覧

岡田　雅勝(おかだ　まさかつ)
　昭和10年9月17日生まれ。西洋哲学、生命倫理専攻、旭川医科大学名誉教授

略歴
　昭和34年 3月　北海道学芸大学学芸学部卒業
　昭和38年 3月　北海道大学大学院文学研究科修士課程入学
　昭和40年 3月　北海道大学大学院文学研究科修士課程修了
　昭和42年10月　北海道大学大学院文学研究科博士課程中退
　昭和42年10月　北海道大学文学部助手
　昭和48年 4月　旭川医科大学助教授
　昭和63年 4月　旭川医科大学教授
　平成13年 3月　旭川医科大学停年退職

所属学会(役員)等
　日本哲学会、日本科学哲学会、日本美学会、日本医学哲学倫理学会(理事、副会長、第10回大会長)、日本生命倫理学会(評議員、第12回大会長)、ホワイトヘッド学会(理事)、北海道哲学会、北海道大学哲学会、北海道バイオエシックス懇話会(代表)

主要著訳書
　『思想史－西洋的知性とその運命』(共著、新曜社、1973年)、バーンシュタイン著『パースの世界』(木鐸社、1978年)、『哲学－現代の思索のために』(共著、有信堂、1979年)、プライス著『ホワイトヘッドの対話』(共訳、みすず書房、1980年)、『西洋倫理思想』(共著、弘文堂、1983年)、カルバー、ガート共著『医学における哲学の効用』(監訳、北樹出版、1984年)、『ウィトゲンシュタイン』(清水書院、1986年)、ボースト編著『心と脳とは同一か』(共訳、北樹出版、1987年)、『知ることと生きること』(編著、東信堂、1988年)、『哲学的思索の歩み－現代哲学のプロムナード』(編著、学術図書出版社、1988年)、『小熊秀雄』(清水書院、1991年)、モンク著『ウィトゲンシュタイン』上下(みすず書房、1994年)、『カント哲学のコンテクスト』(北海道大学図書刊行会、1997年)、『パース』(清水書院、1998年)、シャーウィン著『もう患者でいるのはよそう－フェミニスト倫理とヘルスケア』(勁草書房、1998年)、『小熊秀雄とその書簡』(共著、せらび書房、2002年)

編者紹介

坂井　昭宏(さかい　あきひろ)、昭和18年10月18日生まれ
　西洋哲学、倫理学専攻、北海道大学大学院文学研究科教授

略 歴
　昭和42年3月　　北海道大学文学部卒業
　昭和50年3月　　北海道大学大学院文学研究科博士課程退学
　昭和50年4月　　千葉大学教養部講師、同助教授、教授を経て
　平成 2年4月　　北海道大学文学部助教授
　平成 7年7月　　北海道大学文学部教授
　平成12年4月から現職

主要著訳書
『バイオエシックス入門　第3版』(共著、東信堂、2001年)、『大学教育研究の課題』(共著、玉川大学出版部、1997年)、『安楽死か尊厳死か』(編著、北海道大学図書刊行会、1996年)、『現代デカルト論集III　日本編』(共著、勁草書房、1996年)、『情念の哲学』(共編著、東信堂、1992年)、『大学教育改革の方法に関する研究』(共著、広島大学大学教育研究センター、1990年)、『美と新生』(共編著、東信堂、1988年)、『認識と行動−13の視点』(共編著、培風館、1985年)、『近代思想の展開』(共著、勁草書房、1983年)、『ルネサンスの人間像』(共著、近藤出版社、1981年)、『哲学−現代の思索のために』(共著、有信堂。1979年、改訂版1983年)、F.アルキエ著『デカルトにおける人間の発見』(木鐸社、1979年)

松岡　悦子(まつおか　えつこ)
　文化人類学、生命倫理学専攻、文学博士(北海道大学)、旭川医科大学助教授

略 歴
　昭和52年3月　　大阪大学人間科学部卒業
　昭和58年3月　　大阪大学大学院人間科学研究科人類学専攻博士課程単位取得退学
　昭和58年4月〜昭和60年3月　　北海道大学文学部研究生
　昭和63年9月〜平成元年9月　　ロンドン大学ユニバーシティーカレッジ客員研究員
　平成2年9月から現職

主要著訳書
『出産の文化人類学　増補改訂版』(海鳴社、1991年)、『岩波講座文化人類学第9巻　儀礼とパフォーマンス』(共著、岩波書店、1997年)、『講座人間と環境第4巻　出産前後の環境―からだ・文化・近代医療』(共著、昭和堂、1999年)、"Postmodern Midwives in Japan: The Offspring of Modern Hospital Birth." Medical Anthropology Vol. 20(2001), 141-184. 「出産は女性を母親にしているか？発達儀礼としての出産」(「教育と医学」第50巻2号、慶應義塾大学出版会、2002年2月)

執筆者紹介（執筆順）

竹田　扇　（たけだ　せん）　医学博士
　　現　職　東京大学大学院医学系研究科　助教授
　　1992年　旭川医科大学医学部医学科卒業
　　1995年　東京大学大学院医学系研究科第3種博士課程中退
　　主要論文　Takeda, S, Yamazaki, H, Seog, D, Kanai, Y, Terada, S and Hirokawa, N.? KIF3 Motor Transports Fodrin-Associating Vesicles Important for Neurite Building. Journal of Cell Biology. 148, 1255-66, 2000.

旗手　俊彦（はたて　としひこ）　法学博士
　　現　職　札幌医科大学医学部法学・社会学教室　助教授
　　1987年　北海道大学大学院法学研究科博士後期課程単位取得退学
　　主要著書論文　『生命倫理事典』（共著、太陽出版、2002）、「生体材料の取り扱いと倫理　法と倫理の関連」（「臨床検査」第47巻第12号、2003）

中澤　務　（なかざわ　つとむ）　修士（文学）
　　現　職　関西大学文学部　助教授
　　1992年　北海道大学大学院文学研究科博士課程　中退
　　1992年　北海道大学文学部助手
　　主要論文　ヒト・クローン作成禁止の倫理的根拠とリプロダクティブ・ライツ」（『医学哲学 医学倫理』19、2001）、「ヒト胚の道徳的地位と研究利用－生命の尊重とは何か？」（『生命・環境・科学技術倫理研究VIII』千葉大学、2003）

西川　祐司（にしかわ　ゆうじ）　医学博士
　　現　職　秋田大学医学部病理病態医学講座分子病態学分野　助教授
　　1988年　旭川医科大学医学部大学院医学研究科修了
　　主要論文　「医学の可謬性－病理解剖をめぐる考察」（医学哲学医学倫理第20号、2002）、Y. Yamamoto, Y. Nishikawa, et al., Increased expression of H19 non-coding mRNA follows hepatocyte proliferation in the rat and mouse. J. Hepatol. 40:808-814, 2004

熱田　友義（あつた　ともよし）　医学博士
　　元NTT東日本札幌病院院長（故人）
　　北海道大学医学部卒業

宮内　陽子(みやうち　ようこ)　文学士
　　　札幌学院大学名誉教授
　　　　1953年　北海道大学文学部哲学科卒業
　　　　主要論文・翻訳　「脳死について」(『札幌学院大学人文学部紀要』第52号、1992)、J.-G.メラン、S.ポリヴォダ「生かすことと死なせること―脳死の人間学と実際」(『札幌学院大学人文学部紀要』第56号、1994年)

三条　裕子(さんじょう　ゆうこ)　修士(看護学)
　　　現　職　天使大学看護栄養学部看護学科　講師
　　　　1992年　聖路加看護大学卒業
　　　　2002年　北海道医療大学大学院看護福祉学研究科修士課程終了
　　　　主要論文　「人工呼吸器を装着した児の母親の体験―児の「生命の意味」をめぐって―」(「天使女子短期大学紀要」、1993年)、「極低出生体重児を出産した母親の産褥期における身体な辛さ―第1報　母親の体験している身体的な辛さとその要因―」(「母性衛生」、2004)

服部　健司(はっとり　けんじ)　博士(医学)、修士(文学)
　　　現　職　群馬大学大学院医学系研究科　社会環境医療学講座医学哲学・倫理学分野教授
　　　　1984年　旭川医科大学医学部医学科卒業
　　　　1999年　早稲田大学大学院文学研究科博士後期課程単位取得退学
　　　　主要著書　「自分のHIVステータスを知らないでいること」(『生命倫理』13号、2002)、『医療倫理』(共著、勁草書房、2002)

堀井　泰明(ほりい　やすあき)　文学修士
　　　現　職　天使大学看護栄養学部　専任講師
　　　　1993年　慶應義塾大学大学院文学研究科博士前期課程修了
　　　　主要論文　「自由に関する一考察―K.ラーナーを中心に」(『カトリック研究』66号、1997)、「生命倫理の根本問題―出生前診断をめぐって」(『人間学紀要』28号、1998)

小野　滋男(おの　しげお)　文学修士
　　　現　職　北海道医療大学看護福祉学部　教授
　　　　1980年　広島大学大学院文学研究科博士課程単位取得
　　　　主要著訳書　『バイオエシックス入門』(共著、東信堂、1992)、トム・ロックモア『ハイデガー哲学とナチズム』(共訳、北海道大学図書刊行会、1999)

索 引

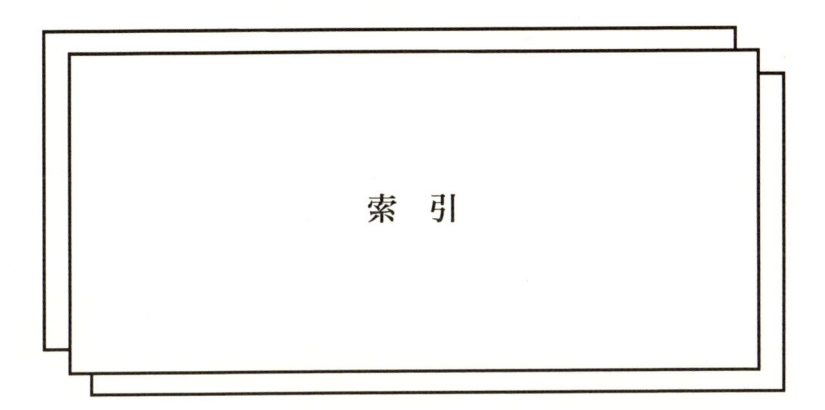

人名索引

【ア行】
エンゲルハート,T.　　　　　　239, 248, 291

【カ行】
カプラン,A.　　　　　　　　　201, 204, 205
ガルトン,F.　　　　　　　　　　　　　　22
クィンラン,K.　　　　　　　　　　　　189
カント,I.　　　　　31, 32, 63, 234, 241, 249
ギリガン,C.　　　　　　　　　　　264, 269
クリントン,B.　　　　　　　　　　　　21
クルーザン,N.　　　　　　　　　　　189

【サ行】
シンガー,P.　　　　　　　　　189, 191, 192

【タ行】
ダーウィン,C.　　　　　　　　　　　　22
チャンブリス,D.　　　　　254-269, 271, 272
チルドレス,J.　　　100, 195, 250, 258, 284, 290
ドゥオーキン,R.　　　　　　　　　185, 186
トゥーリー,M.　　　　　　　　　　239, 248
ドワーキン,G.　　　　　　　　　　　284

【ナ行】
ナイチンゲール,F.　　　　　　　　　　260
ヌーデンフェルト,L.　　　　225, 226, 229, 234
ノディングズ,N.　　　　　　　　　　　264

【ハ行】
パース,C.　　　　　　　　　　　87, 88, 95

パスカル,B.　　　　　　　　　　　　　31
ハードウィク,J.　　　　　　　　　201, 202
バーナード,C.　　　　　　　　　　　278
ビーチャム,T.　　100, 134, 188-196, 198-201, 203, 250, 258, 290
ピーパー,A.　　　　　　　262, 263, 270, 271
ヒポクラテス,H.　　　　　7, 273, 274, 279
ブカナン,A.　　　　　　　　　　　　284
フーコー,M.　　　82, 218-220, 222, 232-234
フッカー,B.　　　　　　　　　　191, 199
ブッシュ,G.　　　　　　　　　　　47, 48
フランケナ,W.　　　　　　262, 263, 270, 271
ペレグリノー,E.　　　　　　　282, 284, 287
ペンス,G.　　　　　　　　186, 191, 196, 199
ポパー,K.　　　　　　　　　　　　90, 91

【マ行】
マコーミック,R.　　　　　　　　　43, 248
マッキンタイア,A.　　　　　　　　　84, 90
ミル,J.S.　　　　　　　　　143, 144, 151
メイヤロフ,M.　　　　　　　　　244, 251

【ラ行】
レイチェルズ,J.　　　　　　187-191, 193, 203
レッシャー,N.　　　　　　　　　　87-89
レヴィナス,E.　　　　　　　　　243, 250
ロドリゲス,S.　　　　　　　　　193, 200
ロバートソン,J.　　　　　　　　　　　68
ロールズ,J.　　　　　　　　　　　　215

事項索引

【ア行】

アシロマ国際会議 10
アルツハイマー 18, 186
安楽死 144, 145, 184-189, 191-193, 195, 197-204, 278
EBM 88
ES細胞、胚性幹細胞 9, 10, 23-28, 34, 36-38, 42-51, 54, 56, 57, 59
HFEA 49
医学哲学 211, 216, 222-224, 227, 228, 230-235, 291
意思決定 16, 17, 152-154, 160, 170, 171, 173, 177-187, 189, 261, 266, 267
意志決定 8, 17, 117, 120, 179
移植 23, 24, 27-29, 37, 39, 43, 56, 57, 136, 148
――医療 28, 37, 54
遺伝子検査 21, 236
遺伝子情報 14, 19-23
遺伝性疾患、遺伝病 6, 7, 11, 16, 17, 20, 22, 240
医の倫理 7-9, 32-34, 273, 274, 278-280, 282, 287
医療過誤、医療事故 47-77, 81, 84, 90, 91, 92, 95, 286
医療行政 216
医療システム 75, 219
インフォームド・コンセント(IC) 8, 17, 48, 69, 101, 105-107, 109, 120, 130-132, 134, 141, 151, 275, 276, 280, 283-286
ヴァージニア権利章典 141, 142
ウェルドニッヒ・ホフマン病 152
ADL 39
エホバの証人 285
延命治療 154, 186, 194
オレゴン州尊厳死法 193, 199
恩恵の原理(→善行原則も見よ) 279, 280-283, 286, 287

【カ行】

ガイドライン(→倫理指針も見よ) 10, 12, 17, 18, 20, 26, 47, 48, 88, 148, 154, 180, 181, 183, 268
カウンセリング 17-19
家族計画 101-103, 106, 108, 109, 111, 112, 115, 118, 122, 123
価値 214, 223
カトリック 43, 250, 252
可謬(性)、可謬主義 84, 87, 89, 90
看護 133, 159, 175, 183, 251, 253-256, 259-261, 264-268
――学 153, 251
――倫理 253, 256, 261, 262, 264-266, 268, 290
癌(ガン) 18, 124-133, 213, 214, 254, 278
――告知 124-126, 130, 132-134
幹細胞 37-42, 44-41, 57, 86
――法 46, 49, 51, 57
患者の権利章典 279
緩和治療(ケア) 198
気管切開 159, 165, 179
記述的 223, 261-263
規範 7, 84, 142, 219-222, 228, 253, 263-265
――的 222, 223, 262, 263
――倫理学 192, 271
筋ジストロフィー 18
クオリティ・オヴ・ライフ、生命の質、QOL 37, 38, 51, 130, 132, 186, 233, 234
クローニング(法) 6, 10
クローン 15, 23, 29, 32, 59
――技術 24, 25, 28, 29, 34, 69
――動物 9, 10, 23-25
――人間 28-30, 32, 282
――胚 29, 49, 70
ケア、ケアリング 133, 154, 155, 166, 167, 180-183, 196, 244-246, 254, 255, 257, 260, 264-270, 279-281
傾聴 171

結果主義	192	社会的合意	145-147, 150, 248
ケネディー研究所	279, 282	終末期医療	12, 126, 132, 133, 245, 246, 251
健康	14, 102, 104-106, 109, 111, 112, 114, 115, 168, 169, 210, 212-230, 274, 282, 286	受精卵	24, 27, 28, 36, 37, 42-44, 49, 50, 68, 69, 247
——診断	21, 113, 221, 228	出生前診断	6, 17, 238, 246, 248, 249, 251, 252
——増進	32, 34, 212	ジュネーブ宣言	273, 275, 279
——増進法	212	障害新生児	152, 154, 180, 183, 184, 239
後見人	185, 186	消極的安楽死	187, 188, 191-193, 202
公衆衛生	216, 232	商品化	63, 71
厚生科学審議会	44, 45, 247	植物状態	43, 159, 177, 181, 184
厚生省	123, 136, 150, 238	助産師(婦)	102, 103, 105-107, 109-112, 114, 122
厚生労働省	45-47, 50, 52, 55	自律	17, 19, 28, 100, 105, 114, 121, 131, 140, 290
功利主義	186, 191, 199, 263, 285	——性	12, 16, 101, 107, 139
合理主義	89, 248	——の尊重(原則)	17, 23, 101, 202
個人主義	120, 202, 258, 259, 290	人格(→パーソンも見よ)	12, 28, 29, 31, 32, 60, 68, 69, 138-141, 143-145, 239-241, 244
個人情報	19, 20, 27, 109	神経幹細胞	39-41, 52-56
——保護法	20	人権	7, 32, 117-119, 121, 138-141, 237, 241, 242, 274-276, 279, 280, 285
骨髄移植	39	人工呼吸器	152-154, 156-158, 163-165, 167, 177, 178, 180, 181, 183, 189
コンセンサス	7, 30, 34, 70, 71, 282	人種差別	22, 276, 277
【サ行】		新鮮遺体	39, 40, 56
再生医学、再生医療	37, 38, 42, 54, 60, 69-71, 86	身体障害者	37
最適者生存、自然淘汰	9, 22	滑りやすい坂	62, 191, 199, 200
産婆	103	生活習慣病、成人病	217
JICA	113, 114, 122	正義	100, 114, 121, 215, 258, 279
ジェノサイド、大量虐殺	9, 22	生殖補助医療技術	45, 238, 248
自己決定	8, 100, 101, 109-112, 114, 117, 120, 133, 135-141, 143-145, 148, 197, 241, 282-286	精神遅滞者	277, 285
自己実現	223, 224, 234, 245, 247	正当防衛	190, 197
自己責任	217, 218	生物(生命)医学、バイオメディカル	7, 195, 203, 231, 250, 258, 270, 275, 276, 290
自殺	142-144, 195, 197-201, 286	生命の尊厳(SOL)	25, 186, 204
——幇助	143, 193, 197, 201	世界人権宣言	242, 274
実践的	31, 87, 88, 259, 268	世界保健機構(WHO)	17, 18, 211, 212, 216, 235
実践理性	31, 249	セカンドオピニオン	132
死ぬ義務	202	脊髄小脳変性症	18
死の介助	186, 195-197, 199-201	脊髄損傷	27, 39
死体解剖	40, 50, 78		
自発的安楽死	185, 191, 199		
死亡胎児	39, 41, 50, 53-55		

301

積極的安楽死　186-188, 191-193, 195, 197-202
善行　121, 190
　──原則(→恩恵の原理も見よ)　195, 196
全人的(→ホリスティックも見よ)
　　　　　　　　　　　244, 254, 256
先天異常　8
先天性、先天的　152, 252
総合科学技術会議　44, 70
臓器　6, 28, 32, 37, 55, 79, 135,
　　　137, 139, 148, 149, 278, 282
　──移植法　55, 135-137, 147
　──提供　37, 135-138, 145, 148, 149
　──売買　37
造血幹細胞　38, 39, 86
尊厳　8, 9, 25, 28, 30-33, 43, 142,
　　　143, 185, 186, 202, 214, 242,
　　　273, 275, 277, 279, 280, 282
　──死　141, 144, 145, 237, 239, 278

【タ行】

DNA　5, 12-14, 19, 20
胎児利用　41, 44
体外受精　27, 42, 43, 45, 50, 64, 278, 282
体性幹細胞　36, 39, 46, 50, 54, 56, 57
大統領生命倫理委員会　48
タスキギー事件　377
ターミナルケア　134, 246, 251
多様性　9, 17, 22, 107, 212
チーム医療　132, 133
中絶胎児　41, 42, 56
治療拒否　141, 183, 194, 195, 197, 199
(選択的)治療停止
　　　　152, 178, 179, 183, 184, 186, 239
提供者、ドナー
　　　12, 19, 20, 27, 40, 46, 48, 54, 61, 148, 267
データバンク　12, 20
等価テーゼ　187, 190, 203
道具化、道具主義　63, 64, 256, 257
道徳法則　31, 241
同僚評価　90, 92
ドグマ　5
　──ティズム　227, 234

ドリー　24

【ナ行】

ナチス(・ドイツ)　22, 218, 275
NICU　122, 160, 162
二重結果の原則　65, 66
日本国憲法　138, 141, 142, 150, 151
日本産科婦人科学会　41, 45, 50
日本法医学会　73, 92
妊娠中絶　12, 41-43, 59, 121, 184,
　　　　　239, 277, 278, 282
ノアプラント　110-112, 122
脳死　37, 55, 137, 138, 145-149, 237, 239
　──者　135, 137, 150
　──判定　135-138, 145, 148, 149
　──臨調　136

【ハ行】

バイオテクノロジー　15
バイオハザード　10
バイオメディカル　275, 276
胚性幹細胞→ES細胞を見よ
胚盤胞　25-28, 69
パーキンソン病　38, 39, 56
パーソン　120, 126, 239, 240, 248, 249
パターナリズム、パターナリスティック
　　　　12, 113, 114, 239, 273, 279-287
発症前診断　17-19
罰則規定　21, 23
ハンチントン舞踏病　18, 213
ヒアリング　46, 52
ヒトゲノム　14, 236
　──・プロジェクト(HGP)
　　　　7, 9, 10, 13, 14, 16, 19, 22, 27, 34, 111
ヒト性集合胚　29
避妊　103, 108-112, 115, 122
病理解剖　74, 77-83, 86
　──学　73, 77-80, 82, 83, 85, 94
ピル　110
ピロリ菌　87
不可逆的　146
　──昏睡　189, 191

不確実性、蓋然性	83, 84, 87, 88, 286		**【ヤ行】**	
不作為	190, 194-196	優生学、優生思想		12, 22, 62
不妊	249	優生保護法		22
——治療、症治療	27, 42, 46, 48, 59-62,	予後	6, 29, 124, 126, 129-133, 280	
	66, 69, 71, 238, 240	——不良	18, 161, 165, 167, 177, 179, 184	
普遍性	87, 100, 101, 109, 118, 120, 291	余剰卵		21
プライバシー	12, 19-21, 23, 108, 183, 280	余剰胚	42, 45, 48, 50, 60-70, 72	
プラグマティズム	87	予防医学		213, 216, 224, 233
プラシボ	285			
フレッチャー報告	278		**【ラ行】**	
分子生物学	5, 10, 11, 24, 83	理性主義(→合理主義も見よ)		89
米国科学アカデミー	75, 84	理性的存在		31, 32
米国独立宣言	141, 241	リビング・ウィル		185
米国保健研究所(NIH)	13, 26, 47, 48	リプロダクション		99, 141
ヘイスティングセンター	279	リプロダクティブ・ヘルス／ライツ		
ヘルシンキ宣言	275, 276			101, 109, 122, 123
保因者(診断)	17, 21	臨床医学	77, 82, 83, 85, 87, 219, 227, 233	
保険加入拒否	21	臨床研究	36, 39, 44-47, 49-57, 83, 133, 278	
ホスピス	178, 246, 251	臨床診断		74, 79-82
ホリスティック	224, 233, 234	倫理委員会(IRB)	16, 26, 40, 41, 44, 48, 49, 56	
		倫理原則		17, 101, 116, 120
	【マ行】	倫理指針(→ガイドラインも見よ)		
無危害原則	195, 196, 204			44-47, 50-53, 57
		ルーチン化		254, 257
		ロボトミー手術		278

バイオエシックスの展望

| 2004年6月20日　　初版　第1刷発行 | 〔検印省略〕 |

＊定価はカバーに表示してあります

編著者© 坂井昭宏・松岡悦子／発行者 下田勝司　　　印刷・製本　中央精版印刷

東京都文京区向丘1-20-6　　振替00110-6-37828
〒113-0023　TEL (03) 3818-5521　FAX (03) 3818-5514
　　　　E-Mail　tk203444@fsinet.or.jp

発行所
株式会社 東信堂

Published by TOSHINDO PUBLISHING CO., LTD.
1-20-6, Mukougaoka, Bunkyo-ku, Tokyo, 113-0023, Japan

ISBN4-88713-561-0　C3012　¥3200E

東信堂

責任という原理——科学技術文明のための倫理学の試み——『心身問題から「責任という原理」へ』	H・ヨナス　加藤尚武監訳	四八〇〇円
主観性の復権——心身問題から『責任という原理』へ	H・ヨナス　宇佐美・滝口訳	二〇〇〇円
空間と身体——新しい哲学への出発	H・レンク　山本・盛永訳	三五〇〇円
環境と国土の価値構造	桑子敏雄	三五〇〇円
森と建築の空間史——南方熊楠と近代日本	桑子敏雄編	四三八一円
感性哲学1〜3	日本感性工学会感性哲学部会編	一六〇〇〜
メルロ=ポンティとレヴィナス——他者への覚醒	千田智子	三八〇〇円
思想史のなかのエルンスト・マッハ——科学と哲学のあいだ	屋良朝彦	三八〇〇円
堕天使の倫理——スピノザとサド	今井道夫	二八〇〇円
バイオエシックス入門【第三版】	今井道夫編	二三八一円
問い直す脳死と臓器移植【第二版】	佐藤拓司	二〇〇〇円
三島由紀夫の沈黙——その死と江藤淳・石原慎太郎	香川知晶編	二五〇〇円
洞察＝想像力——知の解放とポストモダンの教育	澤田愛子	三八〇〇円
ダンテ研究Ⅰ Vita Nuova——構造と引用	伊藤勝彦	七五七三円
ルネサンスの知の饗宴【ルネサンス叢書1】	浦一章	四四六六円
ヒューマニスト・ペトラルカ【ルネサンス叢書2】——ヒューマニズムとプラトン主義	D・スローン市村尚久監訳	四八〇〇円
東西ルネサンスの邂逅【ルネサンス叢書3】——南蛮と補寝氏の歴史的世界を求めて	佐藤三夫編	三六〇〇円
カンデライオ【ジョルダーノ・ブルーノ著作集1巻】	佐藤三夫	三二〇〇円
原因・原理・一者について【ジョルダーノ・ブルーノ著作集3巻】	加藤守通訳	三二〇〇円
ロバのカバラ——における文学と哲学	加藤守通訳	三六〇〇円
食を料理する——哲学的考察	N・オルディネ松永澄夫訳	二〇〇〇円
イタリア・ルネサンス事典	J・R・ヘイル編中森義宗監訳	七八〇〇円

〒113-0023　東京都文京区向丘1—20—6　☎03(3818)5521　FAX 03(3818)5514　振替 00110-6-37828
E-mail:tk203444@fsinet.or.jp

※定価：表示価格(本体)＋税

― 東信堂 ―

【世界美術双書】

バルビゾン派	井出洋一郎	二〇〇〇円
キリスト教シンボル図典	中森義宗	二三〇〇円
パルテノンとギリシア陶器	関 隆志	二三〇〇円
中国の版画―唐代から清代まで	小林宏光	二三〇〇円
象徴主義―モダニズムへの警鐘	中村隆夫	二三〇〇円
中国の仏教美術―後漢代から元代まで	久野美樹	二三〇〇円
セザンヌとその時代	浅野春男	二三〇〇円
日本の南画	武田光一	二三〇〇円
画家とふるさと	小林 忠	二三〇〇円
ドイツの国民記念碑―一八一三年-一九一三年	大原まゆみ	二三〇〇円

【芸術学叢書】

芸術理論の現在―モダニズムから	藤枝晃雄編著	三八〇〇円
絵画論を超えて	谷川渥	
幻影としての空間―図学からみた東西の絵画	尾崎信一郎	四六〇〇円
	小山清男	三七〇〇円

イタリア・ルネサンス事典	J・R・ヘイル編 中森義宗監訳	七八〇〇円
美術史の辞典	P・デューロ他 中森義宗・清水忠志訳	三六〇〇円
都市と文化財―アテネと大阪	関 隆志編	三八〇〇円
図像の世界―時・空を超えて	中森義宗	二五〇〇円
美学と現代美術の距離	金 悠美	三八〇〇円
アメリカ映画における子どものイメージ―その乖離と接近をめぐって	K・M・ジャクソン 牛渡淳訳	二六〇〇円
キリスト教美術・建築事典―社会文化的分析	P・マレー/L・マレー 中森義宗監訳	続刊
芸術/批評 0号	責任編集 藤枝晃雄	一九〇〇円

〒113-0023 東京都文京区向丘1-20-6　☎03(3818)5521　FAX 03(3818)5514　振替 00110-6-37828
E-mail:tk203444@fsinet.or.jp

※定価：表示価格(本体)＋税

══ 東信堂 ══

大学の自己変革とオートノミー ――点検から創造へ	寺﨑昌男	二五〇〇円
大学教育の創造 ――歴史・システム・カリキュラム	寺﨑昌男	二五〇〇円
大学教育の可能性 ――教養教育・カリキュラム	寺﨑昌男	二五〇〇円
大学の授業 ――評価・実践	宇佐美寛	二五〇〇円
作文の論理 ――〈わかる文章〉の仕組み	宇佐美寛編著	一九〇〇円
大学の指導法 ――学生の自己発見のために	児玉・別府・川島編	二八〇〇円
大学授業研究の構想 ――過去から未来へ	京都大学高等教育教授システム開発センター	二四〇〇円
学生の学びを支援する大学教育	溝上慎一編	二四〇〇円
アメリカの大学基準成立史研究 ――「アクレディテーション」の原点と展開	前田早苗	三八〇〇円
戦後オーストラリアの高等教育改革研究	杉本和弘	五八〇〇円
私立大学の財務と進学者	丸山文裕	三五〇〇円
私立大学の経営と教育	丸山文裕	三六〇〇円
公設民営大学設立事情	高橋寛人編著	二八〇〇円
校長の資格・養成と大学院の役割	小島弘道編著	六八〇〇円
短大ファーストステージ論	高鳥正夫編著	二〇〇〇円
短大からコミュニティ・カレッジへ ――飛躍する世界の短期高等教育と日本の課題	舘昭編著	二五〇〇円
〔シリーズ大学改革ドキュメント・監修寺﨑昌男・絹川正吉〕		
立教大学へ〈全カリ〉のすべて ――リベラル・アーツの再構築	全カリの記録編集委員会編	二一〇〇円
ICUへリベラル・アーツのすべて	絹川正吉編著	二三八一円
〔講座「21世紀の大学・高等教育を考える」〕		
大学改革の現在〔第1巻〕	有本章編著	三〇〇〇円
大学評価の展開〔第2巻〕	山野井敦徳編著	三〇〇〇円
学士課程教育の改革〔第3巻〕	清水畏彦編著	三〇〇〇円
大学院の改革〔第4巻〕	舘昭編著	三〇〇〇円
	絹川正吉編著	
	馬越徹編著	
	江原武一編著	続刊

〒113-0023 東京都文京区向丘1−20−6　☎03(3818)5521　FAX 03(3818)5514　振替 00110-6-37828
E-mail:tk203444@fsinet.or.jp

※定価：表示価格(本体)＋税

―――― 東信堂 ――――

書名	副題	著者	価格
グローバル化と知的様式	―社会科学方法論についての七つのエッセー	J・ガルトゥング 矢澤修次郎・大重光太郎訳	二八〇〇円
現代資本制社会はマルクスを超えたか	―マルクスと現代の社会理論	A・スウィンジウッド 矢澤修次郎 井上孝夫訳	四〇七八円
階級・ジェンダー・再生産	―現代資本主義社会の存続メカニズム	橋本健二	三二〇〇円
現代日本の階級構造	―理論・方法・計量分析	橋本健二	四五〇〇円
再生産論を読む	―バーンスティン、ブルデュー、ボールズ=ギンディス、ウィリスの再生産論	小内透	三二〇〇円
現代社会と権威主義	―フランクフルト学派権威論の再構成	保坂稔	三六〇〇円
共生社会とマイノリティへの支援	―日本人ムスリマの社会的対応から	寺田貴美代	三六〇〇円
社会福祉とコミュニティ	―共生・共同・ネットワーク	園田恭一編	三八〇〇円
現代環境問題論	―理論と方法の再定置のために	井上孝夫	二三〇〇円
日本の環境保護運動		長谷敏夫	二五〇〇円
環境と国土の価値構造		桑子敏雄編	三五〇〇円
環境のための教育	―批判的カリキュラム理論と環境教育	J・フィエン 石川聡子他訳	二三〇〇円
イギリスにおける住居管理	―オクタヴィア・ヒルからサッチャーへ	中島明子	七四五三円
情報・メディア・教育の社会学	―カルチュラル・スタディーズしてみませんか？	井口博充	二三〇〇円
BBCイギリス放送協会（第二版）	―パブリック・サービス放送の伝統	簑葉信弘	二五〇〇円
サウンド・バイト：思考と感性が止まるとき	―メディアの病理に教育は何ができるか	小田玲子	二五〇〇円
ホームレス ウーマン	―知ってますか、わたしたちのこと	E・リーボウ 吉川徹・轟里香訳	三三〇〇円
タリーズ コーナー	―黒人下層階級のエスノグラフィー	E・リーボウ 吉川徹監訳 松河美樹訳	三三〇〇円

〒113-0023　東京都文京区向丘1-20-6　☎03(3818)5521　FAX 03(3818)5514　振替 00110-6-37828
E-mail:tk203444@fsinet.or.jp

※定価：表示価格(本体)＋税

――東信堂――

【現代社会学叢書】

開発と地域変動
――開発と内発的発展の相克
北島滋 3200円

新潟水俣病問題
――加害と被害の社会学
飯島伸子・舩橋晴俊編著 3800円

在日華僑のアイデンティティの変容
――華僑の多元的共生
過放 4400円

健康保険と医師会
――社会保険創始期における医師と医療
北原龍二 3800円

事例分析への挑戦
――個人・現象への事例媒介的アプローチの試み
水野節夫 4600円

海外帰国子女のアイデンティティ
――生活経験と通文化的人間形成
南保輔 3800円

有賀喜左衛門研究
――社会学の思想・理論・方法
北川隆吉編 3600円

現代大都市社会論
――分極化する都市？
園部雅久 3200円

インナーシティのコミュニティ形成
――神戸市真野住民のまちづくり
今野裕昭 5400円

ブラジル日系新宗教の展開
――異文化布教の課題と実践
渡辺雅子 8200円

イスラエルの政治文化とシチズンシップ
奥山眞知 3800円

正統性の喪失
――アメリカの街頭犯罪と社会制度の衰退
G・ラフリー 宝月誠監訳 3600円

〔シリーズ社会政策研究〕

福祉国家の社会学
――21世紀における可能性を探る
三重野卓編 2000円

福祉国家の変貌
――グローバル化と分権化のなかで
小笠原浩一・武川正吾編 2000円

福祉国家の医療改革
――政策評価にもとづく選択
近藤克則編 2000円

社会福祉とコミュニティ
――共生・共同・ネットワーク
三重野卓編 3800円

福祉国家とジェンダー・ポリティクス
園田恭一編 3800円

階級・ジェンダー・再生産
――現代資本主義社会の存続メカニズム
深澤和子 2800円

福祉国家とジェンダー・ポリティックス
橋本健二 3200円

新潟水俣病問題の受容と克服
堀田恭子 4800円

新潟水俣病をめぐる制度・表象・地域
関礼子 5600円

〒113-0023 東京都文京区向丘1-20-6
☎03(3818)5521 FAX 03(3818)5514 振替 00110-6-37828
E-mail:tk203444@fsinet.or.jp

※定価：表示価格(本体)＋税

― 東信堂 ―

東京裁判から戦後責任の思想へ（第四版）	大沼保昭	三三〇〇円
〔新版〕単一民族社会の神話を超えて	大沼保昭	三六八九円
なぐられる女たち――世界女性人権白書	米国・国務省／有澤・小寺・米田訳	二八〇〇円
国際人権法入門――ウルグアイラウンド後の日米関係	鈴木・小寺・米田訳	二八〇〇円
摩擦から協調へ	T・バーゲンソル／小寺初世子訳	三八〇〇円
不完全性の政治学――イギリス保守主義思想の二つの伝統	中川淳司編著	二〇〇〇円
入門 比較政治学	T・ジョーエパム／岩重政敏訳	三八〇〇円
国家・コーポラティズム・社会運動――民主化の世界的潮流を解読する	A・クイントン／大木啓介訳	二九〇〇円
ポスト社会主義の中国政治――制度と集合行動の比較政治学	H・J・ウィーアルダ／大木啓介訳	二九〇〇円
クリティーク国際関係学――構造と変容	桐谷 仁	五四〇〇円
軍縮問題入門〔第二版〕	小林弘二	三八〇〇円
時代を動かす政治のことば――尾崎行雄から小泉純一郎まで	黒沢　満編著	二三〇〇円
明日の天気は変えられないが明日の政治は変えられる	読売新聞政治部編	一八〇〇円
ハロー！衆議院	岡野加穂留	二〇〇〇円
〔現代臨床政治学シリーズ〕リーダーシップの政治学	衆議院システム研究会編	一〇〇〇円
アジアと日本の未来秩序	石井貫太郎	一六〇〇円
〔現代臨床政治学叢書・岡野加穂留監修〕村山政権とデモクラシーの危機	伊藤重行	一八〇〇円
比較政治学とデモクラシーの限界	岡本一美編著／藤本一美編著	四二〇〇円
政治思想とデモクラシーの検証	岡野加穂留編著／大六野耕作編著	四二〇〇円
〔シリーズ＊制度のメカニズム〕アメリカ連邦最高裁判所	伊藤重行編著／岡野加穂留編著	三八〇〇円
衆議院――そのシステムとメカニズム	大越康夫	一八〇〇円
WTOとFTA――日本の制度上の問題点	向大野新治	一八〇〇円
	高瀬　保	一八〇〇円

〒113-0023 東京都文京区向丘1-20-6
☎03(3818)5521 FAX 03(3818)5514 振替 00110-6-37828
E-mail:tk203444@fsinet.or.jp

※定価：表示価格(本体)＋税

東信堂

〈横浜市立大学叢書(シーガル・ブックス)〉

ことばから観た文化の歴史 ——アングロ・サクソン到来からノルマンの征服まで　宮崎忠克　一五〇〇円

独仏対立の歴史的起源 ——スダンへの道　松井道昭　一五〇〇円

ハイテク覇権の攻防 ——日米技術紛争　黒川修司　一五〇〇円

ポーツマスから消された男 ——朝河貫一の日露戦争論　矢吹晋著・編訳　一五〇〇円

グローバル・ガバナンスの世紀 ——国際政治経済学からの接近　毛利勝彦　一五〇〇円

青の系譜 ——古事記から宮澤賢治まで　今西浩子　一五〇〇円

アングロ・サクソン文学史:韻文編　唐澤一友　一五〇〇円

フランスから見た幕末維新 ——「イリュストラシオン日本関係記事集」から　朝比奈美知子編訳/増子博調解説　四八〇〇円

森と建築の空間史 ——南方熊楠と近代日本　千田智子　四三八一円

アメリカ映画における子どものイメージ ——社会文化的分析　K・M・ジャクソン／牛渡淳訳　二六〇〇円

アーロン・コープランドのアメリカ　G・レヴィン／J・ティック／奥田恵二訳　三二〇〇円

【ルネサンス叢書】
ルネサンスの知の饗宴 ——ヒューマニズムとプラトン主義　佐藤三夫編　四四六六円

ヒューマニスト・ペトラルカ　佐藤三夫　四八〇〇円

東西ルネサンスの邂逅 ——南蛮と韃靼氏の歴史的世界を求めて　根占献一　三六〇〇円

イタリア・ルネサンス事典　J・R・ヘイル編／中森義宗監訳　七八〇〇円

〒113-0023　東京都文京区向丘1-20-6　☎03(3818)5521　FAX 03(3818)5514　振替 00110-6-37828
E-mail:tk203444@fsinet.or.jp

※定価:表示価格(本体)+税

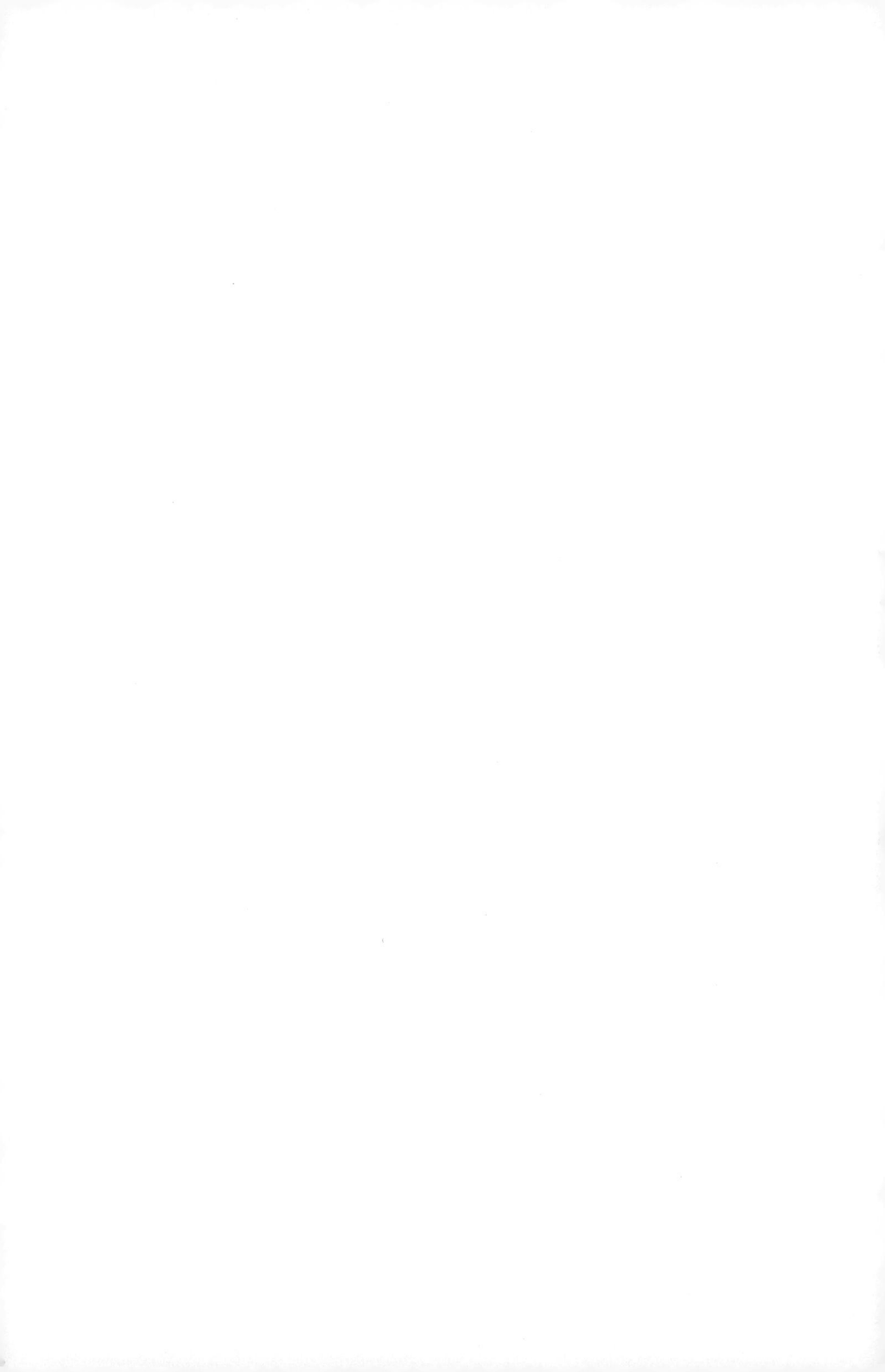